心理状态辨治析要系列

# 中医眼中的

# 精神萎靡

齐向华　滕晶 ◎ 主编

山东科学技术出版社
·济南·

图书在版编目（CIP）数据

中医眼中的精神萎靡 / 齐向华，滕晶主编 . -- 济南：山东科学技术出版社，2023.9（2024.6 重印）
（心理状态辨治析要系列）
ISBN 978-7-5723-1575-6

Ⅰ . ①中… Ⅱ . ①齐… ②滕… Ⅲ . ①抑郁症 – 中医治疗法 Ⅳ . ① R277.794

中国国家版本馆 CIP 数据核字 (2023) 第 030542 号

# 中医眼中的精神萎靡
**ZHONGYI YANZHONG DE JINGSHEN WEIMI**

责任编辑：马　祥
装帧设计：侯　宇

**主管单位：山东出版传媒股份有限公司**
**出 版 者：山东科学技术出版社**
地址：济南市市中区舜耕路 517 号
邮编：250003　电话：（0531）82098088
网址：www.lkj.com.cn
电子邮件：sdkj@sdcbcm.com
**发 行 者：山东科学技术出版社**
地址：济南市市中区舜耕路 517 号
邮编：250003　电话：（0531）82098067
**印 刷 者：山东临沂新华印刷物流集团有限责任公司**
地址：山东省临沂市高新技术产业开发区新华路东段
邮编：276017　电话：（0539）2925659

规格：16 开（170 mm×240 mm）
印张：17　字数：252 千　彩页：2
版次：2023 年 9 月第 1 版　印次：2024 年 6 月第 2 次印刷
定价：52.00 元

主　编　齐向华　滕　晶

编　委　（以姓氏笔画为序）

丁　晓　于晓晗　卢丽萍

刘文瑜　刘英杰　吴晓迪

张玺震　张铭明　岳金霖

赛艳艳

日益发达的工业文明和迅猛发展的信息技术带给人类丰富的物质生活和先进的科技生活。而当我们乐在其中的时候，不觉间远离了千百年来"淳德全道，和阴阳，调四时"的自然生活方式。那种"美其食，任其服，乐其俗，高下不相慕"的淳朴状态及内心的宁静被紧张、焦虑、思虑和无尽的欲望所代替。人们的精神世界已经逐渐远离了"恬淡虚无，真气从之，志闲少欲，心安不惧"的原生态而呈现出种种心理问题。

在当今生物—心理—社会的医学模式背景下，从中医心理角度分析疾病产生的根本原因是提高临床诊疗水平的蹊径。笔者率先提出了"中医心理状态"的概念，并对五种心理紊乱状态进行缕析。精神萎靡状态是其中一种心理紊乱状态，临床主要表现为精神不振、情绪低落、健忘、思维迟滞、倦怠乏力等。现今抑郁障碍、焦虑症等心理疾病患者多存在着精神萎靡状态，但是关于"萎靡"及其状态的研究并未形成明确的理论体系，仍旧散落在大量的中医文献中，仅作为一种结果或症状来记述，缺乏整合提炼。既往研究多以现代心理学测评工具为主，笔者基于"形与神俱"的理念，对中医心理状态进行了深入研究，通过对文献整理归纳并借鉴现代心理学的研究成果，构建了完整的精神萎靡状态致病理论体系，制订了相应的诊疗评定手段和干预措施，以期为中医治疗心理疾病提供新的思路和方法。

本书将精神萎靡状态作为一种持续状态加以认识，总结出精神萎靡状态下的各种心理病症和躯体病症，通过制订具有中医特色和本土特点的量表进行测评，通过笔者的研究团队创立的独特的"系统辨证脉学"脉诊技术予以诊断。测评量表的建立和从脉诊辨治中医心理状态是本书的两大创新特色。本书以新颖的角度诠释现代心理疾病，巧妙地将中医心理学、现代心理学和脉学等多学科理论相融合，最终形成现代中医心理视角下的精神萎靡状态新型诊疗模式，为现代心理疾病的研究带来了新的启示。

本书的编写得到了各界同仁的帮助，在此表示感谢。同时敬请专家和读者不吝赐教，以便不断提高中医心理状态研究的学术水平。

本书得到了齐鲁医派系统辨证脉学流派传承工作室的资助。

齐向华　滕　晶

2023 年 8 月

# 目 录

# 第一章 精神萎靡状态理论体系的构建

## 第一节 "萎靡"的相关概念梳理

早在《礼记·礼运》中就有关于七情的记载——"喜、怒、哀、惧、爱、恶、欲,七者弗学而能",说明七情是人性的表现,情志致病古已有之。中医著作中的"七情"一词首见于宋代陈言《三因极一病证方论》"七情,人之常性",归结为"喜、怒、忧、思、悲、恐、惊",其理论源于《黄帝内经》。同时,《黄帝内经》还提出了"五志"概念。《素问·阴阳应象大论》曰:"人有五脏化五气,以生喜怒悲忧恐。"精神萎靡不振是一种异常的心理现象,是精神萎靡状态的主要症状,古代医家并没有将其作为单一的情志进行描述,而是归纳到"思"和"忧"中进行论述。

"萎靡"主要指精神不振,意志消沉。精神萎靡状态在中医古籍中常被描述为"怠惰""懒怠""四肢劳倦""四肢不举"及"四肢不欲动"等。早在《黄帝内经》中就有关于"萎靡"的论述,如《素问·调经论》所云"有所劳倦,形气衰少",《素问·示从容论》所云"肝虚、肾虚、脾虚,皆令人体重烦冤"。随着医疗知识的不断完善,现代医学也逐渐认识到了心理在生命维持和疾病发生中的重要性。超常的社会压力带来的身体紧张状态及个人要求过高带来的心理压力,耗伤了人体生命活动的精、气、神,是导致现代人罹患缺乏动力型抑郁障碍的重要因素。当精、气、神衰竭到极点，则易发生猝死，称为"过劳死"。笔者通过多年的临床总结，根据缺乏动力型抑郁障碍、过劳死等疾病的发病机制及临床表现等，将其归于精神萎靡状态中。本节通过搜集大量文献资料，分别从汉字源流、现代概念及中医学的认识，将与精神萎靡状态密切相关的字词（如萎、靡、怠、惰、懒等）的概念进行梳理，以期帮助读者理解"萎靡"的概念。

## 一、有关"萎"的论述

（一）"萎"的训诂学研究

［**字形**］小篆中写作"<ruby>萎<rt>篆</rt></ruby>"。

［**构造**］形声字。篆文从"艸"，草委也，意为植物的藤茎、枝叶干缩垂落。"委"表声。隶变后楷书写作"萎"，现简化为"萎"。

［**本义**］《说文解字》云："萎，食牛也。"本义为植物的藤茎、枝叶干缩垂落。

［**演变**］《汉字源流字典》云：①萎，本义植物的藤茎、枝叶干缩垂落，蔫也；草木枯死；草木茒也。②又有枯萎、干枯之意，如萎绝；萎枯；萎败；萎悴。③引申指病危。④用作名词，指死亡，如萎折；萎哲；萎绝。⑤又引申指衰落、衰弱，如萎悴。

［**组字**］萎，如今可单用，现归入"艹"部。

（二）现代汉语对"萎"的诠释

《辞海》将"萎"解释为植物枯槁；引申指死亡、病危、衰弱、衰落。有以下几种解释。

1. 植物枯槁。《诗·小雅·谷风》云："无木不萎。"

2. 引申指人的死亡。《礼记·檀弓上》云："哲人其萎乎？"

（三）中医学对"萎"的认识

中医学对"萎"的认识主要有以下几种。

1. 萎指精神不振。如清代《本草正义》所说："寿颐谓脾喜温而恶寒……若中阳既衰，湿邪困之，即萎靡倦怠，而索索无生气矣。"《幼科铁镜·卷二·辨烧热》说："受暑面色惨淡，唇口舌皆淡白色，四肢困倦，神气萎靡，自汗，烦渴，或说诡话，宜用清暑益气汤。"

2.萎往往同痿、委，作衰弱、枯槁之意。

（1）《素问·六元正纪大论》曰："四之气，风湿交争，风化为雨，乃长，乃化，乃成。民病大热少气，肌肉萎，足痿，注下赤白。"萎用在此有萎缩、衰弱之意，即湿热耗气而致肌肉萎缩。又如《灵素节注类编·卷三·营卫经络总论》曰："脉不荣，则肌肉软；肌肉软，则肉萎人中满；人中满，则唇反。"

（2）萎作枯槁之意。《抱朴子·内篇·极言》曰："面无光色，皮肤枯腊，唇焦脉白，腠理萎瘁者，血灭之证也。"《诸病源候论·虚劳病诸候上》曰："虚劳之人，精髓萎竭，血气虚弱，不能充盛肌肤，此故羸瘦也。"分别指血痹虚劳而致的腠理开阖失调与精髓衰竭，不能化生血气致机体枯槁瘦弱。

## 二、有关"靡"的论述

### （一）"靡"的训诂学研究

[字形]小篆中写作"靡"。

[构造]会意兼形声字。篆文从弁（分背），声从麻（劈麻），会散、乱倒下之意。"麻"也兼表声。隶变后楷书写作"靡"。

[本义]《说文·非部》曰："靡，披靡也。从非，麻声。"本义为散乱，倒下。

[演变]《汉字源流字典》曰：靡。①本义指散乱、倒下。《左传·庄公十年》曰："吾视其辙乱，望其旗靡，故逐之。"②由于"靡"从非取义，故也指无。如"春蚕收长丝，秋熟靡王税"，出自晋代陶潜《桃花源诗》。③用作动词，表示否定，相当于不、没。《晋书·刘元海载记》曰："黎庶涂炭，靡所控告。"④由散乱引申为浪费。《论积贮疏》曰："生之者甚少，而靡之者甚多……"

[组字]靡，如今既可单用，也可作偏旁，现归入"非"部。凡从靡取义的字皆与披散等有关。

以靡作声兼义符的字有：蘼、䕲、醿、㦬、灖、䴢。

以靡作声符的字有：䕷。

（二）现代汉语对"靡"的诠释

《辞海》将"靡"解释为分散、倒下之意，引申为腐烂、奢侈、华丽、细腻、没有、不等意。

1. mí　①分散。《周易·中孚》曰："我有好爵，吾与尔靡之。"②通"糜"。腐烂。《庄子·胠箧》曰："靡，烂也，碎也。"

2. méi　通"湄"。水边。《史记·司马相如列传》曰："明月珠子，玓瓅江靡。"

3. mǐ　①倒下。《左传·庄公十年》曰："望其旗靡。"引申为倒退。《史记·廉颇蔺相如列传》曰："相如张目叱之，左右皆靡。"②奢侈。《礼记·檀弓上》曰："昔者夫子居于宋，见桓司马自为石椁，三年而不成。夫子曰若是其靡也……"③华丽；细腻。《汉书·韩信传》曰："靡衣偷食。"参见"靡颜腻理"。④没有。如靡日不思。《诗·大雅·荡》曰："靡不有初，鲜克有终。"⑤不。《史记·外戚世家》曰："其详靡得而记焉。"

4. mó　通"摩"。《庄子·马蹄》曰："喜则交颈相靡。"

（三）中医学对"靡"的认识

靡，本意消散、消失。中医学对其认识主要有以下几种。

1. 可用来形容精神不振，倦怠乏力，面目萎黄等少神、少气之症。如《本草正义》曰："寿颐谓脾喜温而恶寒，喜燥而恶湿，温和则敷布有权，刚燥则清阳乾运，若中阳既衰，湿邪困之，即萎靡倦怠，而索索无生气矣。"《徐批叶天士晚年方案真本·猪肤汤》曰："若气分既损，则肾乏统摄之根，肺失坚刚之体，萎靡不振，乏精化气。"

2. 靡引申为没有、无之意。见于《类经·序》："凡其辨疑发隐，补缺正讹，别精气，析神明，分真假，知先后，察气数初中之妙，审阴阳阖辟之机，原始要终，因常知变，靡不殚精极微，秋毫无漏。"《素问经注节解·病能论》曰："彼夫功名之士……心望望兮四驰，神摇摇而靡定，日维不足，夜以继之，卧不即安，皆情有所倚之为害也。"此处的"靡"

有不之意。过度思虑之人，心神不定，欲望过多，正气亏损，神不安位，从而出现各种病症。《黄帝内经素问集注·痿论》曰："肺属乾金而主天，居心主之上，而为心之华盖。有所失亡，所求不得，则心志靡宁。"

3. 靡，同糜，腐败、糜烂之意。《素问绍识·气厥论》曰："热上冲口中烂。名曰口靡烂也。"

### 三、有关"怠、惰、懒"的论述

（一）"怠、惰、懒"的训诂学研究

1."怠"的训诂学研究

［**字形**］小篆中写作"𢝊"。

［**构造**］形声字。篆文从心，台声。隶变后楷书写作"怠"。

［**本义**］《说文·心部》曰："怠，慢也。从心，台声。"本义为轻慢，不恭敬。

［**演变**］《汉字源流字典》：怠。①本义指轻慢、不恭敬。《国语·卷十六·郑语》曰："其民怠沓其君。"《汉书·楚元王传》曰："醴酒不设，王之意怠。"怠慢。②引申指松懈，懒惰。《吕氏春秋·达郁》曰："壮而怠则失时，老而解则无名。"《送东阳马生序》曰："天大寒，砚冰坚，手指不可屈伸，弗之怠。"懒怠；懈怠；怠惰。③又引申指疲倦，倦怠。战国楚宋玉《高唐赋》曰："昔者先王尝游高唐，怠而昼寝。"

［**组字**］怠，现今可单用，一般不作偏旁，现归入"心"部。

2."惰"的训诂学研究

［**字形**］小篆中写作"𢛅"。

［**构造**］形声字。篆文从心，隋声。隶变后楷书写作"憜"。俗写作"惰"。

［**本义**］《说文·心部》段注："惰，不敬也；从心，隋声。"本义为不恭敬，轻慢。

［**演变**］《汉字源流字典》曰：惰。①本义指不恭敬，轻慢。《聊斋志异·齐天大圣》曰："诸客肃然起敬，无敢有惰容。"②由轻慢，引

申指懈怠。《孙子·军争》曰："避其锐气，击其惰归。"③又进而引申指懒惰，惰性。唐代韩愈《合江亭》曰："勤苦劝慵惰，为余扫尘阶。"

[组字] 惰，如今可单用，一般不作偏旁，现归入"忄"部。

3."懒"的训诂学研究

[字形] 小篆中写作"嬾"。

[构造] 形声兼会意字。篆文从女，赖也兼表依赖之意。隶变后楷书写作"嬾"。异体作"孏"，从"蘭"声。俗作"懒"，改为从心，如今规范化，以简体"懒"为正体。

[本义] 《说文·女部》曰："嬾，懈也，怠也。从女，赖声。"本义为懒惰。《下篇·心部》曰："懒，俗嬾字。"

[演变] 《汉字源流字典》：懒，本义指懒惰。《宋书·范晔传》曰："吾少懒学问。"人勤地不懒；懒人；懒怠；懒汉；懒虫。

[组字] 懒，如今可单用，一般不作偏旁，现归入"忄"部。

(二)现代汉语对"怠、惰、懒、懒惰、懒怠、惰怠"的诠释

1.现代汉语对"怠"的诠释　《辞海》将"怠"解释为懈怠、懒怠之意。引申为轻慢、怠慢、疲倦之意。怠，①懈怠，懒怠。《礼记·檀弓上》曰："吉事虽止不怠。"郑玄注："止，立俟事时也；怠，惰也。"《吕氏春秋·达郁》曰："壮而怠则失时。"高诱注："怠，惰。"②轻慢；怠慢。《宋史·杨愿传》曰："守卒皆怠。"③疲倦。《汉书·司马相如传上》曰："怠而后游于清池。"

2.现代汉语对"惰"的诠释　《辞海》将"惰"解释为懒、懈怠。引申为不易改变。惰，①懒；懈怠。《论语·子罕》曰："语之而不惰者，其回也与！"引申为不敬。《左传·襄公三十一年》曰："滕成公来会葬，惰而多涕。"杜预注："惰，不敬也。"②不易改变。如惰性。

3.现代汉语对"懒"的诠释　《辞海》将"懒"解释为懒惰。引申为疲倦，不愿意。懒。①懒惰，《南史·范晔传》曰："吾少懒学问……年三十许，始有尚耳。"②疲倦，没力气。《水浒传》第六回："智深走得远了，喘息方定……信步望前面去，行一步，懒一步。"③没兴趣；不愿意。《水浒传》

第七回：“林冲连日闷闷不已，懒上街去。”

4.现代汉语对“懒惰、怠惰”的诠释 《辞海》中关于懒惰、怠惰的解释为①懒惰为不勤快。陶潜《责子》诗：“阿舒已二八，懒惰故无匹。”②怠惰谓懈怠惰忽。《国语·鲁语下》曰：“朝夕处事，犹恐忘先人之业，况有怠惰，其何以避辟？”

（三）中医学对“怠、惰、懒”的认识

中医学早在《黄帝内经》中就有关于怠、惰、懒的记载，如“倦怠”“懈惰”等。《素问·风论》曰：“脾风之状，多汗恶风，身体怠堕，四肢不欲动，色薄微黄，不嗜食，诊在鼻上，其色黄。”风为木化，脾所畏也，风木刑脾，肉腠不固，故脾亦多汗恶风也。脾病则气弱，故怠惰乏力。脾主四肢，故不欲动。脾无力，故色薄而微黄。不嗜食，脾病不知五味也。鼻居面中，属土，故验脾病者，其鼻必黄也。《素问要旨论》论述五脏病：“脾病面黄，善噫，当脐痛，腹胀满，食不消，体重节痛，怠惰嗜卧，四肢不收。”《灵枢·海论》曰：“髓海有余，则轻劲多力，自过其度；髓海不足，则脑转耳鸣，胫酸眩冒，目无所见，懈怠安卧。”《类经·经络类·人之四海》曰：“髓海充足，即有余也，故身轻而劲，便利多力，自有过人之度而无病也。若其不足，则在上者为脑转，以脑空而运，似旋转也。为耳鸣，以髓虚者精必衰，阴虚则耳鸣也。为胫酸，髓空无力也。为眩冒忽不知人，为目无所见，怠惰安卧，皆以髓为精类，精衰则气去而诸证以见矣。”此外，《素问·平人气象论》中还描述了脉象与懈惰的关系：“尺脉缓涩者，谓之解㑊安卧。”《黄帝内经太素》注曰：“缓为阳也，涩为阴，以从关至尺取一寸以为尺部，尺部又阴，以阴气多，懈惰安卧也。”

## 四、有关“恍惚”的论述

（一）“恍惚”的现代释义

《辞海》中恍惚的释义如下。①模模糊糊，不可辨认，不易捉摸。《老子》曰：“道之为物，惟恍惟惚。”王充《论衡·知实》曰：“神者，眇茫恍惚，无形之实。”②神思不定。宋玉《神女赋》曰：“精神恍惚，若有所喜。"《三国志·蜀志·刘琰传》曰："琰失志慌惚。"

（二）中医学对"恍惚"的认识

中医学中，恍惚指精神迷糊不清，可作证名，指神思不定、迷乱无主之证，由于七情内伤、外邪内干、发汗过多而损伤心气，以致精神不定。《医林绳墨·卷三》曰："恍者，疑而未定之象；惚者，似物所有之谓。"《类经·藏象类·十二官》曰："恍惚之数，生于毫厘（恍惚者，无形之始；毫厘者，有象之初。即至道在微之征也）。毫厘之数，起于度量，千之万之，可以益大，推之大之，其形乃制。"恍惚作精神萎靡不振、迷糊不清，应用颇广，如《黄帝素问宣明论方·卷九·劳门》所说："当归木香汤，治妇人血气虚劳……神思恍惚，梦寐狂言，面色痿黄……四肢沉重，背胛拘急……"《医灯续焰·卷十七·奇经八脉脉证第七十九》曰："震灵丹……治男子真元衰惫，五劳七伤，脐腹冷疼，肢体酸痛，上盛下虚，头目眩晕，心神恍惚，血气衰微，及中风瘫痪，手足不遂，筋骨拘挛，腰膝沉重，容枯肌瘦……"神思不定、迷乱无主之证最早出现于《伤寒论·卷第三·辨太阳病脉证并治中第六》，曰："汗家重发汗，必恍惚心乱。"恍惚心乱指神志模糊，不能自主。又如《奇效良方·痨瘵门》曰："治虚劳，元脏久冷，小便数利，精神恍惚，四肢无力，骨节酸疼。"

## 第二节　现代心理学对"萎靡"的相关认识

人们在日常生活中避免不了情绪起伏，有时神清气爽、工作起劲，对人、对事、对周围的世界都充满了希望；有时却心情沮丧、意志消沉，对人、对事、对周围的世界都满载着失望。不过，对大多数人来说，像这种两极状态的生活体验都很短暂，平常的情绪状态多处于两者之间，随生活中情境的变化略有起伏而已，此可视为常态现象。精神萎靡状态的患者是情绪状态长期陷于低落之中的极端者。

## 一、现代心理学关于"萎靡"的概念

"萎靡"在现代心理学认识中，作为心理活动的结果，由生活事件特别是负性生活事件所引起，属一种情绪反应。它是一种失落反应，是患者目前生活中的失落体验，引发了隐藏在潜意识中的童年生活失落体验的痛苦，两者交互作用，致使患者在情绪上陷入了痛苦绝望的困境。

"萎靡"还可以作为病因而导致抑郁障碍、慢性疲劳综合征、失眠等疾病的发生，引起机体其他系统的病变。

除以上外，"萎靡"还可反映机体的状态，是一种临床表现，指患者的整个精神状态疲惫，表情淡漠，少言寡笑，对外界事物漠不关心，反应迟钝，目视茫茫，是轻度失神的表现。

## 二、心理活动及心理结果

在疾病的发展过程中，一方面原发性病因持续起作用，另一方面由于患者对疾病的本质缺乏正确认识，对疾病所引起的各种异常的心理、生理反应存在疑病观念和紧张焦虑情绪，致使患者反复思虑、忧心忡忡而不能自拔，对疾病产生沉重的思想负担，进而加重了原有的高级神经活动的过度紧张，这些继发因素与原发因素共同形成了"恶性循环"，使症状持续下去，或反复波动而迁延不愈。

（一）精神分析论的解释

在"萎靡"患者的生活中失落痛苦的体验较多，诸如年幼即丧失父母，没有得到父母关爱；在工作中地位较低，不被领导重视等，都会形成失落的痛苦体验。此类患者在心理上往往过于渴求"得"而刻意避免"失"，所以其如果在生活追求中遭遇挫折而失败，就会产生特别严重的失落感。"萎靡"患者在现实情境中感到失落，而事实上使他遭遇挫折的现实情境并非真正原因，现实情境只不过为代替性的象征作用。潜意识中隐藏已久的失落感被现实中的痛苦失落引发，新苦旧痛交互作用，致使患者的情绪陷入谷底。患者为了减轻现实情境中的挫折所引起的痛苦，会在心理上再产生一种防御机制，将现实中造成自己失落的外在原因归咎于自身。例如，某公司职员被解雇，他先是对老板愤恨，后因无法报复反而将情绪转向自己，恨自己缺乏人缘，恨自己能力不够，结果心理愈复杂，病情愈严重。

（二）行为主义的解释

"萎靡"为生活中所学习到的一种消极性的退缩反应，由长期缺乏奖励或赞赏形成。如果在生活中极少受到奖励，并且受到太多的惩罚，就会对个体以后的生活适应产生两种不利的影响：其一，太多失败的体验和太少成功的经验，使患者不能从生活体验中获得快乐，更无法建立自信心与自尊心。其二，因为生活体验中得不到奖励与赞赏，在行为上无法从正强化作用学习到应付困境的能力，如儿童在生活体验中未能养成社会应对能力。以上两者正可用以解释"萎靡"的心理成因。"萎靡"患者的主要特征为自信心与自尊心的丧失，而且"萎靡"者一般既缺乏应付生活困境的能力，也缺少待人处事的社交技巧。

（三）认知论的解释

学得无助感即"习得无助感"，是一种对人、对世事的消极绝望心态，此种心态正是"萎靡"患者的心理特征之一。"萎靡"患者仅将学得无助感作为适应生活的态度，生活中负面的体验占多半。患者往往倾向于特别夸大失败后的痛苦，而忽视生活中成功的体验。例如，某大学男生在校学习成绩优异，只因缺少社交经验而遭女友排斥，在失恋痛苦之余，该生深感人生乏味，终致萎靡不振、自暴自弃。从心理学的角度来看，该生如果持续处于这种异常的心理状态，就可能向"萎靡"的方向发展。另外，"萎靡"患者的学得无助感可解释为当事人的不当归因所致。按照自我归因的理论来解释，正常人在成败归因事项中有稳定性、因素来源以及控制性特征，而"萎靡"患者的自我观念是消极的、悲观的，在生活寻求上是失败主义者。其所以如此，乃是由于在认知上对自己的失败经验做了不当归因所致。

### 三、异常心理的判断

通过总结现代心理学、诊断学及大量与"萎靡"有关的文献，笔者认为可根据患者多种精神和躯体症状来判断"萎靡"的异常心理。

（一）精神症状

1. 神的不足　患者一般丧失其原来从生活享受中获得的乐趣，经常感到心情低落、兴趣丧失、闷闷不乐，总是忧愁伤感，甚至悲观绝望；精力不足、萎靡不振、有疲乏感；思维迟缓，联想困难或自觉思考问题困难，很多患者自述做事丢三落四，说话常常说错，记不起刚经历过的事；注意力不能集中、精神恍惚、思考困难，工作效率明显降低，即使充分休息也不足以恢复。

2. 神的烦乱　患者主要表现为容易烦恼和容易激惹。烦恼的内容往往涉及现实生活中的各种矛盾，自感困难重重无法解决。另一方面自制力减弱，不由自主地回忆和联想增多，遇事容易兴奋；或烦躁易怒，对家里人发脾气，事后又感到后悔；或易于伤感、落泪；有些患者有焦虑情绪，对所患疾病产生疑虑、担心和紧张不安；有的患者还对声、光敏感。例如，在阅读书报或收看电视等活动时浮想联翩，患者可因心悸、脉快而怀疑自己患了心脏病；或因腹胀、厌食而担心自己患了胃癌；或因治疗效果不佳而认为自己患的是不治之症。这种疑病心理可加重患者焦虑和紧张情绪，形成恶性循环。

（二）躯体症状

患者感觉肢体倦怠无力，浑身发懒；运动迟缓，话语变少；食欲降低，肌肉萎缩或体重明显减轻；睡眠障碍，如失眠、早醒，或睡眠过多；性欲减退，性生活能力障碍或性行为水平降低。

## 第三节　中医心理紊乱状态概述

　　中医心理紊乱状态的概念是为适应当今社会出现的心理疾病而提出的，通过总结多年临床经验将其分为五类：烦躁焦虑状态、惊悸不安状态、郁闷不舒状态、思虑过度状态、精神萎靡状态。这五种心理紊乱状态显示了患者的心理和行为特点。与《黄帝内经》中喜、怒、忧、思、悲、恐、惊（即"七情"）七种情志变化不同的是，七情是人体生理和心理对外界环境刺激产生的不同反应，是人人皆有的情绪体验，如工作和学习压力、婚变等外部因素致使机体产生的各种急慢性的应激反应都属于中医所说的"七情"；而中医心理紊乱状态是在特定的时刻和时间区间内，保持着异于正常的心理、情绪、认知等的心理信息内容，也可以说是个性和情志因素二者结合才能够产生的特定的心理紊乱状态。

### 一、心理活动与心理状态

#### （一）心理活动

　　心理活动是人脑对客观现实的反映，是人们或动物（具有心理现象）在进行语言、行为、表情等活动前所进行的思维。在不同的环境下，每个人各自的心理活动也是不一样的，没有完全相同的心理活动，多相似，或具有共同的出发点。人的心理活动，尤其是负面的心理活动往往具有隐蔽性及长期性的特点。

　　关于心理活动，现代心理学一直用知、情、意三分法来研究。其基本主张是把心理活动分为认识活动、情感活动与意志活动三个方面：①认识活动，包括感觉、知觉、记忆、思维和想象，而把注意看作伴随认识活动的心理特征；②情感活动，指人对客观事物的态度，如满意、喜爱、恐惧、愤怒等；③意志活动，即人的欲求、愿望，或人在下定决心、克服困难以求达到目的时的心理活动。它们不是彼此独立或并列的三种心理活动，而是在统一的心理活动过程中既有联系又有区别的三个方面。

中国古代思想家基本上用二分法来看待人的心理活动，这与中国思想史上对知与行的关系的长期争论密切相关，因为行属于意的范畴。这种二分法把心理活动分为两大类：一类是认识活动，包括感知觉和思维，而思维又包括表象、想象、联想、思考等；另一类是意向活动，包括注意、欲念、动机、意图、情绪、意志等。这两类心理活动既相互联系又有区别。从心理活动的实质来看，认识活动是如实地反映客观事物的特点和规律的过程；意向活动是人在影响、改造客观事物时自身的主体活动。它们是人的行动的先行阶段，是推动行动的主观活动。从人在解决主观与客观不断发生的矛盾过程中的作用来看，认识活动所要解决的是主观知识与客观实际不相符合的矛盾。通过认识活动可以使主观的知识在一定程度上符合于客观的实际。意向活动所要解决的，是客观事物不适合于主观欲求的矛盾。通过意向活动及其见之于客观的行动以改变客观事物，使之在一定程度上适合于主观的欲求。从神经系统的活动来看，认识活动主要与感觉器官、感觉神经以及有关的脑中枢相关联。意向活动主要与神经的输出通路以及引起肌肉运动的脑中枢相关联，它发动着肌肉和腺体的活动。实际上，这两类心理活动是密切结合的。认识活动以一定的意向活动为主导，而意向活动又以一定的认识活动为指引，只不过有时以认识活动为主，但多数时候以意向活动为主。

（二）心理状态

"心理"是指人的头脑反映客观现实的过程，如感觉、直觉、思维、情绪等，或泛指人的思想、感情等内心活动。"状态"是人或事物表现出的形态。借助现代哲学界关于思维的研究成果，来明确"状态"和"心理状态"的概念。所谓"状态"，是指相对于一定的层次及相应质在特定时刻（或时间区间内）事物保持其质的相对稳定不变时的存在总合，是事物宏观上质的静止与微观上量的运动的统一体。状态是事物共时态与历时态在有限时空范围内相互作用的最小单位；是一种功能上彼此间隔的相对独立的单位。状态与过程是一对范畴，状态是过程历时态中的局部或片断，是组成某种过程的最小单位。过程是状态的历时态集合，是事物在时空中的产生、发展和消亡。状态是质的静止，过程则是质的运动。状态与过程的区分是相对的，在时空尺度变化的前提下两者相互转化。宏观尺度上为状态的在更微观的尺度上为另一低层次及相应质的过程，反之亦然。

事物的状态可以由生成该状态的各种变量及关系来近似描述，而不必穷尽状态内的一切要素维度和关系。状态概念适用于自然、社会、思维领域的普适性范畴。

如此，心理状态则可以理解为状态的哲学概念在心理学范畴的应用。车文博在《心理学原理》一书中指出："人们的心理由心理过程、心理状态和个性心理三部分组成。"他认为"心理状态是人的心理活动不可缺少的一种形式。它不同于心理过程和个性心理。它是心理活动在某一段时间内独有的特征"。心理状态是特定时刻或时间区间（一般收敛于 500 ms 和 3.5~5 s）心理信息内容保持相对不变时，心理系统各种要素及关系和功能存在的总和，这是人脑信息加工在特定时刻的功能突现，是以动态神经元集群为载体的信息过程的总和。心理状态就是大脑完成一次相对独立的信息输入、加工、输出的最小功能单位，当心理活动内容变化时，表明已由一种心理状态转变为另一心理状态。心理状态从系统演化角度看就是一种"吸引子"维持的系统存在，心理状态的变化就是系统吸引子的变化。广义心理过程是由心理状态的集合组成的。

心理状态具有以下特点：其一，心理状态具有一定的持续性、暂时动态稳定性。心理状态既不像个性差异那样持久、稳定，也不像心理过程那样流动变化，它一经产生可以持续一段时间，从几分钟到几天，甚至几个月或几年，它是一种暂时的或动态的稳定性存在。其二，心理状态具有完整的结构，内容上兼有心理过程和个性的成分，任何一种心理状态既有各种心理过程的成分，又有个性差异的色彩。

中医心理状态是在传统脏腑辨证理论的基础上融入了现代心理学的相

关理论，形成的新的认识体系，分为正常和异常两种心理状态。正常的心理状态是人们应对日常生活工作等各方面刺激所应有的处事状态，异常的心理状态即中医心理紊乱状态。

## 二、中医正常心理状态

正常的中医心理状态就是在特定时刻或时间区间心理信息内容保持健康的认知、思维、情绪等的相对不变，是人们应对日常生活工作等各方面刺激所应有的处事状态。

对于正常的心理状态，《素问·上古天真论》中提出了"恬淡虚无""精神内守""志闲而少欲""心安而不惧""高下不相慕"这种较高的标准。面对来自社会的影响，人们要内养精神，保持精神清静安闲、心无妄求妄欲的状态，志向悠闲而不要有太多欲望，没有太多焦虑和恐惧，不要贪恋荣华富贵、上下攀比，这样才能抵御外物的诱惑，心神安定。东汉张仲景在《伤寒杂病论》中提倡清静调神，反对"唯名利是务"，期勉世人无私寡欲，调养精神；提倡爱人爱身，批评当时的一部分居士"进不能爱人知人，退不能爱身知己"，认为仁慈、有爱心之人能享长寿。唐代孙思邈认为以道为最高信仰，以道德修养为基础，以清朴无为为核心，并充分协调形神关系，注意众术兼修，则精神平衡调和。朱震亨力倡节制色欲、私欲与食欲，在《格致余论》中首创"饮食箴""色欲箴"，提出节色欲以保阴精不妄泄而精充神旺；节私欲要止心、收心、养心使心静而精气内守。

事实上在现实生活中人们很难达到上述境界，但只要积极向上、情绪稳定、思维敏捷、认知正确，中医学都认为是正常的心理状态。

## 三、中医心理紊乱状态

（一）中医心理紊乱状态的内涵

与正常的心理状态相反，中医心理紊乱状态是指在特定的时刻和时间区间内，保持着异于正常的心理、情绪、认知等心理信息内容，也可以说是个性和情志因素二者结合才能够产生的特定的心理紊乱状态。某种特定的情志改变达到了一定的程度和持续一定的时间，导致了机体脏腑、阴阳和气血失调，同时因为个体的个性不同，由此产生不同的心理紊乱状态。这种心理紊乱状态具有一定的层次性和稳定性：层次性体现在它包含了心神失和、心神惑乱，心神失和可以导致心悸、不寐等病症，心神惑乱类似癫、狂、精神错乱等；稳定性体现在此种状态的存在会对机体的"形"和"神"产生持续一定时间的、主导性的影响。这种心理紊乱状态具备两个基本的条件，一是心理信息内容异于正常；二是这种异于正常的心理信息要持续一定的时间。

　　诚然，古人在其文献中没有明确中医心理紊乱状态的概念，却存在着大量这方面的内容，以疾病名称或病因的形式出现，如相关书籍中提及的"胆病""心风"等，都可以认为是心理紊乱状态。"胆病"是六腑病候之一，出自《灵枢·邪气脏腑病形》，是因肝气有余、湿热蕴胆、胆气虚怯或猝受惊恐，导致机体肝胆气血阴阳的失调而出现的心理紊乱状态。因肝气与七情有密切关系，故胆病多有胁痛及精神神志方面的症状；胆内藏清汁而主疏泄，所以胆液被阻，不得泄越，每致发黄。《脉经·卷二》曰："胆实者证见腹中气满，饮食不下，咽干，头重痛，洒洒恶寒，胁痛。胆虚者证见眩、厥、痿，足指不能摇，躄，坐不能起，僵仆，目黄……"《太平圣惠方·卷三》曰："若虚则生寒，寒则恐畏，不能独卧，其气上溢，头眩口苦，常喜太息，多呕宿水，心下澹澹，如人将捕之，咽中介介，数数好唾，是为胆虚冷之候也"；"若肝气有余，胆实，实则生热，热则精神惊悸不安，起卧不定，胸中冒闷，身体习习，眉头倾萎，口吐苦汁，心烦咽干，此是胆实热之候"。心风病是一种俗称，古书中很少有记载，多将其归为癫痫而混同论治。《古今医统大全·卷四十九·心风门》中曰："心风虽出于世俗之称，深中病情，诚为切当。古人谓风善行而数变，风痹为不仁。此曰心风者，非若外风入中，甚言其变常无定，恍惚不仁，而心之病诚若风之魔也。此皆七情五志久逆所生，而与癫痫则又不同矣。癫狂痫证主于火炽，风痰之盛，而涎及于心，属实者多。心风则由七情五志久逆不遂，戴人所谓肝屡谋，胆屡不决，屈无所申，怒无所泄，心之官则思，甚则心血日涸，脾液不行，痰迷心窍，则成心风，属虚者多。"明确指出了心风病系因情志抑郁，所欲不遂，心脾两虚，气血不足，或痰浊阻滞，神不守舍所致的心理紊乱状态，症见精神恍惚，喜怒无常，无语，时或错乱。

（二）中医心理紊乱状态的分类

中医心理紊乱状态就是在特定的时刻和时间区间内，保持着异于正常的心理、情绪、认知等的心理信息内容。我们在临床工作实践中，首先搜集古代文献，整理去除重复的内容，按照一定的思路进行归纳分类，最后分析确定出五种心理紊乱状态：烦躁焦虑状态、惊悸不安状态、郁闷不舒状态、思虑过度状态、精神萎靡状态，从而揭示了患者的心理和行为特点。

1. 烦躁焦虑状态 "烦躁焦虑状态"是指患者心境不良，觉得事事不如意，不顺心，想发脾气，甚至出现焦躁不安，坐卧不宁。

烦躁的记载最早见于《黄帝内经》。《素问·至真要大论》曰："少阳之复，大热将至……心热烦躁。"烦、躁的含义又有区别，烦，指情绪的烦闷，《增韵》谓："烦，闷也"；躁，是指肢体不安，《论语·季氏》曰："言未及之而言，谓之躁。"《国语·齐语》曰："躁，扰也。"临床中烦与躁常同时并见，"躁甚必烦，见躁必烦"。因此，历代医家多将烦躁并称。古代文献中也有称"焦躁""焦灼""心烦""虚烦""急躁易怒""懊恼""心中烦闷"等。

临床表现包括：①心理情绪，表现为除不得入眠外，伴发的"烦"是患者的主要精神情绪。所谓"烦"，《圳氏医镜》解释说"虚烦者，心中扰乱郁郁而不宁"，其甚者则"神志躁动"。②躯体行为，表现为在焦躁的心理情绪之下，患者躯体行为出现不安宁、"肢体躁扰""反复颠倒，懊恼烦心，不得眠也（刘河间）"。③其他表现，患者的体温正常，但往往同时感觉身体发热，"热甚于外"，口腔干燥而渴。对此《三因极一病证方论》给出了全面的描述："外热曰躁，内热曰烦。虚烦之证，内烦身不觉热，头目昏疼，口干，咽燥，不渴，清清不寐，皆虚烦也。"

2. 惊悸不安状态 "惊悸不安状态"是指患者在一定的时间内对事物

过分害怕或对超出预期的威胁而出现心中悸动、惊惕不安，严重者不能自主的神乱貌。这种状态属于身体和认知心理对威胁或刺激的过度反应，表现为由身体症状所支配的情绪性驱动反应或心理状态。

古代医籍通常将惊悸作为一种病因或症状论述。如《素问·举痛论》曰："惊则心无所倚，神无所归，虑无所定，故气乱矣"；《素问·血气形志》曰："形数惊恐，经络不通，病生于不仁"；《素问·经脉别论》曰："有所惊恐，喘出于肺，淫气伤心……惊而夺精，汗出于心"；《奇效良方·卷四十六·怔忡健忘动悸门》曰："或因事有所大惊，或闻虚响，或见异相，登高涉险，惊忤心神，气与涎郁，遂使惊悸"；《素问·至真要大论》曰："心澹澹大动"；《灵枢·经脉》曰："心惕惕如人将捕之""心如悬若饥状"；《伤寒明理论·卷二·悸第二十八》论悸曰："悸者，心忪是也，筑筑惕惕然动，怔怔忪忪，不能自安是矣"。

前人对该状态失眠的描述，有如下的心理情绪和躯体行为的表现。①心理情绪表现：心中惊悸，志忐不安，情绪低落，喜悲伤，心虚则畏人，精神不倚，魂魄妄乱，不能独卧，梦斗讼；②躯体行为表现：惕惕然无眠，卧起不宁，瞑目欲眠，精神不守；③患者还常有胸腹及腰背隐痛，时时眩仆，胸闷短气等表现。

3.郁闷不舒状态 "郁闷不舒状态"包含有"郁积""郁怒""郁气""郁悒"等多种含义，它是一种由情志因素引起的忧郁愤懑积聚于心，忧思烦冤纠结不解，而处于对其他事物迟钝和无兴趣的心理紊乱状态。

郁闷不舒状态是一种心理紊乱状态，这种状态持续不缓解，往往成为导致诸多疾病发生和发展的关键因素，故《古今医统大全·卷之二十六·郁证门》曰："郁为七情不舒，遂成郁结，既郁之久，变病多端。""郁"字又有"积""聚""滞"等意。《医经溯洄集》云："郁者，滞而不通之义。"《伤寒明理论·卷三·郁冒第四十一》也云："郁为郁结而气不舒也。""闷"从心，门声。本义为烦闷、愤懑。《说文解字》解释为"闷，懑也。"

临床表现如下。①心理情绪表现：情绪低落，郁闷不舒，不善言语，忧郁寡欢；②躯体行为表现：太息嗳气，肩背紧痛，腹部胀满，按之心下及胁部有抵触感；③其他表现：患者多性格内向，或有情志内伤不得心理宣泄的病史。

4.思虑过度状态 "生病起于过用"，正常的思虑是日常生活和工作的需要，一旦超出了正常限度则成为思虑过度。思虑过度是指过度地苦思冥想、凝神敛志的过程，它可以作为一种状态而存在一段时间，对人体持续地产生作用，称为"思虑过度状态"。

这里所研究的"思虑过度状态"是笔者所总结的五种心理紊乱状态之一，与习惯所说的"思虑"既相似又有区别。传统的思虑过度只是作为病因被提及，如清代沈金鳌《妇科玉尺》一书中指出脾虚崩漏与思虑有关，认为"思虑伤脾，不能摄血，致令妄行"，由此可见，脾虚则血失所统，思虑伤脾则不能摄血，劳极伤脾，中气虚衰，以致脾不统血，血海不固，最终导致崩漏。又如《沈氏女科辑要·月事不来》说："忧愁思虑伤心，因及其子，不嗜饮食，血无以资生，阳明病矣"，即过思伤脾，脾气受伤，气血生化不足，故面色少华，月经延期，量少色淡。还有因忧思过度导致失眠、血瘀等的记载，不一而论。由此可见，思虑致病的观点尽管从病因学方面得到了一定的重视，但仅仅是一带而过，并无深入研究。

笔者在既往的研究中提出，思虑过度不仅作为一个"因"能够引起一系列病理改变，还可以是一系列社会事物、日常生活事件、疾病、个人欲望等原因而引起的一个结果。更重要的是，思虑过度可以作为一种病理状态长期、持续地作用在患者身上，这种互为因果、相互影响、共同存在的状态使疾病的治疗更加复杂，难以把握。

临床表现可概括如下。①心理情绪表现：终日不间断地苦思冥想，不能自己控制，对其他周围的事情不感兴趣，闷闷不乐，健忘；②躯体行为表现：苦思冥想貌，神识呆钝，行动迟缓，纳呆腹胀，或伴有躁动不安。

5.精神萎靡状态 精神萎靡即"少神"，又称为神气不足。"精神萎靡状态"是指患者的整个精神状态疲惫、表情淡漠、少言寡笑，对外界事物漠不关心、反应迟钝、目视茫茫，是轻度失神的表现。其与失神状态只是程度的区别，介于得神与失神之间，可见于轻度和恢复期的患者，也可见于身体虚弱、劳累过度和郁证的患者。

《黄帝内经》对精神萎靡早有认识，对其发生的病机进行了深入探讨。《素问·六节藏象论》云："肝者，罢极之本。"精神紧张或过度劳累可使肝之疏泄失常，气血阻滞，气机不畅，形气精血消耗，致多脏受累发病，出现精神疲乏、困顿、抑郁和疲劳等。《灵枢·本神》曰："脾愁忧而不解则伤意，意伤则悗乱，四肢不举。"长期的忧愁思虑不解，肺气受损，主气的功能失常，则见少气懒言，声低自汗。《素问·太阴阳明论》曰："今脾病不能为胃行其津液，四肢不得禀水谷气，气日以衰，脉道不利，筋骨肌肉皆无气以生，故不用焉。"故脾病运化水谷精微充养气血的功能不足，则肌肉松弛，四肢乏力等；少神亦与肝有密切关系。脾病萎靡见肌肉松弛，四肢乏力。《灵枢·海论》曰："髓海不足，则脑转耳鸣，胫酸眩冒，目无所见，懈怠安卧。"肾精不足，肾气匮乏，无力推动机体的功能活动，则腰膝酸软乏力，倦卧嗜睡等。此后的医家从不同方面进行了探讨，其基本认识都与五脏的功能虚损有关，属虚证和虚劳的范畴。《寿世保元·健忘》也说："夫健忘者，陡然而忘其事也……盖主于心脾二经……"故健忘一症，不仅与心肾虚损有关，也与心脾虚损有关；肺也与少神有一定关联。《不居集·上集·卷之二》在论述各种虚损的病症时，多涉及"精神萎靡""肺经虚分阴阳""肺中先为忧愁思虑所伤，而卫气不充，腠理不密，时有畏风寒之状，不咳嗽而咽嗌间频频欲咳，面白无神，魄汗不止，体倦懒言，语微自怯，此本经气虚，谓之阳虚也"。

临床表现：①精神、情绪表现为心境情绪的低落，精神困倦，昼少精神，精神昏乱，恍惚，昏愦，精神恍惚，"瞑目欲眠，精神不倚"，健忘，思维迟滞等；②躯体行为表现为能力不足，嗜卧少力，肢体倦怠等。

## 第四节 精神萎靡状态的确立

### 一、精神萎靡状态的概念

笔者在古今字典、词典和相关中医文献的基础上，融合现代心理学的相关理论依据，加上临床探索，最后总结并提出了"精神萎靡状态"的概念。精神萎靡状态即"少神"，又称为"神气不足"，是指患者的整个精神状态疲惫，表情淡漠，少言寡笑，对外界事物漠不关心，反应迟钝，目视茫茫，是轻度失神的表现，与失神状态只是程度上的区别，介于"得神"与"失神"之间，可见于病情较轻或者恢复期的患者，也可见于身体虚弱、劳累过度和郁证的患者。

古医籍中通常将"精神萎靡状态"作为一种结果或症状来论述，如《类经·脉色类·四时脏脉病有太过不及》曰："冬脉太过，阴邪胜也。阴邪胜，则肾气伤，真阳虚，故令人四体懈怠。"《本草乘雅半偈·莎草》曰："如上焦阖，则诸阳之气逆于胸中，致胸中热，尝日忧愁不乐，心忪少气者，捭阖从开，既顺乃宜矣。"又如《太平惠民和剂局方·卷之五·治诸虚》中认为菟丝子丸可以"治肾气虚损，五劳七伤，少腹拘急，四肢酸疼，面色黧黑，唇口干燥，目暗耳鸣，心忪气短，夜梦惊恐，精神困倦，喜怒无常，悲忧不乐，饮食无味，举动乏力……"

精神萎靡状态不仅作为一个"结果"，是由饮食失宜、情志失调、劳欲过度、久病体虚及个性因素等所引起的机体一系列功能改变，还可以作为病因导致失眠等其他疾病的发生，引起机体其他系统的病变，故目前精神萎靡状态有三种意义。

一是一种结果，由生活事件特别是负性生活事件所引起，属于一种情绪反应。当人遇到突发性挫折或个人愿望未能满足时，所产生的痛苦的体验、悲伤的情感只是暂时的，并能够较快重新适应。但在某些遗传素质不良、早年经历较坎坷的儿童身上，其抑郁状态能持续很久，有的甚至达数年以上。这种长期存在或过于严重的情绪反应便构成了精神萎靡状态。又如自身压力过大，思虑过度，睡眠质量差，休息不规律，夜生活过于丰富，房劳过度也有可能导致精神萎靡状态。

二是机体的状态，是一种临床表现，指患者整个精神状态疲惫，表情淡漠，少言寡笑，对外界事物漠不关心，反应迟钝，目视茫茫，是轻度失神的表现。长期处于精神萎靡状态并逐渐加重，说明其体内可能有促使人体生理功能逐渐减退、抗病能力逐渐下降、反应性逐渐降低的某种隐患潜伏，因此六淫邪气能够轻易地侵入此类群体的机体而致病。

三是一种病因，精神萎靡状态还可以作为病因而导致抑郁障碍、慢性疲劳综合征、失眠等其他疾病的发生，引起机体其他系统的病变。

### 二、精神萎靡状态的内涵

"神形合一"是整体观念在中医学中的具体体现，是人体自身生理整体性的体现之一。有形才有神，形健则神旺，人的形体与精神既相互区别又相互依附，不可分割，共同保证机体的健康。"形者神之质，神者形之用"；反之，"形存则神存，形谢则神灭"（南北朝时期范缜《神灭论》）。

"神"既是中医学中的概念，也是中国古代哲学中的概念。在古代哲学范畴中，神是指控制宇宙万物发生发展变化的一种力量，是宇宙万物的主宰及规律。中医学中神的概念有三种：一者是指自然界的规律，如《荀子·天论》说："万物各得其和以生，各得其养以成，不见其事，而见其功，夫是之谓神。"《素问·天元纪大论》云："阴阳不测谓之神。"二者是指人体一切生命活动的主宰及其外在表现，称为广义之神。其三是指人的精神、意识、思维活动，如《类经·藏象类》说"凡情志之属，惟心所统"，即指此而言。狭义的形体，特指"五体"，即皮毛、肌肉、脉管、筋膜、骨骼，是构成形体的五种基本组织。广义的形体，泛指躯体，即所有具备一定形态结构的组织，包括头面、颈项、躯干、四肢、脏腑等在内。

观察患者形体强弱胖瘦的不同表现，可以了解脏腑的虚实、气血的盛衰，进而判断病情的轻重和预后的凶吉。神的异常和行为能力的不足为精神萎靡状态和其他四种状态相鉴别的基础。根据形神统一的观念，对"精神萎靡状态"的内涵进行分析，将其归纳为"神"和"形体"两个方面。

（一）神的异常

在中医学中，通过观察神的旺衰和病情轻重，将神分为得神、少神、失神、假神及神乱五类。根据精神萎靡状态的临床表现确定其主要表现为神的不足和神烦乱。

1. 神的不足　即神气不足，又称少神，是轻度失神的表现，与失神状态只是程度的区别，介于得神与失神之间，既可见于轻病和恢复期的患者，也可见于体质较弱和过度劳累的正常人，但在病理情况下多见于虚证患者。神的不足主要表现为心境情绪低落、注意力涣散，思维迟钝、做事效率下降、缺乏自信等，古人常称之为"精神困倦""昼少精神""精神恍惚"等。如《四诊诀微·望诊·察形气》所说："病来潮作之时，精神增添者，为病气有余；若精神困乏，是为病气不足。……只在病势潮作之时。精神困弱，语言无力，懒语者急补之。"又如《症因脉治·心气虚不得卧》曰："目漫神清，气怯倦怠，心战胆寒，时时欲睡，睡中自醒，喜热恶冷，此心气虚不得卧之症也。"

2. 神烦乱　指心烦意乱、情绪不稳定等，神烦乱直接与气机失用有关，正如《素问·六微旨大论》所说："出入废则神机化灭，升降息则气立孤危。"这是在机体气血失调的病理基础上产生的。神烦乱是神的虚性亢奋，体内阳气郁结，运行不畅，郁而化火，虚火内扰心神，心又主管脑的功能，神受扰则脑腑失用，致阴阳不调而出现夜间多梦，头昏沉，总想睡觉但又睡不着，容易与家人朋友起冲突，遇事没有耐心等属于神烦乱的症候群。

神烦乱属虚证，精神萎靡状态的神烦乱，与中医学诊断教材中神乱之焦虑恐惧、淡漠痴呆表现类似，为神志错乱的状态，均与阳气不足，心神失养或蒙蔽心神有关，邪盛神乱而失神和"神乱"不同。《医法圆通·卷二·不卧》曰："因内伤而致者，由素秉阳衰，有因肾阳衰而不能启真水上升以交于心，心气即不得下降，故不卧；有因心血衰，不能降君火以下交于肾，肾水即不得上升，亦不得卧。其人定见萎靡不振，气短神衰，时多烦躁。法宜交通上下为主，如白通汤、补坎益离丹之类。"

（二）行为能力不足

人类个体在形态结构和功能活动方面所固有的、相对稳定的特性，与心理性格具有相关性。个体形体的不同，表现为在生理状态下对外界刺激的反应和适应上的某些差异性，以及发病过程中对某些致病因子的易感性和疾病发展的倾向性。所以，研究形体有助于分析疾病的发生和演变，为诊断和治疗疾病提供依据。《荀子·天论》中曰："形具而神生。"行为能力的不足会致精神萎靡状态的形成，表现为头昏沉、肢体疲劳、倦怠乏力、动作迟缓等症状。《素问·上古天真论》提倡"形劳而不倦"，认为视卧坐立行各种活动不宜过量，过量则出现倦怠、疲乏等精神萎靡状态。

### 三、精神萎靡状态的病因

通过梳理古代文献中与"精神萎靡状态"相关的论述，笔者发现古医籍中通常将"精神萎靡状态"作为一种结果或症状来记述，而无直接论述，但是从笔者精神萎靡状态量表的结果来看，患者感受较重的症状表现为思虑过度、做事犹豫不决、瞻前顾后缺乏信心、夜间多梦、情绪不稳定、莫名其妙担心、放不下心等，对应于古代文献，笔者将其概括为萎、靡、少神、少气、懈、怠、倦、昏、惯、恍惚、困、乏、惰、劳、损、颓等。如《类经·脉色类》所说："冬脉太过，阴邪胜也。阴邪胜，则肾气伤，真阳虚，故令人四体懈怠"，描述为"懈怠"；在《黄帝素问宣明论方·卷四·热门》"劳役过度，中外一切劳损神气，心志不宁……虚羸困倦"中将其记为"困倦。"

精神萎靡状态其发病根于"少神"，而"神"在《黄帝内经》中含义不一，但是就人的心理活动而言，神是人的精神心理活动的总称，那么是什么原因导致这种"少神"状态的形成呢？

　　病因是导致疾病发生和发展的重要因素，一般来说，某种病因侵袭人体之后，与机体正气相互作用，最终形成病机，从而形成疾病的演变轨迹。但在一定条件下，病因的致病作用也会成为突出的矛盾，甚至始终主宰着疾病的发生和发展。中医学对于病因的分类主要依从陈无择的"三因学说"："六淫，天之常气，冒之则先自经络流入，内合于脏腑，为外所因；七情，人之常性，动之则先自脏腑郁发，外形于肢体，为内所因；其如饮食饥饱、叫呼伤气……疰忤附着，畏压缢溺，有悖常理，为不内外因。"从邪气的不同侵犯和传变途径将其分为内因、外因和不内外因。外因是指六淫侵犯，内因指情志所伤，不内外因指饮食劳倦、跌仆金刃和虫兽所伤等。

　　精神萎靡状态的病因依此可分为感受外邪、饮食失宜、情志内伤、先天禀赋不足、劳倦／久病体虚、思虑过度状态或郁闷不舒状态、其他心理紊乱状态转化等。

　　（一）感受外邪

　　感受外邪即外感六淫。自然界中"风""寒""暑""湿""燥""火（热）"六气在其变化异常超过人体的基本适应能力或者人体正气不足，抵抗力下降不能耐受气候的更替变化而成为导致疾病发生的病因。

　　外邪侵袭人体，一方面引起脏腑气血功能紊乱，另一方面逐渐消耗人体气血。比如肺脏，肺主皮毛，是人体的第一层防线，外邪入侵也最先伤及于肺。肺主气，根据气的推动、调控和固摄等作用可以推断气不足首先不能抗御邪气的侵入，湿邪的侵入使病邪久居缠绵难去，渐耗正气，寒邪最易伤阳，阳气不足进而不能内化精微濡养精神。肺气宣发肃降，包括对水液的调节和百脉的运行。其受邪之后连及于水液代谢，若水液蓄积于体内，使机体水肿，则出现倦怠嗜卧；富含清气的血脉不能濡养肌表、四肢百骸，也可致面色苍白，肌肉痿软无力。气不足更不能抗御外邪，如此恶性循环致使机体渐衰，精神不足而萎靡不振。最早在《灵素节注类编·诸风病证·虚邪贼风》中就有记载"风雨从南方来者，为虚风，贼伤人者也……其以昼至者，万民懈怠，而皆中于虚风，故多病"，虚邪贼风伤于人，损伤正气，使人精神困倦懈怠。

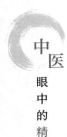

（二）饮食失宜

饮食是人类生存的基础条件，是人体获取精微物质的主要途径。饮食失宜又分为饮食不节、饮食不洁和饮食偏嗜。饮食不节指缺乏规律的饮食，或过饥，或过饱，或饥饱无常；饮食不洁是指缺乏良好的卫生习惯，进食不清洁的食物；饮食偏嗜是指特别喜好／厌恶某种性味的食物或专食某些食物。以上不健康的饮食习惯均可导致疾病。

饮食受纳运化主要由脾胃负责，故由饮食失宜引起精神不振的主要原因多是由脾胃损伤导致气血虚弱或者产生痰、浊、水、湿等实邪或者虚实兼有引起。嗜食肥甘厚味、煎炸炙煿，生湿化痰，一则脾胃受困，无以化生气血，机体得不到滋养而出现沉困无力，怠惰好卧；二则脾胃运化不足，形成痰浊胶结于血脉，血脉为心所主，而心藏神，所以每遇风气动，则痰涎受其鼓动循脉上行，蒙蔽心窍而神昏乱。《养神气铭》有言："神者气之子，气者神之母，形者神之室。气清则神畅，气浊则神昏，气乱则神劳，气衰则神去。"气血不足则少神，少神则精神萎靡。脾主身之肌肉，痰浊困厄阳气则四肢沉困无力，怠惰好卧。

（三）情志内伤

喜、怒、忧、思、悲、恐、惊七种情志活动，是人体生理和心理活动对外界环境变化的应激反应，属于人类正常的情绪体验。七情太过或不及，超越人体生理和心理的适应和调节能力；人体正气虚弱，脏腑精气虚衰，本身对较重甚或较轻的情志刺激的反应能力低下，都会成为引发疾病的病因，因其直接损伤脏腑精气故又称"情志内伤"。

情志内伤主要伤及心神。心血不足，神无所依而出现失神、少神或神散。历代医家对情志因素导致精神萎靡状态也有一定的论述，如《灵枢·本神》曰："是故怵惕思虑者则伤神……喜乐者，神惮散而不藏……恐惧者，神荡惮而不收。"思则气结，脾主思，久思不解亦可损伤五脏，尤其脾脏。脾胃为后天之本，其伤不能化气生血，气血不足则无以养心神。喜则气缓，气行不畅不能正常推送营养物质供养于脑，神明不济出现注意力不集中，头胀痛等。

（四）久病／劳倦体虚

"法于阴阳，和于术数，饮食有节，起居有常，不妄作劳"是《素问》在开篇《上古天真论》中对人们的养生要求。所谓"有节""有常"就是处事的"度"，如果过劳或过逸打破劳逸规律均可导致脏腑经络及精、气、血、津、液、神的失常成为致病因素。大病、久病之后机体正气受损，营血亏虚，古云"正气存内，邪不可干"，因此正气久虚也是导致各种疾病发生的重要因素之一。

久病或劳倦体虚，脏腑气血多亏虚，易致精神委顿不振。《素问·生气通天论》中提到的"阳气者，烦劳则张"，是指适当的活动可激发阳气，但是若超过了人体的承受范围，如《素问·调经论》所言"有所劳倦，形气衰少"，以及《素问·举痛论》所说"劳则喘息汗出，内外皆越，故气耗矣"，人之用力劳乏，则气并喘息，皮腠及内脏腑皆汗，"阳加于阴谓之汗"，汗即是气，故汗出则气衰耗。劳倦内伤，耗气伤津，从而出现健忘，不愿意说话，疲乏无力，嗜睡等精神不振的症状。久病之后缠绵伤气耗血，真元大虚。《简明医彀·卷二之伤寒·变证》曰："瘥后昏沉：初愈错语少神，属气血虚"，形体虚羸，倦怠乏力，自汗萎靡。

（五）禀赋不足

禀赋不足属于先天因素的一种，多因于受孕妊娠之时，父母身体虚弱，或疾病缠身；或饮食不调，七情内伤，劳逸过度，以致精血不充，胎元失养所致。

"人始生，先成精，精成而脑髓生"，肾藏精，盖肾精足而脑髓充，人之灵机记性在脑，作强使巧莫不由此，此为肾所藏之智。肾虚则精衰，精不足则智衰神情昏倦；精衰则髓虚，作强不灵则四肢疲乏无力，故而懈怠安卧。

（六）心理紊乱状态之间的转化

五种心理紊乱状态之间的关系既可单独存在，也可以相互影响。精神萎靡状态可以演变为思虑过度状态、惊悸不安状态、郁闷不舒状态、烦躁焦虑状态，也可与其他状态并见。

精神萎靡状态日久，则会耗伤心血，《灵枢·邪客》说"心者，五脏六腑之大主也，精神之所舍也"，故会扰乱神明，脾气衰惫，而意不强则易转化为思虑过度状态，出现心神失养的心悸、失眠、健忘、神志不宁、甚至谵妄等症状。

精神萎靡状态久之耗伤气血，气血阴阳亏虚，心血不足以安养心神，则易转化为惊悸不安状态，正如《灵枢·平人绝谷》言"血脉和利，精神乃居"，神的功能需要血的濡养才能得以发挥，故患者会出现心悸、心慌、胸闷等症状。

久处精神萎靡状态，机体气血阴阳失调，致使气机郁结或气不足，"气为血之帅，血为气之母"，故气机郁滞阻碍气血运行，或气虚而无力推动气血运行，机体不养则出现懈怠劳倦，心神不养则神昏愦。气血失调、七情不和，气郁不得发泄，则易演变为郁闷不舒状态，出现不寐、胁痛、头痛、眩晕、胃脘痞满、愁容不展等症状。

精神萎靡日久，心脾两虚，气血虚损，心气浮躁而心神不稳，则易转化为烦躁焦虑状态，出现烦躁不安、易激惹、头晕目眩等症状。

### 四、精神萎靡状态的病机

古代对精神萎靡状态的辨证多以脏腑辨证为主，以阳气、脏腑失调为纲，涉及气血阴阳，但并未形成完整的理论体系。随着临床诊疗技术的日趋完善，笔者综合参照"失眠症精神萎靡状态评定量表"，总结出神的"紊乱"为精神萎靡状态患者最常见的临床表现，兼有形体的变化，其基本病机是少神和气虚、气郁和气结，并提出精神萎靡状态的五神病机学说和气机紊乱病机学说。

（一）精神萎靡状态五神病机学说

处于精神萎靡状态的患者多存在精神状态的改变，在辨证中注重神的作用，对患者心理紊乱病机层面进行把握，剖析患者心理致病因素，往往临床疗效显著。发展应用五神病机学说和五神系统的辨证论治体系，对于提高医者的诊疗水平具有重要意义。

1.五神的基本含义 神在中医理论中有广义与狭义之分，狭义的神一般指人的思维意识活动，而广义的神则为人体生命活动现象的总称。五神，即神、魂、魄、意、志。《素问·宣明五气》曰："心藏神，肺藏魄，肝藏魂，脾藏意，肾藏志，是谓五脏所藏。"这是《黄帝内经》关于五脏藏神的观点。神、魂、魄、意、志名虽不同，但同为神的类属，故将心、肝、脾、肺、肾称为"五神脏"。而《灵枢·本神》也对五神的内涵做出了界定："故生之来谓之精，两精相搏谓之神，随神往来者谓之魂，并精而出入者谓之魄，所以任物者谓之心，心有所忆者谓之意，意之所存谓之志。"从认知过程来看，客观事物首先通过"任物"活动反应于心神，所接受的信息受到注意后而进入记忆系统（意），记忆信息被保存成为固定的记忆（志），在记忆基础上对已有材料进行综合分析、抽象概括（思），上升为理性认识。"神""魂""魄"是指个体与生俱来的一些本能活动，而"意""志"的功能则与后天环境的影响及生活习性的逐渐形成相关。总之，"五神"的功能主要表现在感觉、感知外界事物，调控思维、认知等整个精神活动。但是《荀子·天论》中也有记载"形聚而神生"，明确指出形为神产生的物质基础。形指的是人体脏腑、组织、器官及其各自的生理功能。神志与情志活动的发生，均以脏腑中的气血阴阳为物质基础，外界的各神信息对人体进行感官刺激，通过经络传入五脏，而经由五神（即神、魂、魄、意、志）产生并表现为五志（喜、怒、忧、思、恐）与七情（喜、怒、忧、思、悲、恐、惊）。

（1）神：心藏神，神归心系，《素问·灵兰秘典论》曰："心者，君主之官也，神明出焉。"《灵枢·邪客》亦说："心者，五脏六腑之大主也，精神之所舍也。"心位居君主之官，神明之府，是精神活动产生和脏腑的中心，并具有统领和主宰精神、意识、思维、情志等活动的作用，为五神脏精神情志活动之主宰。张介宾《类经·疾病类·情志力气》说："可见心为五脏六腑之大主，而总统魂魄，并该意志。故忧动于心则肺应，思动于心则脾应，怒动于心则肝应，恐动于心则肾应，此所以五志唯心所使也。"说明了在外界信息刺激下，首先心受之，并在心神的调控下，而后由相关脏腑继发反应，产生魂、魄、意、志、思、虑、志不同的情绪变化。

（2）魂、魄：魂藏于肝，《备急千金要方·肝脏脉论第一》曰："肝主魂，为郎官，随神往来，谓之魂，魂者，肝之藏也。"由此而论，魂是指伴随心神活动而做出较快反应的思维意识活动，是建立在神气活动的基础上逐步发展完善的，是活跃的。心主神明之前提为心主血脉，"血脉和利，精神乃居"，血为心之主，为肝所藏，是故"肝藏血，血舍魂"，只有心主血脉功能正常，心神随之而生，魂才能随之而现，此也是"随神往来谓之魂"之形神关系的具体体现。现代中医认为，魂主要是非本能的、偏于兴奋的精神心理活动，类似于今人所言的思维、想象、评价、决断、情感、意志等，即在神的指挥下，反应最快，亦步亦趋，这样的现象称为魂。

魄藏于肺，《灵枢·本神》曰"肺藏气，气舍魄"，又有言"并精而出入者谓之魄"。魄在人之精神的功能，表现为人的本能感觉和动作，魄是与生俱来且以形体为基础的，是本能性的、较低级的反应，是偏于抑制的、被动的，即所谓形中有气，知觉存焉。就如人出生后即有耳听、目视、皮肤的冷热痒痛、手足动作、喜笑啼哭等生理现象。正如《类经·藏象类·本神》言："魄之为用，能动能作，痒痛由之而觉也。"而魄藏于气，肺主气，精能化气，精足则气充魄旺。

（3）志、意：志藏于肾。是确定目标不变，并决定对此付诸实践的心理过程，即今人所说的动机、毅力、决心，正如《类经·藏象类·本神》曰："意已决而卓有所立者，曰志。"《灵枢·本神》曰"意之所存谓之志"，更言其为对外来事物的意念积累所存的认识，而志为功能，肾为形体。《灵枢·本神》曰："肾藏精，精舍志。"肾精充足，志得涵养，所以肾精充足与否体现在意识和经验的存记，亦表现在对事物之意志力与毅力。而若志损伤，相应的神志也有反应，如《灵枢·本神》曰"志伤则喜忘其前言"。

脾藏意，张介宾有言："一念之生，心有所向，而未定者，曰意。"此外，意又指记忆、意念，正如《灵枢·本神》云"心有所忆谓之意"。更有将意与思相通者，《说文解字》曰："意，志也。"《难经本义·三十四难》

称"脾藏意与智"，认为"脾藏意"与"脾主思"相通。意，乃是对一定事物的指向和集中，获得一定信息与知识而保留下来的印象，即为一切心理、思维活动进行之始，并伴随人的各种认知活动之始终，清晰地反映所处环境之特定事物。而《灵枢·本脏》曰"志意者，所以御精神，收魂魄，适寒温，和喜怒"，又说"志意和则精神专直，魂魄不散，悔怒不起，五脏不受邪矣"，也表明脾藏意与志，脾和则意志和，故能意志坚定，思虑深远，有利于情绪的稳定调控和对周围环境的适应。

2.精神萎靡状态五神病机机制研究　中医五神学说是古人对精神心理及其生理活动的总体概括。五神对于感觉、感知外界事物，主持思维、思辨等整个精神活动的调控起着重要作用。喜、怒、忧、思、悲、惊、恐七情是机体对外界刺激的正常应激反应，长期持续过度的情绪反应得不到疏解就逐渐形成了心理紊乱状态。

（1）神用不及：《灵枢·邪客》认为"心为五脏六腑之大主也，精神之所舍"，心神可总领魂魄，并赅意志，统治七情五志。《素问·八正神明论》曰："血气者，人之神。"说的是气、血是神得以长养存在的物质基础。

情志失和、饮食失宜等病因使机体气血阴阳失调，或气郁结，或气不足，或血虚失养，精气不足，无以生神、存神、养神。心作为君主之官，则不能"藏神"，其主"神明"的生理功能不能正常发挥作用，而导致患者神气不足，精力透支，出现做事提不起精神，瞻前顾后缺乏信心，注意力不集中，思维迟钝，闷闷不乐等神用不及等表现。

气血运行正常，神的生理功能才能正常发挥，如《素问·生气通天论》所说"阳气者精则养神，柔则养筋"，指的是阳气在形体清静、情志柔和时才能内化精微而养神，外为津液以柔筋。总之，阳气正常运行则形神皆治。《素问·生气通天论》又言"阳气者烦劳则张"，即人体活动则阳气旺盛，包括体力和脑力劳动，但是过于烦劳，超过了人体的承受范围，阳气亢盛，阳亢耗伤阴津，就会导致精神萎靡状态程度的加重。

（2）神用烦乱：神用烦乱与气机失用有直接关系，包括神的虚性亢奋和实性亢奋。虚性亢奋是由于体内阳气郁结，运行不畅，郁而化火，虚热内扰心神。实性亢奋是由于痰饮、湿浊、瘀血等有形实邪阻于血脉，蒙蔽心神或火热之邪灼伤津血，津血不足使心神失养，出现头昏沉，容易与家人朋友起冲突，遇事没有耐心等属于神用烦乱的症候群。

另外，神用烦乱的病机过程也与肾有关。肾藏精生髓通于脑，故《灵枢·海论》说"脑为髓之海"。肾精足，所化之气亦充足，又"精血同源"，精气血充沛则脑髓充，脑腑生理功能正常。脑的功能又归心所主，故肾所藏之精和心所藏之神不充则神机不能运转灵活，出现精神萎靡状态。

（3）魂魄不安：汪蕴谷在《杂症会心录》言："气足则生魂……精足则生魄……精气交，魂魄聚。"加之精血同源，故而气血的盛衰影响着魂魄的功能。《灵枢·本神》曰："肝藏血，血舍魂，肝气虚则恐，实则怒。"肝气虚则血虚，血虚则魂不守舍，无所居处惊恐不安，恐而伤肾，肾精不足，魂失濡养更甚。"肺藏气，气舍魄，肺气虚则鼻塞不利少气，实则喘喝，胸盈仰息。"魄居于肺，而肺主气，魄赖气的温养与推动，只有气血调畅充足，魂魄才能安定协调。如果气血虚衰，则会导致人魂魄不安，精神异常。在《金匮要略·五脏风寒积聚病脉证并治》中有"魂魄不安者，血气少也……阴气衰者为癫，阳气衰者为狂。"关于癫狂的描述，血自有"奉心化赤"而后藏于肝之说，血气少者则心气虚，肝藏血不足不能藏魂安魄，使得魂魄妄行，精神离散出现痴呆、反应迟钝等，或者表现为夜晚睡眠障碍，多梦，白天精神恍惚，心烦意乱。

（4）魂魄相离：据前文介绍，魂和魄各有内涵，但又相互关联。《朱子》曰："魂神而魄灵，魂阳而魄阴，魂动而魄静。""阴主藏受，故魄能记忆在内。阳主运用，故魂能发用出来，二物不相离。"魂魄者，一阴一阳，一动一静，一为使一为用，相守不相离，魂魄毕俱乃成为人。精气内伤使阴火亢盛，阳气不能入于阴分，则出现睡眠不安，梦境纷纭，梦寐恍惚，变幻游行等。

（5）志意不定：过度思虑不仅可以伤心脾，而且可以伤意，如《灵枢·大惑论》所言："神劳则魂魄散，志意乱。"意伤则惋乱，出现心烦乱、善忘、记忆力减退、四肢运动不灵活等症状，志不定则出现精神迷惑、失去理智，近事记忆力下降，健忘、言语错乱、精神恍惚、闷闷不乐等明显的精神症状。

（二）精神萎靡状态气机紊乱病机学说

所谓气机主要指人体气的升降出入基本运动形式，是脏腑器官功能活动的总称。气机升降出入为气化的反应，所以其所致病更易影响全身上下，也是导致情志致病的另一重要病机。而在疾病的发展过程中同一疾病在不同病变阶段或病变程度不同时，都可使疾病表现为不同的证候，精神萎靡状态的基本病机也可以演化为其他病机。现根据精神萎靡状态发展变化将其气机紊乱病机进行分层讨论。

1. 气机紊乱致病概论 《灵枢·平人绝谷》曰："气得上下，五脏安定，血脉和利，精神乃居。"气得上下通达，则脏腑功能活动正常、血脉通畅，精神才有化生、潜藏的物质基础。机体在人体阴阳之气不断的环流升降运动中，实现了纳、化、收、藏、泄这一完整的生理过程，所以其升降出入不局限于某一脏或某一腑，有时也存在于脏腑之间。

肝气具有疏通、畅达全身气机的作用。七情失和导致肝气郁结不舒，气机不畅；劳役过度耗气伤血，肝藏气血不足，也会引起气机紊乱，出现神疲乏力、四肢倦怠、健忘等症状。肺为华盖，位置最高，其在上者宜降，故肺以降为主，亦主升、主出、主入。肺宣发肃降失常，则气机出入异常而致气虚胸闷、喘憋气促之症。脾胃同为"后天之本"位居中焦，通连上下。叶桂（字天士）在《临证指南医案·脾胃门》中指出"脾宜升则健，胃宜降则和"，故脾胃实为人体气机升降出入的枢纽。气机紊乱，则脾气不升，胃气不降，脾胃受纳、运化功能失常，水谷精微物质无法供应，气血津液生成和运化障碍，使清气不升，浊阴不降。上不得精微物质的滋养出现头晕目眩，精神疲惫；中有浊阴停滞不行而见脘腹闷胀；下有精微下泄导致溏泻。心为阳脏而主通明，其与肺同为在上，故以降为顺。心主血脉，在心阳的推动下血液循行周身上下内外，无所不至，并鼓舞人的精神活动使人精神振奋，神采奕奕，思维敏捷。心气不足则鼓舞推动无力，出现精神委顿，神识恍惚的症状。肾与肝位置在下，在下者宜升，故肾宜升。肾主纳气，为生气之根，使肺吸入的清气进一步下达于肾，此又为肾之入。肾阳为一身阳气之本，其推动激发作用可以促进"无形化有形"的气化过程；肾阴为一身阴气之源，其凉润、调控脏腑的功能可使气凝聚成形而为精血津液，肾阴、阳二气相互协调，使新陈代谢稳定，精神安定内守。肾阳气虚弱，则代谢减缓而精神不振，腰膝酸软。

《圣济总录·卷四》曰："一气盈虚，与时消息，万物壮老，由气盛衰……善摄生者，惟能审万物出入之道，适阴阳升降之理，安养神气，完固形体。"人体是一个完整的机体，由气而贯通上下内外，所以因气而荣，因气而病。情绪变换则气乱，乱而壅滞，营卫不得流通，继而消耗机体阳气津液而产生各种病理产物（如痰饮、水湿、瘀血）。因此，畅达气机才能使升降有序，凝滞疏通，阴阳调和而保精全神，维持健康。《灵素节注类编·外感内伤总论》也讲到"人身阳气根于阴，自下而上升，外行以为卫也。升必有降，内外周流，欲如机枢之运转，而循环不息者，起居如有惊扰，则神劳气动，而阳不固密，外邪因而伤之。"

2. 精神萎靡状态的基本病机　精神萎靡状态的基本病机在于气机失于振奋，病理性质有虚有实，虚者在于气虚，实者为气机郁结。由思虑过度引起的气结和郁闷不舒状态产生的气郁。而根据前文论述，肺主气的升降出入；肝主疏泄，调畅气机；脾胃为气血生化之源；肾主纳气；心主血，气血相生，五脏皆与气密切相关，所以气机郁结者又有肝、心、脾、肺、肾五脏之别。

（1）气虚：气虚者指气的虚衰不足，统指脏腑正气虚弱。或久病、重病、劳累过度，使元气耗伤太过形成元气亏虚证导致神疲乏力；或后天失养，运化不足形成脾气虚，出现肢体倦怠、少气懒言；或年老体弱脏腑机能衰退，如《素问·阴阳应象大论》说："年四十，而阴气自半……年六十，阴痿气大衰……"形成肾气虚，出现耳鸣失聪；或大汗暴脱，心之液为汗，气随津伤形成心气虚，呈现面色淡白、心悸气短；或"悲则气消"，悲伤过度则气机消沉，伤及肺脏而为肺气虚，最终精神涣散、意志消沉。

（2）气郁：气郁者，指运行不畅，包含胀满闷塞之义。五郁之发，是因五运之气，有太过不及，胜复之变而致天地之郁，人与天地相应，亦能因郁致病。气郁根据运气学说又分为五郁，即火郁、木郁、金郁、土郁与水郁，五行应于五脏，所以气郁的生成又有五脏的区别。

心主血脉，在心气推动下，血液在脉管内有规律地循环流行，周营不休，至脏腑经络等各组织器官。心气是推动血液的动力，心主神明，主精神、意志、情志思维，若情志抑郁，神明不得舒展，则可致气郁。《景岳全书·郁证》说："至若情志之郁，则总由乎心，此因郁而病也。"肝主疏泄，喜条达，而忧郁思虑、愤慨恼怒等精神刺激，均可使肝失条达，气机郁而不畅，《医碥·郁》说："郁而不舒，则皆肝木之病矣。"肺者，气之本，主治节，调节全身气机升降出入，治节失常而郁生，外邪侵袭，或水湿痰饮内阻，则会出现气机升降出入失常，肺郁内生。肾气即为元气，思虑日久，脾土受制，无以生化血液，血不能上济于心，心火偏亢，暗耗肾精，心、肝、脾、肺之气不能下潜于肾，肾不能藏精化气，则肾气郁滞。《素问·玉机真脏论》曰"脾为孤脏，中央土以灌四傍"，中焦脾胃为水谷之海，五脏六腑之主，四脏一有不平，则中气不得其和而先郁。脾胃是人体气机升降运动的枢纽，所以郁病多在中焦。

（3）气结：气结者，指结聚不散但又未至闭塞不通之列。由思虑过度引起的气结，主要根据"思则气结于心而伤于脾"而来。《素问·举痛论》曰："思则气结。"《灵枢·本神》曰："愁忧者，气闭塞而不行。"思虑之时，心有所存，神有所归，正气留而不行，以供思虑活动之需要；而过度的思虑，心神正气的"存""归""不行"受到破坏，以致气机不能正常的升降出入，其结果必然是聚而不散，滞而不行，出现思维效率低，情绪、心境低落，对日常活动无兴趣，主动性下降等精神萎靡状态的表现。

3.精神萎靡状态气机紊乱演化病机　《素问·举痛论》明言"百病生于气"。一是中气的虚弱，机体脏腑功能状态低下；二是气的动态功能受到抑制形成气郁和气结。水、血、痰同为一物，气虚动力不足或气机郁结通行不畅均可形成水聚、痰凝、血瘀。痰湿蒙蔽者，心神失用；瘀血阻络者，蒙蔽心神；气机下陷者，神机孤立。

（1）痰湿蒙蔽，心神失用：痰是由体内水液代谢障碍所形成的病理产物，在体内的正常输布有赖于气的推动和通调。气虚者推动无力，水液代谢障碍积聚不散，生湿成痰；气结气郁者气行不畅，水津不布，津液运行不畅而产生水湿痰饮；脾虚胃弱，元气不足，气化乏力，饮食水谷不能正常化生气血而变化为痰。外邪痰浊胶结于血脉，血脉为心所主，痰为浊物，而心神性喜清净，痰浊为病，随气上逆，其性胶黏最易阻遏心气，蒙蔽心神，故有精神抑郁、寡言呆滞、语无伦次、心悸怔忡、健忘等症状。

（2）瘀血阻络，蒙蔽心神：人之所有者，血与气耳，《素问·调经论》说："血气不和，百病乃变化而生"，气为阳，血属阴，气之于血，具有推动、温煦、化生、统摄的作用；血之于气则有濡养和运载作用。《医学真传·气血》曰："人之一身皆气血之所循行，气非血不和，血非气不运。"气不得血，则气无所依附；血不得气，则血不得流通。故气的虚衰和运行异常，必然影响及血。气虚时，气的推动和气化功能减退，导致血行不利。"气为血之帅"，气盛则血行滑利，气虚无力推动血液运行，而致血流迟缓，运行涩滞，痹阻脉络；气虚温煦不能而生内寒，寒则血凝成瘀；气虚固摄功能失职，血失其约束，溢出脉外形成瘀血。"气行则血行，气滞则血瘀"，血液随经脉流行不止，全赖气的推动，若因内伤七情等原因导致肝失疏泄，气机郁滞，气血郁于上焦，脉管不通形成瘀血；气结久而不解，气不行血导致血行不利，不能随气而动，血聚成瘀。同样，血虚和血瘀亦可影响及气。血虚者，其流通周身者必不能充盈脉道，且影响血液的运行，可致血行不畅而瘀滞；血为气之母，若血瘀于体内不去，一则血不能养气而气虚，二则血阻脉道影响脏腑之气的运行，且随其部位而诸症各异。瘀阻心脉，心气痹阻，蒙蔽心神则出现恍惚健忘，遇事兴致缺乏等精神不振症状；瘀阻于肺，气失宣肃，则胸闷，气促喘憋；瘀阻于脑，闭阻清窍，可致头昏沉，记忆力减退；瘀血在肌表经络之间，则机体不荣而肌肤甲错。

（3）阴火内生，扰动心神：脾胃虚损，饮食不化，内生湿浊，湿浊内蕴，蕴而化热，或者脾胃虚损，中气不足，清阳下陷，脾湿下流，形成阴火；脾气郁结，运行不畅以及脾不升清，无以升发，气血运行受阻，郁而化火则成郁热或郁火；《内外伤辨惑论·饮食劳倦论》云："脾胃气虚，不能升浮，为阴火伤其生发之气，荣血大亏，荣气不营，阴火炽盛。"也说明阴血不足则阴火炽盛。火热上行，干犯心系，扰动神明则心烦意乱，暴躁易怒。火热属阳，最易迫津外泄，消灼阴液，耗人气阴，血气衰少，神居不安而神思恍惚，精神昏愦。

（4）血虚津亏，精神不养：《灵枢·决气》曰："中焦受气取汁，变化而赤，是谓血。"脾胃气虚功能低下，气血生化不足或者劳倦耗损或者疾病损伤，正气未复或者气机升降出入异常，导致脏腑功能失用，使气血津液生化乏源或痰饮、瘀血停积体内，郁积不去，新血不生，痰瘀久居耗损人体精血形成血虚。《素问·八正神明论》曰："血气者，人之神。"脑赖真气以为用，赖血以养，血虚津亏则神明无所养而精神恍惚，委顿。

（5）气机下陷，神机孤立：外感邪气、痰浊水饮、瘀血阻滞、肝气郁结等皆可伤及人体之气，气虚而升举无力，日久清阳之气下陷。气陷多是气虚的直接发展或者气虚的一种特殊表现形式。气陷，神机失却营精的充养，则见神疲乏力、形体消瘦、胸中满闷、心悸怔忡等表现。张锡纯也说："大气下陷，气短不足以息……其兼证……或神昏健忘……"

（6）肾精亏虚，神明不济：《灵枢·经脉》认为"人始生，先成精，精成而脑髓生。"脑髓有赖于肾精的化生，而脑主神明，说明肾中之精为脑主神明的物质基础。肾精也是神得以化生的物质基础，神在肾精的滋养下才能正常发挥作用，精盈则神明，精亏则神瘦，故《黄帝内经》也倡导"积精全神"的养神观念。若禀赋不足，先天之精不足神明失养，或房事不节，精亏髓减，或人至老年，肾中精气随年以衰，肾精不足则志气衰，不能上通于心，故见迷惑善忘。若思虑过度，脾伤而食少纳呆，后天之精生化之源不足，肾精不得给养，可致脏腑功能衰退，髓海不足，脑神失养，出现情绪低落，懒怠而卧，悲观失望，记忆力下降，思维迟缓，反应下降等精神萎靡状态的症状。

## 五、精神萎靡状态的预后

随着人们更加关注心理、社会各方面对人体健康的影响，当今社会医学模式逐渐从生物医学模式向生物—心理—社会医学模式转变。人类的疾病多见于由社会和心理（生活方式和行为方式）引发的慢性非传染性疾病，简称"慢病"。精神萎靡状态与之关系密切，临床病案亦经常可见，那么其预后转归也受到更多人的关注。精神萎靡状态作为一种临床病症，如果能及时正确地干预，不仅能阻止其进展，也能逐渐消除其临床症状，使病向愈；相反，如果治疗不及时或者治疗方法失误，精神萎靡状态的症状不但不能改善，甚者还会加重，出现机体的衰退，慢性消耗。

精神萎靡状态作为一种心理紊乱状态，在治疗上首先应当给予心理层面的疏导。"告知以其败，语之以其善，导之以其所便，开之以其所苦。"让患者了解自己的病情，解开心中郁结，消除负面情绪，调整心理关注点，从现实基础出发改变观念，不妄求，勿高慕，树立正确的生命观、价值观。最佳疗法就是让患者修身养性，"静则神藏，躁则消亡"，心理状态稳定了，精神才能内守，才能从心理层面消除其发病致病的基本原因，虽不能达到治愈的目的，也会使治疗事半功倍，有恢复健康的倾向。如果在治疗上不曾顾及心理层面，认识不到患者的心理紊乱状态，或者对其心理状态放之任之，只是一味地使用药物、针灸等治疗方法，临床效果往往较差。患者的基本症状不但得不到缓解，甚者，长期治疗无效还会使患者心理压力大增，心理紊乱状态加重，心理紊乱所导致的机体气机紊乱、气血津液的消耗也渐渐进展，使疾病逐渐加重，预后不良。

根据精神萎靡状态的病因及致病过程，将其分为因郁致病的精神萎靡状态和因病致郁的精神萎靡状态两类。因郁致病的精神萎靡状态多由精神因素引起机体气机紊乱为基础。以思虑过度状态导致精神萎靡状态为例，因思虑过度状态转化而来者，患者因思虑过度导致气机郁结，进而影响体内气血津液的正常运行和代谢，形成痰浊、瘀血等病理产物。日久，一则内郁化火，二则久瘀因实致虚，或者患者本身思虑过度使心血暗耗，心气亏虚，或者患者过度思虑伤及于脾，后天之本受损，气血生化乏源而致气血亏虚。对于此种病机演化，临床上顺应其发展进程辨证论治：首先应用宽胸理气、行气解郁之药；再根据患者病理产物的不同进行化痰、活血化瘀；同时顾护后天之本，给予健脾益气补血之品，使郁结解，痰瘀消，脾胃健，气血补，则身体逐渐向愈。如果医者认识不到或认识不清病机的发展过程胡乱治疗，一是不能解除患者的致病之因，二是多服药物伤及脾胃，使气血更伤、气机紊乱更重，患者的病情持续加重，则预后较差。其他原因导致的"因郁致病"的精神萎靡状态之辨证论治亦是如此。若方法正确，治疗及时，则病情很快就会得到控制，预后良好；反之，病情不但不能改善反而一直加重，预后相对较差。

因病致郁的精神萎靡状态，患者多在先前疾病缠身，由于失治、误治，不能得到有效治疗，是随病继发的病理状态。现在以劳倦所伤继发的精神萎靡状态举例分析。劳倦过度又分为劳力过度、劳神过度和房劳过度。

劳力过度又称为"形劳"。《素问·举痛论》曰"劳则气耗"，肺为气之主，久则肺气虚；脾胃为生气之源，日久脾气不足。脾肺脏气衰少，第一，肺的主治节功能减退，出现水液代谢障碍易聚饮成痰；第二，脾气损伤，其主运化水液功能失常，形成痰湿，痰湿困脾，进入"痰—虚"的恶性循环。痰、血同为一物，痰瘀逐渐形成瘀血，痰浊瘀血阻滞气机运行，造成气机郁结；久居体内又进一步加重气血损耗，形成精神萎靡状态。劳力致郁的病机变化比较清晰，所以治疗时若能正确把握，及时给予祛邪补气之品，同时让患者注意休息，机体也能很快恢复健康。倘若治疗失当，不知宽胸行气解郁或者不敢给予祛邪之药，患者的疾病则不能顺利解除。

劳心过度也被称为"劳心"，是指长期用脑过度，思虑劳神而积劳成疾。病机变化与思虑过度导致精神萎靡状态大体相同，此处不再赘述。如果在治疗方法上能适当顾护心气，补养心血，病情也能及时缓解，向愈发展，反之则疾病预后较差，病情更甚。

房劳过度又称为"肾劳"，指房事太过、手淫恶习或妇女的早孕多育耗伤肾精、肾气致病。肾为封藏之本，藏精生髓，填充脑窍，给养神明。

肾精、肾气损伤则神明不济发为精神萎靡状态。治疗时如果能够嘱患者改变恶性习惯并给予填精补髓之品，使肾精、肾气恢复，则精神萎靡状态也能慢慢消除，而走向健康。相反，患者肾精渐耗，则预后较差。

以上虽为举例讲解，但也提示临床工作者若能从社会、心理、人体三个层面认清精神萎靡状态的致病之因、发病病机和其演化过程，及时正确地施以辨证论治，使精神萎靡状态的病因得以解除，临床症状也会缓解，患者逐渐恢复健康。

## 六、精神萎靡状态的分类

精神萎靡状态的临床表现包括形体和神两方面，笔者进一步根据其致病过程，将精神萎靡状态进行归类，分为因郁致病及因病致郁两类。

（一）"因郁致病"的精神萎靡状态

《景岳全书·郁证》首将情志之郁称为因郁而病，"情志之郁，则总由乎心，此因郁而病也"，并着重论述了怒郁、思郁、忧郁三种郁证的证治。本篇因郁致病单指情志不舒为病因的郁。因郁致病的精神萎靡状态由精神因素所引起，以气机紊乱为基本病变，以思郁、忧郁为主。

1. 思虑过度状态的演化

（1）用心过度：心有所系，或因工作、家庭事务繁忙，劳心过度，心气心血受伤，心神功能失常，白天出现精神不振，健忘困倦，两目乏神，语错的状态。《不居集·心经虚分阴阳》曰"心经使心费神，曲运神机，心血必耗，心气必亏……如脉微弱不数，涩弱少神，因阳气衰而神自衰"，对劳心太过造成精神萎靡状态进行了阐述。平素心有所系，神机耗用太过，暗耗心血，致心气亏虚，心阳虚衰则神气不振，表现出精神萎靡的症状。《症因脉治·心气虚不得卧》对其进行了详细的描述："二便时滑，目漫神清，气怯倦怠，心战胆寒，时时欲睡，睡中自醒，喜热恶冷，此心气虚不得卧之症也。"心气虚弱，睡眠质量差，兼见大小便失禁，精神不振，双目乏神，倦怠乏力，心悸不宁，眠浅易醒，喜热怕冷。《古今医统大全·释梦门·梦为神不守舍》曰："心为栖神之所，凡思虑过多，则心血亏耗，而神游于外……"即是说，用心思虑过度则耗费心神，神不守舍，而出现相应的神用不及的症状。又如《灵枢·本神》称"心怵惕思虑则伤神"，即是说心主神明因思虑过度而受到损害。

（2）思虑伤脾：忧愁不解，思虑过度，伤及脾气，"思则气结"，运化失常，化生人体精微物质的功能不足，脾气不能主持四肢，致全身乏力、身体消瘦、精神不振、食欲减退。《不居集·脾经虚分阴阳》曰："脾胃之元气虚者，多因思虑伤脾，或因劳倦伤脾。脾虚胃弱，中宫营气不和，肢体困倦，饮食日减，肌肉消瘦而解㑊，中满恶心，脾泄飧泄，喜热恶寒，睡卧不安，六脉微弱而缓。"

2. 郁闷不舒状态的转变 七情失和导致肝气郁结不舒，肝者为罢极之本，性喜条达而恶抑郁，肝失疏泄，气机不畅。情志违和，气血运行不畅，心气不足，志意不定，精与神失用可出现健忘，正如《素问·调经论》所言"血并于下，气并于上，乱而喜忘"，又如《灵枢·本神》"肾盛怒而不止则伤志，志伤则喜忘其前言"。或气郁日久，虚热虚火因之内生，竭灼机体阴津，津液匮乏不能濡养肢体，津伤化燥而导致肢体羸瘦、发甲失荣。

（二）"因病致郁"的精神萎靡状态

不少郁证是由于先有疾病缠身所致的。如现今临床多见的"肝炎"患者发病之前并无"郁"因，却在病后并发郁证而采取解郁治疗。因病致郁的精神萎靡状态，指的是某些疾病在一定的环境条件下，失治、误治或久治不愈，随此病继发的郁病状态。

1. 饮食所伤 饮食损害脾胃，机体阳气衰少，精血生化乏源，不能养神和主持四肢肌肉。明代皇甫中《明医指掌·脾胃证一》曰："经云饮食劳倦则伤脾胃。脾土既伤，不通输运，则气血精神由此而日亏，脏腑脉络由此而日损，肌肉形体由此而日削。故有怠惰嗜卧，四肢无力，面色痿黄，食亦消瘅，肿满泄痢之病生焉。"

2. 劳倦所伤

（1）形劳：劳逸过度损伤肝脏，耗伤气血津液，肝藏气血不足，无力主持四肢肌肉的筋脉，影响魂魄的出入，则出现神疲乏力，四肢倦怠，健忘，面色、口唇失去润泽之色，肌肉萎缩，皮肤和毛发干枯，感觉迟钝，运动怠缓。过度劳累导致阳气郁结或阳气衰少，使血气不畅或气推动无力，均可引起血液亏虚和水液代谢失常，阴血大伤，血液不能上乘供应大脑则出现倦怠乏力、记忆力减退；津液敷布受阻，不能濡养肢体，致四肢枯槁乏力；津伤化燥，而导致口干渴、皮肤爪甲失润，甚则起皮脱屑、皲裂等相应症状。正所谓"诸涩枯涸，干劲皴揭，皆属于燥"（金·刘完素《素问玄机原病式·六气为病》）。

（2）房劳：年少早婚，或房事不知节制，劳倦过度，伤及肾元，真精不足，阴阳俱亏，则阴精无力支持阳的活动；阳气无力归纳入阴，出现精神萎靡。《不居集·肾经虚分阴阳》曰："肾与三焦虚者，多因房劳不节，淫欲过度，梦遗滑精，白淫淋带，冲任闭绝而不调，腰膝软弱而乏力，阳虚阴萎而不振，此本经气血虚乏之症，六脉涩弱、弦涩少神。如脉细微不数，阳萎形神不华彩，为阳虚。"《寿世保元·卷五·遗精》曰："男子梦交而精泄，女子梦交而精出……心不摄念，肾不摄精。久而不已，遂成虚损，或有神气委靡。"

3.久病所伤　久病体虚或素体虚弱都可导致阳气不足而出现精力透支，经常有即将"崩溃"之感；易思虑；做事提不起精神；脑子变空；思维迟钝等神用不及的表现。《医法圆通·脱肛》曰："因下焦阳衰而致者，由其人或房劳过度，或大吐大泻大病后，元气损伤，不能收束。其人定见少气懒言、精神萎靡、面白唇青、喜食辛辣热物者是也。"

## 第五节　精神萎靡状态的现代医学研究

当今社会竞争日趋激烈，工作、生活节奏随之加快，临床上以精神紧张、慢性疲劳、萎靡懒怠为主诉的患者日益增多，因而精神萎靡状态逐步受到医学界的高度重视。随着医学模式的转变，世界卫生组织（WHO）在1984年制定的《保健大宪章》中提出了健康的新概念：健康不仅仅是没有疾病和不虚弱，而且是身体上、心理上和社会适应能力上三方面的完美状态。通过调查表明，真正健康的人群仅占5%，患有疾病的人群占20%。20世纪80年代苏联学者将人群中占主要部分的处于健康与疾病之间的状态称为"第三状态"，之后逐渐得到中国学者的认同与重视，并将其称为"慢性疲劳综合征""抑郁障碍缺乏动力型""亚健康状态""神经衰弱"，严重者可发展成为"过劳死"。精神萎靡状态虽一时不会危及生命，但会严重影响到患者的日常生活和工作效率、能力，因此，开展关于精神萎靡状态的相关研究具有重要临床意义。萎靡的发病原因和发病机制与多种因素有关，多数人认为本病的发生可能是病毒感染、应激等多因素导致神经—内分泌—免疫网络紊乱的结果。其中，病毒感染、精神应激等因素改变了机体的免疫性，为本病发生的一个重要环节。中医学认为，长期受到紧张劳累、不愉快事件等因素刺激，人体肝之疏泄、脾之运化会受到影响，进而肝脾失调，终致患者精神状态疲惫、表情淡漠、身体虚弱等精神萎靡状态的发生。

参照中医学和现代医学对精神萎靡状态的最新临床研究，综合论述对精神萎靡状态相关疾病（"慢性疲劳综合征""抑郁障碍缺乏动力型""亚健康状态""神经衰弱""过劳死"）的临床表现及发病机制的相关认识。

## 一、慢性疲劳综合征

### （一）慢性疲劳综合征概念

慢性疲劳综合征（chronic fatigue syndrom，CFS），包括体力疲劳和脑力疲劳，这类疾病的主要表现以长期极度疲劳为主，是一种以持续性疲劳、失眠、思维不能集中、身痛发热等衰弱疲劳表现为特征的全身性症候群。"疲劳"一词首见于《金匮要略方论》，在中医学古籍文献中常被描述为"劳倦""倦怠""乏力""神疲""困倦""懈怠"等。

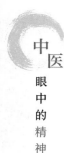

（二）慢性疲劳综合征的现代医学研究

1. 概述　近年来，许多学者对 CFS 做过相关研究。如盖亚男等认为长期存在过大的心理压力、高度紧张的精神状态的患者，很容易因未出现器质性病变而忽视治疗，并认为本病多与过度的脑力或体力劳动有关。李春杰等认为疲劳可见于诸多心理精神性疾病，与情志因素关系密切，涉及人体病理、生理及心理三方面，是机体精力减弱或丧失的表征。

关于 CFS 发病率国内外报道不一。美国的两项社区调查显示（依据美国 CDC 的诊断标准）CFS 的患病率为 0.23%~0.42%，而英国依据同样标准的调查结果为 2.6%。据 Devanur LD 报道，全球 CFS 患病率为 0.4%~1.0%，英国患者约 24 万。较多的流行病学资料证实 CFS 在护士中高发。1998 年对在职护士调查发现，美国护士 CFS 的患病率为 1 088/100 000。

2. 发病因素　CFS 发生的主要因素为营养失调和社会心理因素。营养素失调容易造成免疫功能低、组织功能紊乱、调节代谢异常及组织修复速度减慢等，从而诱发 CFS。而 CFS 的发生又加剧了摄食的不均衡，由此形成恶性循环。随着科学迅猛发展，人生的各个阶段竞争日趋激烈。人类的生理功能没有因此而进化，但超负荷运转给人类的健康带来了严重的危害，从而诱发 CFS。而生活中的负性事件如家庭不和、躯体疾病、经济问题、失业、离异、家庭成员死亡等因素则促进了 CFS 的发生。

3. 发病机制

（1）微生物感染与慢性疲劳综合征：部分 CFS 患者的临床表现有发病突然，伴咽喉痛、颈颌淋巴结肿痛、肌肉酸痛等类似流感的特征性症状，且有区域流行趋势。有研究者认为，CFS 的发病与病毒有关，特别是 EB 病毒（Epstein. Barr virus，EBV）感染，并将 CFS 称为感染后疲劳综合征，但尚未在 CFS 患者中持续检测到病毒。李永杰等用蛋白印迹法（WB）检测到 CFS 患者血浆中 BDV-p24 抗体明显高于正常人，证实 BDV 感染与 CFS 存在一定相关性。Nijs 等在 NO 触发中枢致敏假说中认为，柯萨奇 B 病毒、EBV、支原体等感染与 CFS 患者慢性全身性的疼痛及行为变化有关。到目前为止，虽已有许多如 EB 病毒、柯萨奇病毒、支原体、肺炎球菌、伯氏包柔螺旋体等病毒微生物感染与 CFS 发生相关性的报道，但尚无肯定的证据表明，任何已知的致病微生物与 CFS 之间有确切的联系。

（2）免疫功能异常与慢性疲劳综合征：早期有人将 CFS 称为慢性疲劳免疫功能障碍综合征，因为机体免疫功能失调后会产生高水平的炎症递质、细胞因子，如干扰素等，可以解释类似流感的 CFS 症状。大量临床研究发现，多数 CFS 患者存在免疫功能紊乱，CFS 患者血检多项免疫指标异常，如自然杀伤细胞显著减少、单核细胞代谢异常、细胞因子异常等，认为 CFS 的发病与免疫功能失调具有一定的相关性。虽然众多学者积极进行 CFS 免疫功能的研究，但目前尚未得出敏感性和特异性较高的免疫变化的统一结论，免疫功能异常在 CFS 的发生发展中扮演何种角色还需更加深入和全面的探讨。

（3）精神、内分泌改变与慢性疲劳综合征：神经精神疾病特别是与疲劳感具有密切相关性的忧郁症、神经衰弱、更年期障碍等疾病，在 CFS 病因病机的研究中占有相当的比重。有学者认为 CFS 属于心身疾病，精神应激是 CFS 发生发展的条件和特征，心理和社会因素对 CFS 的形成有重要影响。现代社会节奏快速、竞争激烈、压力巨大导致 CFS 发病率呈逐年上升之势。

有学者认为，内分泌失调对 CFS 的发病有着不容忽视的作用，尤其是下丘脑—垂体—肾上腺轴（HPA）在 CFS 发病中的作用。部分学者对 CFS 患者血液激素水平做了深入研究：HPA 轴细微异常的患者 24 小时促肾上腺皮质激素（ACTH）的水平明显降低；部分 CFS 患者存在皮质醇激素昼夜节律分泌或代谢的紊乱现象；部分 CFS 患者对皮质醇的代谢速度高于非 CFS 患者等。此外，多项研究显示，CFS 患者血清中生物激素和代谢产物的代谢异常与其 CFS 的发生有一定程度的相关性，但未有确切证据证实 CFS 的发生与机体内分泌失调有直接的因果关系。

（4）其他因素与慢性疲劳综合征：有研究显示，儿童时期和青春期患 CFS 者与其父母 CFS 样疾病高度相关。很多学者试图通过研究证实 CFS 有遗传易感性，虽尚未有有力的证据证明，但至少提示基因在诱发 CFS 的过程中可能起到一定的作用。此外，尚有学者称 CFS 的发生与营养代谢、肥胖程度等有关。

（三）慢性疲劳综合征的中医学研究

慢性疲劳综合征在中医文献中没有与其相对应的记载。但"疲劳"作为中医临床中常见的症状，在中医古籍中常被描述为"懒惰""怠惰""四肢劳倦""四肢不举"及"四肢不欲动"等，在现代中医临床中多用"疲劳乏力""四肢倦怠""神疲乏力"等描述。按中医藏象学说，脾、肝、肾三脏与躯体的乏力、易疲劳有直接的关系，如《素问·示从容论》"肝虚肾虚脾虚，皆令人体重烦冤"。《素问·太阴阳明论》云："今脾病不能为胃行其津液，四肢不得禀水谷气，气日以衰，脉道不利，筋骨肌肉，皆无气以生，故不用焉。"指出脾主肌肉及四肢，脾的功能低下则表现为四肢倦怠、乏力。正如《素问·六节藏象论》说"肝者，罢极之本"，说明肝脏功能失调为疲劳产生的重要原因。《素问·五脏生成》中载"诸筋者皆属于节"，《说文解字》中对"筋"的解释为"筋，肉之力也"，肝主筋，若肝失调和，则筋力不健，运动不利，易出现疲劳。肾主骨，腰为肾之府，若肾虚骨失所养，则易出现腰膝酸软，行走无力。按气血津液及病因辨证分析，神疲乏力为气虚机体功能低下的表现；而肢体、关节的酸困、倦怠也与湿邪困阻、气机不畅有关。

## 二、抑郁障碍缺乏动力型

（一）抑郁障碍缺乏动力型概念

缺乏动力的抑郁障碍是以显著而持久的心境低落为主要特征的综合征，主要表现有情绪低落，言语减少，精神、运动迟缓等。抑郁障碍缺乏动力型属中医学"情志疾病"中的郁症、不寐等范畴。

（二）抑郁障碍缺乏动力型的现代医学研究

1. 概述　抑郁障碍缺乏动力型是一种以抑郁心境为主要表现的疾病，因不直接对身体造成危害而常常被忽视。数据表明，美国每年约有 1 100 万人患临床抑郁障碍，其中抑郁障碍缺乏动力型占大多数。

2.发病原因　缺乏动力型抑郁障碍病因复杂，与遗传、生物化学、社会、心理、文化等多种因素有关。有关抑郁障碍缺乏动力型情感性障碍的遗传方式研究，国外已屡有报道。较为一致的观点是：有较高的家族聚集现象，多基因遗传。有学者研究认为，情感性障碍具有多基因遗传的特点，而遗传效应在单相抑郁障碍缺乏动力型的发病中起重要作用。多种疾病也可导致抑郁障碍缺乏动力型。当人的情绪发生变化时，身体可能出现消化和分泌功能亢进，产生恶心、呕吐、腹痛、腹胀、便秘或腹泻等症状。许多患者经历躯体疾病的折磨，尤其惧怕漫长的病程所带来的痛苦，往往心情紧张不快、情绪低落，总怀疑自己患了不治之症。此时人的性格、兴趣发生了改变，无法摆脱情绪和情感的痛苦，可产生孤独、悲观、活动减少、食欲下降、睡眠障碍等缺乏动力型抑郁症状。由此可见，在人类的健康旅程中，躯体疾病同样可能是抑郁发生的心理诱因，最终促发抑郁障碍缺乏动力型。若躯体疾病伴发抑郁则更使症状加重和复杂化，影响躯体疾病的康复。

3.发病机制

（1）单胺类递质及受体在抑郁障碍缺乏动力型中的作用：大量的研究表明，抑郁障碍缺乏动力型患者中枢和外周5-羟色胺（5-hydroxytryptamine，5-HT）下降，5-HT缺乏假说是目前较为公认的假说。有研究表明，脂质代谢与5-HT有关，抑郁障碍缺乏动力型患者的血浆5-HT浓度和血清总胆固醇（CHO）显著低于正常组，并且两者呈显著正相关。Heron等发现，鼠突触膜在CHO高的试管中微黏性增加，膜上的5-HT结合位点增高5倍，表明5-HT从血中摄取增多使进入脑细胞的5-HT增加。Engellberg发现血清胆固醇水平降低可使脑细胞膜脂质微黏度下降，从血中摄取的5-HT减少，导致脑内5-HT水平降低。Terao报道血清胆固醇与脑内5-HT受体密度正相关。

（2）抑郁障碍缺乏动力型的免疫改变：精神活动能调节免疫功能，而免疫系统的紊乱不仅能导致机体疾病，也与心理、精神、行为、性格和衰老有关。抑郁障碍缺乏动力型患者存在广泛的免疫异常，其研究结果为免疫抑制，可能因单胺递质改变并通过免疫细胞上相应的受体影响免疫功能，也可能因 HPA 轴亢进肾上腺皮质激素增多导致免疫功能抑制。

（3）抑郁障碍缺乏动力型细胞信号传导改变：神经递质、激素和细胞因子都是通过信号传导系统产生作用。Wachtel 提出抑郁障碍缺乏动力型的第二信使假说，认为 AC-cAMP 系统功能减弱，PI-Ca++ 系统相对活跃导致抑郁。相关研究发现，抑郁障碍缺乏动力型患者腺苷酸环化酶和磷酸肌醇信号传导通路系统发生了改变。由于蛋白激酶 C（PKC）作为磷酸肌醇信息传递系统的主要成分，PKC 调控 5-HT 再摄取、抗抑郁剂调节的 5-HT2R 脱敏。PKC 信号的改变影响着 5-HT 载运体所调节的 5-HT 运输。去甲肾上腺素载运体激活及表达也由 PKC 调节，PKC 与抗抑郁药关系密切。但目前对（PKC）研究不一致，有研究表明：抑郁障碍缺乏动力型患者血小板细胞质［3H］PDBu 的结合增加，提示 PKC 的增加可能与抑郁障碍缺乏动力型的发病相关。

（4）其他机制：X-3 脂肪酸（X-3FA）是人体的一种必需脂肪酸，包括 A- 亚麻酸、二十碳五烯酸（EPA）、二十二碳六烯酸（DHA）。X-3FA 与抑郁障碍缺乏动力型关系密切。抑郁障碍缺乏动力型患者血浆和（或）红细胞膜的 X-3FA 显著下降，或 X-6FA 与 X-3FA 比例增加。抑郁的严重程度与血浆和红细胞膜高比率的花生四烯酸 /EPA 密切相关。

BDNF 与中枢神经系统神经元的生存以及多巴胺、胆碱能、5-HT 神经元的可塑性密切相关。慢性抑郁患者与海马神经元的丢失和海马体积的减少相关联。慢性应激抑郁障碍缺乏动力型时海马 BDNF 表达下调，而 BDNF 对突触有支持作用。抗抑郁药可通过信号传导，使 cAMP 反应性元件结合蛋白（CREB）磷酸化，继之激活相关基因转录，调节 BDNF 等蛋白表达，增加神经信号诱导突触的连贯性形成和稳定性，达到抗抑郁作用。

（三）抑郁障碍缺乏动力型的中医学研究

按中医学观点，抑郁障碍缺乏动力型主要是肝、心、脾三脏受累及气血失调而成。肝主疏泄，性喜条达，忧思郁虑和恼怒愤懑等精神刺激，均可使肝失条达，气机失畅，以致忧思郁怒，肝气郁结；由于忧愁思虑，精神过于紧张，或长期伏案思索，脾气郁结，或肝气郁结之后横逆犯脾，均可导致脾失健运，影响脾的消化水谷及运化水湿的作用，而致忧愁思虑，脾失健运；由于所愿不遂、情绪抑郁、家庭不睦、遭遇不幸等精神因素，损伤心神，所致情志过极，心失所养。郁证初病多属实证，病变以气滞为主，常兼血瘀、化火、痰结、食滞等。经久不愈，则由实转虚，影响脏腑及损耗气血阴阳，形成心、脾、肝、肾亏虚的不同病变。《类证治裁·郁证》中有言："七情内起之郁，始而伤气，继必及血，终乃成劳。"《灵枢·口问》曰："悲哀愁忧则心动，心动则五脏六腑皆摇。"而临床上亦较多见虚实夹杂以及初起即因耗伤脏腑的气血阴阳而表现为虚证者。

### 三、亚健康

（一）亚健康概念

亚健康是一种临界状态，处于亚健康状态的人虽然没有明确的疾病，但可出现精神活力和适应能力的下降。如果这种状态不能得到及时纠正，就非常容易引起心身疾病。亚健康即非病非健康状态，这是一类次等健康状态，是介乎健康与疾病之间的状态，故又有"次健康""第三状态""中间状态""游移状态""灰色状态"等的称谓。

（二）亚健康的现代医学研究

1. 概述　亚健康状态在经济发达、社会竞争激烈的国家和地区中普遍存在，人数一直呈逐年增加的趋势，成为国际医学界研究的热点之一。亚健康概念的提出并非偶然，正是现代人们注重健康、重视在疾病前防范其发生发展的健康新思维的充分体现。据统计，美国每年有600万人被怀疑处于亚健康状态，年龄多在20~45岁，有14%的成年男性和20%的妇女表现有明显的疲劳，其中1/8发展为CFS。英国的调查表明，大约20%的男性和25%的妇女总感到疲劳，其中约1/4可能为CFS。

2. 发病因素　世界各国对"亚健康"人群的大量研究，至今尚未发现统一的特异的致病因素。有研究者认为，亚健康状态可能是由于快节奏的社会生活、繁多的社会信息刺激，使人的交感神经系统长期处于亢奋状态而导致自主神经系统功能失调引起的。也有人认为，产生亚健康状态的原因既由心理、生理和社会三方面因素失调导致的机体神经系统、内分泌系统和免疫系统整体协调失衡、功能紊乱而致，又有生活条件、环境污染和工作压力等多因素的影响。

3. 发病机制

（1）慢性疲劳：关于亚健康状态中的慢性疲劳综合征的成因有多种说法。有人认为是病毒感染，有人认为与免疫系统失调有关。目前至少有 9 种 DNA 或 RNA 病毒被认为与其有关，但都没能证实是致病因子。但可以肯定的是人的身体总是处于一个动态平衡系统中，过度疲劳造成机体平衡失调，精力、体力透支。因工作和生活的节奏加快，竞争日益激烈，使得人们用脑过度，身心长期处于超负荷状态，由紧张而造成机体身心疲劳，表现为精力不足、注意力不集中、记忆力衰退、睡眠质量不佳。

（2）人的自然衰老：人体成熟以后，从 30 岁左右就开始衰老。中年以后，人的心脏、肺、脊椎等器官的老化，表现为体力不支，精力不足，社会适应能力降低。譬如，即使有的女性更年期综合征症状不明显，也会出现性功能减退、精神烦躁、精力下降等症状。这时人体虽没有明显的疲劳，但已不是完全健康，而是处于亚健康状态。

（3）现代身心疾病：现代身心疾病主要表现为一些长期的、慢性的、不易察觉的疾病，如心脑血管疾病、肥胖、肿瘤等疾病的前期。在相当长的时间内，机体可能处于亚健康状态，人体内脏系统虽然没有明显病变，但是已经出现功能性障碍，如胸闷、气短、头晕、目眩、失眠、健忘、无名头痛，各种化验检查都不能发现阳性结果，没有对症的药，也没有合理的解释。

（4）生物周期中的低潮时期：即使一个健康的人在某一特定的时期也可能处于亚健康状态，如夏末秋初下肢骨脱位发生率较高，胫腓骨和股骨骨折多发生在 2 月份。人的体力、精力和情绪都有一定的生物节律，有高潮，也有低潮，脑力和体力都有较大的反差，在低潮时期，就会表现为亚健康状态。

（5）神经衰弱：神经衰弱是一种神经系统虚弱而无器质性损害的功能

性障碍。个体的素质和人格可能是发病的基础，人际关系、工作生活环境使神经系统过度紧张，长期的心理冲突和精神创伤引起的负面体验等使人处于亚健康状态，主要表现为情绪症状、肌肉紧张疼痛及睡眠障碍。

（三）亚健康的中医学研究

中医学认为亚健康处于生理体质与病理体质的临界状态。生理上，个体体质形成后具有相对的稳定性。兼夹体质尽管包含病理变化的特点，但体质的兼夹现象毕竟不是病理过程，最多是健康与疾病之间的亚健康状态。由此可见，亚健康状态与体质之间的关系甚密。

中医理论认为健康人应是阴平阳秘平衡协调的有机体，中医理论中的理念为亚健康状态的调治指明了方向。通过研究亚健康病证结合临床特征，可以从中探知亚健康中医证候的辨证规律，为中医辨证论治提供重要的客观依据。亚健康状态的主要临床表现有腰背酸痛、疲倦乏力、腿膝酸软、咽干、失眠多梦、脱发、盗汗、大便干结、耳鸣、眼涩、手脚心热等；另外，还有心慌、记忆力差、头晕、听力减退、眼花、眼胀、反应迟钝、小便短赤、性欲减退、手足麻木、怕热、少气懒言等出现频率较低的症状。

## 四、神经衰弱

"神经衰弱"一词由美国精神科医生提出，伴随着生产力的发展而出现，神经衰弱属于心理疾病的一种。有研究人员将"神经衰弱"定义为：是一种以精神既易兴奋又易疲劳为特点的神经功能性障碍，并表现为情绪易激惹、易烦恼、易紧张，还伴有紧张性头痛、记忆力减退和睡眠障碍等生理功能紊乱症状，属中医"不寐""郁证""脏躁""百合病"等范畴。

在美国和西欧，神经衰弱的诊断由盛而衰，现已基本消失。然而在东亚，对于本病的诊断仍然常见。除社会文化因素对神经衰弱的患病率起到重要作用外，更主要的是随时代变迁医生对神经衰弱这一疾病的认识发生的变化。起初，精神衰弱包括的范围过宽，随着各种特殊综合病症的分出，这一疾病范围迅速缩小。又由于神经衰弱的症状缺乏特异性，可见于很多其他神经症，如焦虑症、抑郁障碍、神经症、疑病症、躯体化障碍等，使本病的诊断更加困难。我国精神病学家基于长期的临床实践，制定了较明确的神经症诊断标准，使神经衰弱的临床诊断规范化，调查结果显示，本病仍然是最常见的神经症。

## 五、过劳死

"过劳死"是由于长期慢性疲劳而诱发的猝死。"过劳死"是指在非生理的劳动过程中，劳动者的正常工作规律和生活规律遭到破坏，体内疲劳蓄积并向过劳状态转移，使血压升高、动脉硬化加剧，进而出现致命的症状。

《素问·上古天真论》对"半百而衰（衰亡或早衰）"病因的论述："今时之人不然也，以酒为浆，以妄为常，醉以入房，以欲竭其精，以耗散其真，不知持满，不时御神，务快其心，逆于生乐，起居无节，故半百而衰也。"该论述虽然已有两千多年，然而其所指出的许多情况仍然存在于现代人的生活之中。当今社会巨大变革与激烈竞争及各种矛盾、利益冲突，使人们面临超常的压力，身体长期处于紧张状态；个人要求过高，心理压力过大；无节制地享受物质生活，饮食生活不规律，熬夜、吸烟、酗酒、缺少运动、户外活动少等不良生活方式，使营养代谢紊乱加剧；自然环境遭到严重破坏，人的生活环境受到污染，生存条件恶化。这一切使现代人面临着亚健康的威胁。上述这些活动严重耗伤人体生命的精、气、神，伴随三者的衰竭，极易发生猝死，即我们所说的"过劳死"。著名心脑血管内科专家认为，工作紧张、过度劳累和不良生活方式是导致"过劳死"的最大原因。据日本学者统计，近几年"过劳死"的发生率越来越高，因此，应重视认识和预防"过劳死"，从精、气、神三方面着眼，尽量避免其发生。

# 参考文献

［1］滕晶.中医"郁闷不舒状态"概述及其脉象文献论疏［J］.中华中医药学刊，2012
（8）：1787–1789.

［2］齐向华．脉象在中医心理学中的客观诊断作用［J］.中华中医药学刊，2008（11）：2326-2327.

［3］张铭明．失眠症精神萎靡状态概念的确立及病机探究［D］.济南：山东中医药大学，2012.

［4］丁晓．失眠症精神萎靡状态评定量表的研制［D］.济南：山东中医药大学，2012.

［5］刘文瑜．失眠症精神萎靡状态用药规律研究［D］.济南：山东中医药大学，2012.

［6］陈力．医学心理学［M］.北京：北京大学出版社，2003：136-137.

［7］夏征农．辞海［M］.上海：上海辞书出版社，1999.

［8］谷衍奎．汉字源流字典［M］.北京：华夏出版社，2003.

［9］李俊良．慢性疲劳综合征的研究概况［J］.中外医疗，2013，22：197-198.

［10］王天芳，张翠珍．慢性疲劳综合征的中西医病理机制及其研究思路［J］.北京中医药大学学报，1999，22（5）：19-23.

［11］HOLMES GP，KAPLAN JE，GANTZ NM，et al. Chronic fatigue syndrome：a working case definition［J］. Ann Intern Med，1988，108（3）：387-389.

［12］赵瑞芹，宋振峰．亚健康问题的研究进展［J］.国外医学：社会医学分册，2002，19（1）：10-13.

［13］刘立．生活方式与健康大趋势［J］.健康天地，2000，10：61.

［14］徐宝，何映．亚健康状态及其研究现状［J］.中国性科学，2007，16（2）：16-18.

［15］雷军，张晓辉．亚健康发生机制及防治策略的研究进展［J］.2007，3（1）：53-55.

［16］袁勇贵，张心保，吴爱勤，等．抑郁症缺乏动力型患者单胺类神经递质与血脂的相关性［J］.临床精神医学杂志，2003，13（2）：67-68.

［17］屈娅，冯正直．下丘脑—垂体—肾上腺轴在抑郁症缺乏动力型发病中的作用［J］.局解手术学杂志，2004，13（1）：58-60.

［18］祖蓓蓓．抑郁症缺乏动力型与免疫抑制［J］.国外医学精神病学分册，2004，31（2）：97.

［19］许晶，马丽珍，王俊平．抑郁症缺乏动力型患者血小板蛋白激酶C水平的变化［J］.临床精神医学杂志，2003，13（5）：258-259.

［20］谢国军，陈家强，王少娟．X-3脂肪酸与抑郁症缺乏动力型［J］.国外医学精神病学分册，2004，31（2）：94-96.

［21］施毅．中医对抑郁证的认识与治疗［J］.实用中西医结合临床，2005，5（4）：82-83.

［22］祈曙光.单相抑郁症缺乏动力型的遗传方式探讨［J］.中国神经精神疾病杂志，
　　　2001，28（4）：263.

［23］周天寒，陈琮.论中医学中"过劳死"［J］.河南中医学院学报，2008，6（23）：
　　　13-14.

［24］孙广仁.中医基础理论难点解析［M］.北京：中国中医药出版社，2001：186.

［25］张春兴.现代心理学［M］.上海：上海人民出版社，2005：476-481.

［26］黄帝内经素问［M］.田代华，整理.北京：人民军医出版社，2011：5.

［27］灵枢经［M］.田代华，刘更生，整理.北京：人民军医出版社，2010：12.

［28］齐向华.思虑过度状态辨治析要：现代中医心理视角下的思志致病理论及实践
　　　［M］.北京：人民军医出版社，2011：7.

［29］齐向华，滕晶.惊悸不安状态辨治析要：现代中医心理视角下的惊悸不安状态理
　　　论与实践［M］.北京：人民军医出版社，2013：4.

［30］齐向华.失眠症中医诊疗［M］.北京：人民军医出版社，2007：11.

［31］张铭明.失眠症精神萎靡状态概念的确立及病机探究［D］.济南：山东中医药大
　　　学，2012.

［32］滕晶.中医"郁闷不舒状态"概述及其脉象文献论疏［J］.中华中医药学刊，
　　　2012（8）：1787-1789.

［33］丁晓.失眠症精神萎靡状态评定量表的研制［D］.济南：山东中医药大学，2012.

［34］刘文瑜.失眠症精神萎靡状态用药规.律研究［D］.济南：山东中医药大学，
　　　2012.

［35］烟建华.《黄帝内经》"神"概念研究［J］.河南中医，2006，26（1）：4-7.

［36］王鸿谟.中医神魂魄理论及其科学性［J］.北京中医，2004，23（6）：363-365.

［37］王德煌.试论中医魂魄学说的临床意义［J］.福建中医药，2003，34（4）：41-
　　　42.

［38］滕晶.中医五神之魂魄要素探讨［J］.中国中医急症，2011，20（12）：1924-
　　　1927.

［39］滕晶."精神萎靡状态"古代验案从脉解析举隅［J］.中国中医急症，2013，22（1）：
　　　78-79.

［40］滕晶.从脉辨治郁闷不舒状态验案举隅［J］.光明中医，2012，27（3）：551-
　　　552.

［41］滕晶.从中医脉诊辨治精神萎靡状态病例3则［J］.中国中医药信息杂志，
　　　2012，19（7）：83.

［42］刘文瑜.精神萎靡用药规律［D］.济南：山东中医药大学，2012.

［43］刘家义.论脏腑之气皆有升降出入［J］.山东中医学院学报，1992，16（3）：6-8.

[44] 朱向东，安耀荣. 气机升降理论探析 [J]. 中医研究，2006，19（9）：1-3.

[45] 邓华亮，王玉娟. 试论气机升降 [J]. 辽宁中医药大学学报，2008，10（7）：36.

[46] 谭方，李晓君，周蕾. 脏腑气机升降出入理论探微 [J]. 北京中医药大学学报，2009，16（1）：29-31.

[47] 滕晶. 试析中医五神之"志意"要素 [J]. 杏林中医药，2012，32（1）：4-5.

[48] 王叔和. 脉经 [M]. 贾君，郭君双，整理. 北京：人民军医出版社，2011：3.

[49] 谭展望. 脾虚证的病机演化规律 [J]. 黑龙江中医药，2006，1：3.

[50] 齐向华. 论广义之"神"的本质 [J]. 山东中医药大学学报，2004，28（2）：98-98.

[51] 王妍. 基于思则气结理论的抑郁症研 [J]. 福州：福建中医药大学，2009.

[52] 张小刚. 中医宗气理论研究 [J]. 沈阳：辽宁中医药大学，2012.

[53] 孙广仁. 中医基础理论 [M]. 北京：中国中医药出版社，2008：5.

[54] 朱文峰. 中医诊断学 [M]. 北京：中国中医药出版社，2007：8.

# 第二章 精神萎靡状态的临床辨识

## 第一节 精神萎靡状态的症状和体征

精神萎靡状态的患者长期处于心理紊乱状态中，气血暗耗，形神失养，平时会出现心理、躯体上的压抑状态。压抑状态在心理学上专指个人受挫后，不是将变化的思想、情感释放出来，转出去，而是将其压抑在心头，不愿承认烦恼的存在。压抑能起到暂时减轻焦虑的作用，但不能完全消除，而是变成一种潜意识，使人的心态和行为变得消极和古怪起来，从而使社会支持降低。这里主要从心理情绪、躯体支持与社会支持三个方面来描述精神萎靡状态的临床表现。

### 一、心理情绪

精神萎靡状态作为本系列书中的五种中医心理紊乱状态之一，"心理紊乱"道出了它们的本质，患者特征性的表现就在心理情绪方面。精神萎靡状态其心理情绪的症状主要表现在以下几个方面。

（一）精神不振

精神萎靡状态，顾名思义，精神疲乏是精神萎靡状态的首要表现。精神萎靡状态患者长期处于精神疲乏状态，休息也不能缓解，白天精神差，做事提不起精神。《素问·六节藏象论》云："肝者，罢极之本。"肝主疏泄，调畅全身气机，气机的调达舒畅是机体正常运行的根本。气机运行不畅，轻则引起心情抑郁、肢体倦怠，进而影响其生活、社会各方面的适应能力，形成精神萎靡状态。精神紧张或过度劳累可致疏泄失常，气血阻滞，气机不畅，形气精血消耗，出现精神疲乏、困顿、抑郁和疲劳等。

（二）寡言少语

寡言少语也是精神萎靡状态常见的症状，患者长期处于疲劳状态，精神疲惫，沉默寡言，言则气耗，气耗则神伤，神伤则越发疲乏，如此恶性循环，最终导致患者寡言少语。《灵枢·本神》曰："脾愁忧不解则伤意，意伤则悗乱，四肢不举。"长期的忧愁思虑不解，脾胃受伤，母病及子，致使肺气受损，主气的功能失常，则见少气懒言，声低自汗。

（三）恍惚

恍惚是由于七情内伤、外邪内干、发汗过多而损伤心气，以致精神不定造成的。精神萎靡状态患者大多用脑过度或长时间加班熬夜。《医学指要·诸血指要》指出"劳碌思虑伤脾"，脾主运化，脾伤则运化失司，化源不足，导致营阴暗耗，阴血受损；或心理压力过大，情志内伤，"忧愁思虑则伤心"，心气不足；或情志抑郁不畅，损伤肝血，肝失条达，疏泄失常，导致阴血不足，心失所养，心神不安，心不藏神，出现神思不定、慌乱无主，精神不能集中，无法思考，终日若有所思，打不起精神。

（四）思维迟滞

思维迟滞是指思维迟缓，计算力、反应力不同程度下降。心主神明，精神萎靡状态之人长期处于思虑过度、惊悸不安、郁闷不舒或烦躁焦虑等状态，损伤心脾，不仅耗伤心血，亦影响脾胃生化之源，渐致气血两亏不能上奉于心脑，心神失养，脑髓空虚，出现思维迟缓，计算力、反应力下降。

（五）意志减退

意志减退，亦称意志活动减退，指患者的意志活动减少。处于精神萎靡状态的患者，意志活动呈显著持久的抑制。临床可以出现做事犹豫不决，瞻前顾后，缺乏信心，想做事情但坚持不下去，表现为行为迟缓，生活被动、疏懒，不想做事，不愿和周围人接触交往，常独坐一旁，或整日卧床，不想去上班，不愿外出，不愿参加平常喜欢的活动和业余爱好，常闭门独居、疏远亲友、回避社交。

## 二、躯体支持

精神萎靡状态除了上述心理情绪方面的表现外，还会出现一些躯体方面的症状与体征，嗜卧少力、肢体倦怠是比较典型的精神萎靡状态的症状，反映出人体处于负性心理情绪中与之相应的负性躯体症状。与此同时，精神萎靡状态的患者也会出现卧寐异常的表现，其具体原因见下详述，这些症状都是判断一个人是否处于精神萎靡状态的重要佐证。

（一）嗜卧少力

精神萎靡状态之人平素精神疲乏，昏昏沉沉，休息之后依然不能缓解，总是处于疲劳状态，这类人白日精神较差，时时欲睡，相应的躯体也会出现乏力之感。脾主四肢、主肌肉、主中气，劳损过度损伤脾气，脾气虚弱则四肢肌肉酸软无力；中气不足则倦怠嗜卧、少气懒言。肾精不足，肾气匮乏，无力推动机体的功能活动，则腰膝酸软乏力，倦卧嗜睡，正如《灵枢·海论》所说："髓海不足……胫酸眩冒，目无所见，懈怠安卧。"

（二）肢体倦怠

肢体倦怠、全身乏力是精神萎靡状态中的常见症状。精神萎靡状态之人大多心理压力较大，不思饮食，脾胃受伤，脾病则运化水谷精微充养气血的功能不足，则肌肉松弛，四肢乏力。《素问·太阴阳明论》曰："今脾病不能为胃行其津液，四肢不得禀水谷气，气日以衰，脉道不利，筋骨肌肉皆无气以生，故不用焉。"另一方面，精神萎靡状态之人大多寡言少语，不爱交际，与社会互动较少，内向的性格也会从潜意识里主动地抑制肢体的运动，久而久之，造成肢体萎废不用。

（三）卧寐异常

精神萎靡状态之人，虽然白日倦怠，嗜睡少力，但夜间往往出现睡眠障碍。《不居集·心经虚分阴阳》说："心经使心费神，曲运神机，心血必耗，心气必亏……如脉微弱不数，涩弱少神，因阳气衰而神自衰。"心有所系，或因工作、家庭事务繁忙，劳心过度，心气心血受伤，心神功能失常，则出现神白昼无力外接于物而嗜睡；夜间不能应天时之阴阳交接之变而不寐；忧愁不解，思虑过度，伤及脾气，"思则气结"，运化失常，化生人体精微物质的功能不足，脾气不能主持四肢，则白昼少神嗜睡而夜晚不寐；七情失和导致肝气郁结不舒，肝者为罢极之本，性喜条达而恶抑郁，肝失疏泄，气机不畅，劳役过度损伤肝脏，耗气伤血，肝藏气血不足，无力主持四肢肌肉的筋脉，则白日疲乏嗜睡，影响魂魄的出入，夜晚出现睡眠不安或失眠之证；年少早婚，或房事不知节制，劳倦过度，伤及肾元，真精不足，阴阳俱亏，则阴精无力支持阳的活动，阳气无力归纳入阴，则会有白日嗜睡、夜间不寐的表现。

### 三、社会支持

社会支持是一个人通过社会联系所获得的能减轻心理应激、缓解紧张状态、提高社会适应能力的影响。其中社会联系指来自家庭成员、亲友、同事、团体、组织和社区的精神上和物质上的支持和帮助。社会支持不是单向的关怀或帮助，它在多数情形下是一种社会交换，是人与人之间的一种社会互动关系，它来自社会关系的帮助、人们联系的方式以及支持网络成员间的资源交换。学术界对社会关系与健康的关系已有了很长时间的研究。21 世纪以来，社会流行学研究表明社会隔离或社会结合的紧密程度低的个体身心健康的水平较低，且死亡率较高。多数学者认为，良好的社会支持有利于健康，而劣性社会关系的存在则损害身心健康。社会支持一方面对应激状态下的个体提供保护，即对应激起缓冲作用，另一方面对维持一般的良好情绪体验具有重要意义。

处于精神萎靡状态的患者，终日处于疲劳状态，有些还会出现焦虑、抑郁、烦躁等症状，情绪不稳定。在这种情况下，精神萎靡状态的患者与他人正常的交流活动会变得比较困难，久而久之，社交活动越来越少，逐渐变得不愿与人打交道，容易与家人、朋友起冲突，甚至经常有失败感和无能为力感，逃避现实，这些均导致患者的人际交往和社会支持出现问题。

## 第二节　四诊合参在诊察心理性疾病中的优势

　　"望""闻""问""切"是中医学调查了解疾病的基本方法。清代医家喻昌在《寓意草·先议病后用药》中曾说："故治病必先识病。"要识病必须辨证，要辨证必先获得有关病情的详细而准确的资料，要获得这些资料就必须通过"四诊"。中医四诊的基本内容：望诊是对患者的神色、形态、五官、舌象以及排出物等进行有目的地观察，以了解病情，测知脏腑病变；闻诊是通过听患者语言、呼吸等的声息以及嗅患者体内排出物的气味来辨别内在的病情；问诊是通过对患者及知情者的询问，以了解患者平时的健康状态、发病原因、病情经过和患者的自觉症状等；切诊是诊察患者的脉象和身体其他部位，以测知体内变化。在四诊之中，以望神、望面色、望舌、问诊、切脉为要，望、闻、切三诊收集的资料是疾病的直接征象表现；问诊则是获取患者对自觉症状的主观描述。四诊各有其特定的诊察内容，不能互相取代，四诊必须合参，只有这样才能全面系统地获得临床信息，为辨证论治提供可靠依据。

　　人类生活在复杂的社会环境中，不良的社会因素可产生不良的心理变化，导致人体各系统器官的功能改变，而发生疾病或影响疾病转归。中医学十分重视情志变化即心理因素对疾病发生发展、转归的影响，认为不同的情志变化可伤及不同的脏腑，如"喜伤心""怒伤肝""思伤脾"等；同时中医学也认为不同的情志变化，可影响人体的功能活动，如"怒则气上，喜则气缓，悲则气消"等。临床上，中医可通过望、闻、问、切四诊了解患者的情志变化，体察其不同的心理活动，从而进行调控疏泄等心理治疗，往往事半功倍。

## 一、望诊

望诊即通过观察患者的神色形态来了解疾病的性质。神色、形态是人体内部脏器活动的外在表现，即所谓"有诸内者，必形诸外"。其中神是人体生命活动总的外在表现，又指精神意识活动，故一个人的喜怒哀乐等心理活动都能从面部表情，其至举手投足间反映出来。《灵枢·本脏》说"视其外应，以知其内脏，则知所病矣"，提示望诊可为辨证论治提供重要的依据。同时，在《黄帝内经》其他篇章里，尚有分别对神色望诊、面色望诊、形体望诊、姿态望诊及望局部的描述。

（一）望神

望神中以观望双目的神志为主。因《灵枢·大惑论》云："目者，五脏六腑之精也，营卫魂魄之所常营也，神气之所生也……目者，心之使也，心者，神之舍也。"所以，在望诊中观察双目的神志显得十分重要。清代杨凤庭《弄丸心法·卷三·杂论》云："目光凝聚，其神清明；目光闪烁，神将外散；目光无彩，神已离舍，神去必死，不可救药。"临床上眼神的变化主要表现在目色的清浊、目光的明暗、瞳仁大小的调节和眼球运动的灵活与呆滞等方面，通过观察这些方面可以了解患者的心理活动。诸如忧愁悲哀时，则目光黯然失神；愤怒时，二目如炬，凶威逼人；大惊卒恐时，则双目直视发呆；久思过虑时，则双目凝视，这些都是失神的表现。此外，还要结合身体其他方面的外显征象来判定有神与失神，如意识是否清醒，动作是否协调，反应是否灵敏等。精神萎靡状态的患者，一般会出现双目浑浊、目光黯淡、直视发呆等少神的表现。

（二）望色

《素问·脉要精微论》云："察五色，观五脏有余不足，六腑强弱，形之盛衰，以此参伍，决死生之分。"通过五色的观察，可知五脏六腑的有余和不足，而心理活动、情志变化又影响着脏腑的功能，所以望色可作为心理诊断的依据之一。处于精神萎靡状态的患者神劳过度，气血耗伤，会出现面色萎黄，唇色淡白，指（趾）甲失去正常的平滑与光泽等症状。

（三）望形态

《灵枢·本神》指出："察观病人之态，以知精神魂魄之存亡得失之意。"望形态为通过观察患者形体和姿态进行诊断的方法。望形体主要是观察形体的强弱胖瘦和躯干肢体外形，一般可反映人体阴阳、气血禀赋；望姿态即观察患者的动静姿态、行为动作形体特点。根据《黄帝内经》"阳主动，阴主静"的原则，对举止形态以阴阳动静立纲，喜动者多偏阳，个性特征多见易于兴奋，多喜多怒，偏于外向等；而喜静者多偏阴，其个性特点有善于抑制，多思多疑，偏于内向等。对于诊断疾病，喜动者多属阳证，喜静者多属阴证，从而根据患者的某些特殊姿态，分析其心理活动，进行**心理诊断**。精神萎靡状态的患者，一般会出现"喜静"的阴性特征，如喜卧、喜坐不喜站等疲乏之象。

## 二、闻诊

闻诊主要是运用听觉和嗅觉，通过听患者发出的声音和嗅各种排泄物的气味来推断疾病的诊法。由于人体内发出的各种声音和气味均是在脏腑生理和病理活动中产生的，如五声（呼、笑、歌、哭、呻）和五音（角、徵、宫、商、羽）及五臭（臊臭、焦臭、香臭、腥臭、腐臭）都与五脏相应，是五脏功能变化的反映。因此，声音和气味的变化能反映脏腑的生理和病理变化，在临床上可推断正气盛衰和判断疾病性质。情志的变化可以表现出不同的声音与气味。处于精神萎靡状态的患者，声音多表现为低弱、语调低沉。

## 三、问诊

问诊是通过询问患者病因病情的发生、发展过程，以了解疾病的性质、演变规律和预后的诊病方法，张景岳认为问诊"乃诊治之要领，临证之首务"。综观四诊所获征象，大半由问诊得来，因此问诊在疾病的诊察中具有重要意义。问诊在情志病的早期尤为重要，此时患者只有自觉症状，而无客观体征，它能提示病变的重点，有利于疾病的早期诊断。此外，除了传统意义上的问诊，通过让患者填写精神萎靡状态量表进行系统的问诊，能使诊断更加准确。

## 四、切诊

切诊包括脉诊和按诊，是通过局部的按诊（如腹诊）或脉诊，了解机体脏腑、经络、气血、精神、情志等变化的一种方法。

脉诊即诊察脉象，判断疾病的过程。脉诊的开创者是扁鹊，司马迁在《史记》中写道"至今天下言脉者，由扁鹊也"。

中医学"望、闻、问、切"四诊之中，脉诊是切诊的一部分，也是直接接触患者身体的诊法，正所谓"脉中义理极微玄，一诊传心即了然"。在望、闻、问、切四诊之中，望、闻二诊所能获取的信息量太少，可以作为参考印证，但不足以做出诊断；问诊则是患者的主观感受，太过庞杂且片面，有时会扰乱医者的思路，甚至患者会给出与病机完全相反的征象，使治疗适得其反；只有切诊最客观，最可靠，最能反映人体本质的病因病机。因此脉诊是最具有中医特色的诊察手段。

脉诊通过手指的触觉，在患者的一定部位触摸按压了解病情。通过切脉也能了解患者的心理状况。特别是一些性格内向且受打击比较大、心理创伤重、家庭矛盾深者，往往不善于表达其病痛和苦恼。若长期忍受巨大的心理压力就会加重病情，影响治疗。此时，中医的切诊就表现出独特的优势。如情志抑郁，肝气不柔，经脉则变得劲急有力，表现在指下为"端直以长，如按琴弦"之弦脉。若阳气不振，推动乏力，则会出现缓涩脉象，《素问·平人气象论》云："尺脉缓涩者，谓之解㑊安卧。"《医家心法》云："如气虚者，必怠惰嗜卧，脉必豁大而缓。"（图1）

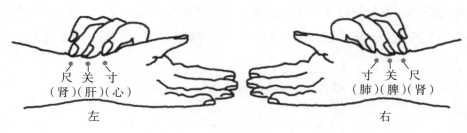

图1　脉诊

精神萎靡状态即少神，抛开各种具体脉象不谈，精神萎靡状态最根本的脉象便是脉来无神。古籍中多次提到了脉来有神的重要性。《医灯续焰·卷一·四时胃气第七》云："四时百病，胃气为本，脉贵有神，不可不审。"《四诊抉微·卷之一·望诊》中说："得神者昌，失神者亡。善乎神之为义。此死生之本，不可不察也。以脉言之，则脉贵有神。"东垣云："脉贵有神。神者，人身之元气也。元气有根，虽病不死。"少神在传统脉象中最典型的是迟缓脉：其脉来缓怠无力，一息四至或不足四至，脉如其人，整体给人一种神气不足、倦怠无力之感。在传统脉象中，精神萎靡状态可出现以下几种脉象。

1. 迟脉　《濒湖脉学·迟》云："迟脉，一息三至，去来极慢。""迟为阳不胜阴，故脉来不及。"阳主动，阴主静，精神萎靡状态之人平素寡言少动，阳气不足，推动无力，则会出现迟脉（图2）。

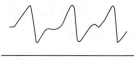

图 2　迟脉示意图

2. 缓脉　《濒湖脉学·缓》云："缓脉，去来小快于迟，一息四至。"《脉诀汇辨·卷四·缓脉》云："缓脉不主疾病，惟考其兼见之脉，乃可断其为病。"单纯缓脉之象可见于常人，唯有与其他脉象同时出现才可诊断为病脉，精神萎靡状态较轻微者也可出现此脉。其阳虚或阳郁不甚，推动气血稍显疲态，脉象显缓，尚不足以出现迟象（图3）。

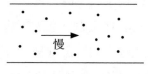

图 3　缓脉示意图

3. 沉脉　《诊家正眼·沉脉》云："沉行筋骨，如水投石，按之有余，举之不足。"精神萎靡状态的患者长期处于神气不足、阳郁于里的状态，无力鼓动，则脉位趋下，脉显沉象。正如《医灯续焰·卷二·沉脉主病第十七》所说："沉脉主里，主寒主积。有力痰食，无力气郁。"（图4）

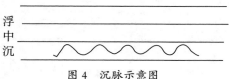

图 4　沉脉示意图

4.虚脉  《脉经·卷一·脉形状指下秘诀第一》云："虚脉，迟大而软，按之无力，隐指豁豁然空。"虚脉是精神萎靡状态中较为常见的

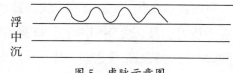

浮中沉

图 5  虚脉示意图

脉象，神气不足，脉行无力，则见虚象。《素问·通评虚实论》云："邪气盛则实，精气夺则虚。"（图 5）

在精神萎靡状态中，由于具体病因病机的差异，上述脉象或可同时出现，或者几种兼见，或者只见一种，但其基本病机都是长期心理损耗导致的神气不足引起的。

## 第三节  精神萎靡状态特色诊断方法

### 一、舌诊

舌诊，又称望舌，主要通过观察舌质、舌苔以及舌的形态变化，来了解机体生理功能及病理变化。舌质，又称舌体，是舌的肌肉组织；舌苔，是舌体上附着的一层苔状物。舌诊属于中医传统四诊中的望诊，具有极为重要的诊断价值，是中医特色诊法之一。舌是位于外的内脏器官，通过它可直接观察体内的变化情况，所以可以称舌为内脏状况的一面镜子（图 6）。

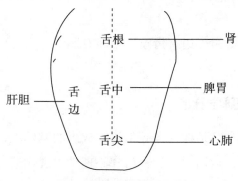

图 6  舌诊脏腑部位分属图

人体内部的变化、脏腑虚实、气血盛衰、津液盈亏均可反映于舌象的变化，观舌质可验其证之阴阳虚实，审苔垢知邪之寒热深浅。在脏腑中，以心和脾胃与舌的关系最为密切，因为舌为心之苗窍，为脾之外候，苔由胃气所生。人体的五脏六腑通过经络循行，直接或间接地与舌有联系，如手少阴之别系舌本，足少阴之脉挟舌本，足厥阴之脉络舌本，所以舌质和舌苔的变化可以反映出脏腑的病变。舌诊主要诊察舌质和舌苔的形态、色泽、润燥等，其中舌质的变化主要反映脏腑的虚实和气血的盛衰；而舌苔的变化主要用来判断感受外邪的深浅、轻重以及胃气的盛衰。而其他脏腑也可通过心和脾间接影响舌象的变化。舌的病理变化和表现则是精神萎靡的重要体征之一。察舌为临床提取精神萎靡状态体征的重要技能。

精神萎靡状态即"少神"，又称为神气不足，是指患者的整体精神状态疲惫，表情淡漠，少言寡笑，对外界事物漠不关心，反应迟钝，目视茫茫，是轻度失神的表现，与失神状态只是程度的区别，介于得神与失神之间。而神藏于心，心开窍于舌，因此，舌象在诊断精神萎靡状态中具有十分重要的意义。精神萎靡状态是人体长期精神紧张或过度劳累时，精血消耗，迁延日久而形成的一种慢性功能低下的状态。患者的舌象一般表现出各种虚损征象，如舌色晦暗，干枯无光，舌体运动不灵。在古代文献中，精神萎靡状态也会出现舌干之象，《医学指要·诊病方脉总论》云："口燥舌干，言语謇涩，神思昏聩，此肾气虚惫之症也。"精神萎靡状态常见舌象如下。

1. 舌淡红晦暗有瘀斑，苔薄白而干，为脾不统血，气滞血瘀（见书末彩页图7）。

2. 舌淡红，苔薄白，边有齿痕，中间有凹陷，为心血不足，脾胃虚弱（见书末彩页图8）。

## 二、系统辨证脉学脉诊

"系统辨证脉学"是在古今脉学研究成果的基础上，遵循系统论的基本原理和基本规律，运用中医学、认知心理学、现代信息学和物理学的基本原理，形成的具有独到见解、容纳多学科、涵盖多层面的全新脉学体系。它揭示了脉象系统所包含的基本脉象要素的物理特性、认知方法及其要素、层次之间的关系，旨在为辨证施治提供不同层次的客观依据。

脉是一个网络系统，"无器不有"，遍布全身各组织、形体和官窍。脉是气血运行的主要通道，维持机体内环境的"阴平阳秘"。从理论上讲，心脏搏动所泵出的血液要流经机体所有的器官，整体的循环血流是一个完整的统一体，因此，机体任何部位的结构和功能的变化都可能对整体血流状态产生影响。正常状态下机体器官所合成、分泌及其代谢的诸多产物进入血液中，病理状态下所产生的各种病理物质也必定进入血液中，以上物质都会对血液的浓度、质地和运动状态产生影响。因此，通过脉搏波所体现出来的血流状态如黏度等，就可以推测机体脏腑器官的功能活动状态。《灵枢·本神》曰："心藏脉，脉舍神。"神经生理学研究表明，大脑皮质下（脑髓质）存在循环运动中枢，以调节支配心脏和血管的功能活动，根据机体所处的环境及时调节心脏及血管的运动和功能状态。人类在自然和社会生存过程中，必然会受到各种各样的刺激。大脑皮质将这些刺激加工、转化及处理，产生相应的心理情绪体验和行为动作活动。与此同时，皮层下的循环运动中枢会发出不同的神经电生理信息，支配调节心脏和血管的运动状态，以适应周围环境的变化。因此，脉搏的运动状态能够反映人类的各种心理活动。综上所述，脉搏波具有反映躯体和心理两个方面功能活动的作用。

《诊宗三昧·序》说："天地有灾，莫不载闻道路；人身有疾，莫不见诸脉络，故治疾犹要于测脉也。"在诊治躯体疾病时，切脉是必不可少的。而诊治心理疾病时，患者往往并没有表现出明显的躯体症状，因涉及隐私问题也不愿主动向医者诉说自己内心深处的想法，有些人甚至并不知晓自己患心理疾病；或者促使患者就医的首要原因只是导致患者不适或者痛苦的某一症状，患者最关心的往往是这一症状给身心带来的痛苦，而忽略了症状背后的根本原因。心理是人脑的功能，是人脑对客观物质世界的主观反映。现代心理学认为人的心理不可感知，而脉诊通过对脉象搏动信息的采集，可以直接感知人的心理活动。因此，脉诊在诊治心理性疾病中具有决定性的作用。

"系统辨证脉学"理论体系通过提取25对脉象要素，使脉象成为一个客观的、简单直接的判断人心理活动的重要信息来源和衡量心理紊乱的客观指标，从而为指导中医学辨证论治提供依据。运用系统辨证脉学对精神萎靡状态患者进行诊察，可见精神萎靡状态脉象具有以下特征。

1. 来缓去缓　脉搏的上升支和下降支的陡度变小，整体脉搏波波峰不至，峰顶低平圆钝。劳神过度、心脾两伤者则"来"象势能不足；而心情受到压抑又不做抗争，时间既久则脉象显示出"去"象势能不及的特征（图9）。

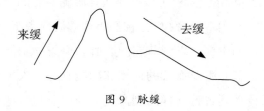

图 9　脉缓

2. 怠　极度心理疲劳导致脉搏起始段无力，尤其是上升支有迟缓、怠慢的感觉，主要在右手脉的起始部位（图10）。

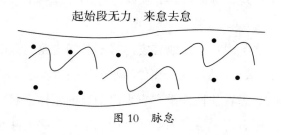

图 10　脉怠

3. 深　神气不足，阳气亏虚，鼓动乏力，脉搏沉降有余而升起不足（图11）。

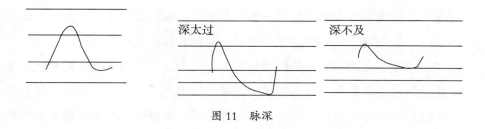

图 11　脉深

4.短　精神萎靡状态的患者脉常见短象，神劳过度，气血耗伤，无力推动血行则出现脉短。而脉短之人，易于情志郁结，或思维愚钝等，容易为琐事所累，久而久之也可能出现精神萎靡状态（图 12）。

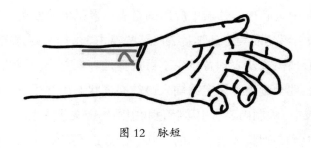

图 12　脉短

## 第四节　精神萎靡状态量化评定体系的构建

### 一、精神萎靡状态评定量表的研制

（一）精神萎靡状态评定量表的意义

1.量表在中医学领域中的应用　量表最初应用于心理学领域，是最为直接的心理测量工具，是可以使观察对象的量化值和量渐进的系列，是心理卫生评估中收集资料的重要手段之一。

随着中医现代化研究的进程，量表越来越多地应用于中医领域中，尤其是中医证候学及中医心理学领域。在中医疾病的诊疗中，对证候认识的准确性直接影响了疾病的治疗和预后；证候的标准化建设也在一定程度上促进了中医辨证论治体系的传承和发展。因此，具有客观化、数量化、系统化的评定量表迎合了这一需求，并被广泛地接受和应用。目前，研究和应用较多的中医学量表主要有疲劳自评量表、亚健康状态中医基本证候特征调查问卷、血管性痴呆的中医辨证量表、初步编制的中医体质量表、研究艾滋病的中医症状量化表等。在中医情志疾病的理论及临床研究中，研究和应用较为广泛的量表有中医肝脏象情绪自评等级量表、中医阴阳人格分类测量量表、初步研究中的中医气质量表、初步研究的更年期妇女中医情志量表等。

但是，在中医心理学领域中应用的量表，多是借鉴欧美心理学量表的研究方法，或者沿用欧美心理学量表的某些模式。由于东西方文化的差异，东西方人的心理模式及心理背景也不可避免地存在差异。因此，能否利用欧美国家的心理学量表来评定我国人民的心理状态尚存争议。所以，在中医心理学领域中，编制出具有中医特色和中国本土文化特色的心理学量表，来直接指导中医心理状态或疾病的诊断、治疗以及预后转归，是中医心理学在传承、发展以及标准化建设过程中的一个重要任务。

笔者选取精神萎靡状态为研究点，借鉴心理测量学的理论和方法，以研制精神萎靡状态的中医评定量表为目的，以期为精神萎靡状态的评定提供客观有效的测量工具，指导精神萎靡状态的临床治疗及疗效评估。

2. 量表在精神萎靡状态研究中的重要性　随着社会竞争压力、人际关系压力的增大以及社会心理的变化，精神萎靡状态的发病率呈上升趋势。但是由于临床医生对疾病的认识不足；或者患者自己对疾病发病原因的认识不足，就诊时表达不准确；或者疾病的发生涉及个人隐私，患者就诊时刻意隐瞒，均使得疾病得不到正确的诊断、治疗及预后指导，从而延误病情。因此，及时地、正确地辨识精神萎靡状态，掌握其诊治规律和分型特点，对治疗精神萎靡和发展、完善中医学的情志学说有着重要的理论和实践意义。

精神萎靡状态患者对疾病认识的偏差和表情达意的清晰度与准确度的差异，使得仅仅凭借患者的主诉进行客观化评判有失准确。而量表具有量化、规范化、标准化的特点，可以提高研究结果的准确性，使实验结果具有可重复性。因此，利用量表进行精神萎靡状态的客观化研究，必定可以提高诊断的正确率、治疗的有效率，从而加快标准化研究的进程和提高水平。

虽然目前尚没有具有中医特色的精神萎靡状态评定量表，但是文献研究和大量的临床病例观察研究发现确实存在精神萎靡状态这一心理状态。以中医学基础理论为指导，运用制定心理学量表的原则和方法，制定具有中医学特色和中国本土文化特色的精神萎靡状态评定量表，已经具备了充足的理论和临床基础。这不仅可以弥补当前临床诊断指标和治疗评价体系的不足，而且能够更加真实、客观地反映我国患者的心理状态，从而突出中医学在诊断和治疗上的因人、因地制宜。

（二）精神萎靡状态评定量表的研制

1. 量表的形成及临床测试　笔者首先在整理古今相关文献的基础上，构建精神萎靡状态的条目池，然后通过临床预调查和正式调查，对量表条目进行修订和考核，从而研制出信效度较好的"精神萎靡状态正式评定量表"。

（1）构建问卷条目池，形成初始调查问卷：量表条目池的形成是研制量表的关键，直接关系到研制出的量表是否能够全面而准确地反映研制者的目的。笔者以《中华医典》光盘、CNKI 医学文献检索等计算机检索为主，辅助人工检索，对中医近千种文献以"少气""懒言""乏力""倦怠""怠惰""困倦""颓废"等为关键词进行检索，共检索出近万条相关文献，取其中相关症状和体征以及描述性词语的词条，作为量表的备选词条（共559 条）。笔者力求用通俗易懂的现代语言来表达备选词条所在文献中的意义；并组织从事中医文献、中医内科、现代心理学研究的专家组成论证小组，对备选词条的合理性、科学性、规范性以及语言表述等方面进行规范论证，进行初步筛选；再按照中医学"形神统一"的原则，将初步筛选的条目进行分析，形成涉及"形""神"两个领域的精神萎靡状态评定量表的条目池，共包括男女生理在内的 155 个条目。然后组织心理学专家、中医临床医生和护士形成考核小组，对条目池进行讨论和重要性评分，随机选取 20 例符合条件的精神萎靡状态患者进行问卷调查，对条目池做出重要性评价，删除评价较低的条目，修改难于理解和不恰当的条目，最后初步确立 106 条作为初始问卷的条目。问卷主要由 3 部分组成：知情同意书、基本信息和条目。在填写量表之前，告知被调查者相关内容，并签署知情同意书；基本信息包括姓名、性别、年龄、学历、职业、婚姻状况等内容；测量量表的名称拟定为"精神萎靡状态评定量表"，为自评量表。

本测试量表条目分析遵循中医"形神统一"的原则，涉及"形""神"两方面，共 106 个条目；条目内容表述均采用陈述语句，一个条目只反映一种躯体或心理表现；语言简洁、通俗易懂，且符合我国文化特点，尽量避免使用易引起被调查者反感或误解的语句；选用七级评分法，结合国人的思维特点，设有中间等级，选项之间力求等距，分为 1~7 级。

（2）进行临床预调查，形成正式调查问卷：临床预调查是选择合适的受试人群对量表进行临床测试，了解条目对测试目的的适当程度，从而对条目进行修改。精神萎靡状态涉及的病证是多种多样的，临床调查较复杂。随着社会节奏的加快，压力的日益增大，失眠的发病率逐年上升，成为危害人们身心健康的常见病、多发病，临床中失眠症患者所占的比例也非常高，因此本研究以失眠为主要症状的精神萎靡状态人群作为研究对象，进行初始问卷调查，对问卷调查结果进行统计学分析，并结合理论和临床实际，对初始问卷的条目进行修订，修订后的问卷将作为正式的调查问卷。

根据纳入与排除标准，笔者选取了处于精神萎靡状态的失眠症患者为研究对象，对他们进行初始问卷调查。通过采集相关信息，建立数据集，运用离散趋势法、克朗巴赫系数法、条总相关法、探索性因子分析法对数据集进行处理分析，删除被选次数大于 2 的条目，共 44 个，保留其余 62 个条目，将 62 个条目重新随机编排，形成失眠症精神萎靡状态正式调查问卷。

（3）正式调查问卷的临床测试，形成正式量表：正式调查问卷形成以后仍需临床测试，根据预调查中的纳入与排除标准筛选研究对象，采集数据后运用 SPSS 采取双人录入比对的方法建立数据集，然后用统计学方法对其进行下一步分析。

首先进行条目分析，本次研究发放问卷 330 份，回收量表 328 份，剔除不合格量表 2 份，有效问卷 207 份，有效率 99.4%，所有患者均完整地填写了整个量表，说明条目语言表述无歧义或模糊，容易理解、困难度低，62 项条目全部保留。然后对保留的 62 个条目进行项目分析，计算出每个被试者的总分，对总分进行高低排序，取前 27% 的被试者的分数作为高分组，取后 27% 的被试者的分数作为低分组，分为高低两组，进行独立样本的 T 检验，考察所有项目的鉴别度，结果显示所有项目 T 值均达到了显著性水平，因此将 62 个项目全部保留，然后进行因素分析。因素分析要求观测变量之间呈线性关系，因此在进行因素分析前应进行变量的线性检验，KMO 和巴莱特检验结果显示收集的量表数据呈较好的线性，适合进行因素分析。经过探索性因素分析，按照共同度小于 0.35 及载荷小于 0.40 的标准，结合实际，并组织专家论证，参照统计分析的结果，将量表条目做了进一步调整，删除 18 个条目，调整后的量表共包括 44 个条目，经重新随机编排形成正式的"精神萎靡状态评定量表"。

对保留的量表条目进行主成分分型，提取了特征根大于 1.2 的 7 个公因子，解释了总变异的 59.643%。根据因子分析结果，结合中医学理论，显示：反映"神用不及"的条目在因子 1 和因子 2 上载荷较大，反映"形气不足"的条目在因子 3、因子 6 上的载荷较大，反映"神用烦乱"的条目在因子 4、因子 5 上的载荷较大，根据专家意见，我们分别将因子 1 与因子 2、因子 3 与因子 6、因子 4 与因子 5 合并，并将其分别命名为"神用不及""形气不足""神用烦乱"，反映"阴血不足"的条目在因子 7 上载荷较大，笔者将其命名为"阴血不足"。

这四个因子将分别发挥各自分量表的测量功能，整个量表的理论分数范围是 44~308 分，分量表 1（F1）的理论分数范围是 22~154 分，分量表 2（F2）的理论分数范围是 11~77 分，分量表 3（F3）的理论分数范围是 8~56 分，分量表 4（F4）的理论分数范围是 3~21 分。患者在总量表和分量表上所得的分数越高，代表精神萎靡状态程度越严重。

2. 量表的科学性考核

（1）量表的信度：信度是指调查工具对调查对象测量的可靠程度，反映调查的稳定性或一致性，包括重测信度、评定者间信度、内部一致性信度、分半信度、复本信度等。本研究主要采用内部一致性信度，通过测量 Cronbach α 系数用来测定问卷或者问卷条目之间的内部一致性，又称为同质性信度。DeVillis FR 和 Nunnally JC 认为 Cronbach α 系数的可接受标准是 0.50~0.70，Cronbach α 系数在 0.80~0.90 之间时，认为内部一致性很好。

笔者在结构分析的基础上，测量了量表的折半信度和内部一致性。折半信度为 0.805，Cronbach α 系数结果显示：总量表及五个分量表的内部一致性均为良好或可接受。

（2）量表的效度：效度是调查工具对调查对象测量的有效程度或准确程度，反应调查的真实性。常用的指标为内容效度、结构效度、效标效度和表面效度等。本研究主要通过测量量表的内容效度和结构效度来检验量表是否符合编制的目的。

1）内容效度：内容效度（content validity）指测量内容与评价所要求的适合性、相符性、一致性，又称为一致性效度或吻合效度。目前，对内容效度的测量主要是应用条目得分和量表总分的相关系数来反映。

本量表条目与量表总分之间相关系数在 0.348~0.766 之间，分量表 1 与其 22 个条目之间相关系数在 0.455~0.748 之间，分量表 2 与其 11 个条目之间相关系数在 0.399~0.678 之间，分量表 3 与其 8 个条目的相关系数在 0.466~0.596 之间，分量表 4 与其 3 个条目的相关系数在 0.437~0.475 之间。以上数据表明量表具有较好的内容效度。

2）结构效度：结构效度（construct validity）是指根据研究者所构想的量表结构与测定结果吻合的程度。一般应用多元统计的因子分析方法进行评价，如果提取的若干公因子所包含的条目存在设计者所预想的连带关系或逻辑关系，则认为该量表具有结构效度，同时具有内容效度。判定标准主要有：①主成分对总体方差的累计贡献率在40%以上；②量表中的条目得分至少在一个主成分上负荷大于0.4；③主成分所代表的内容与理论构思中所要测量的领域一致。

本量表因子分析提取的主成分对总体方差的累计贡献率为59.643%；笔者按照因子负荷小于0.4的标准删减条目，所以每个条目在主成分上的负荷均超过0.4；主成分所代表的内容与理论构思中所要测量的领域一致，这说明量表具有较好的结构效度，同时具有较好的内容效度。

（3）量表的反应度：反应度（responsibility to change）又称灵敏度，指内外环境变化时，若被调查对象有所变化，则测量结果对此变化做出反应的灵敏程度。

本研究同时选取了105名符合失眠症诊断标准，但不符合精神萎靡状态诊断标准的失眠症患者，与符合本测试纳入标准的失眠症精神萎靡状态患者进行对比研究。两组人群在总量表及5个分量表上的差异均有统计学意义（$P$值均 <0.01）。说明失眠症精神萎靡状态评定量表在总体及分量表上均有区分失眠症精神萎靡状态与失眠症非精神萎靡状态的能力，即本量表能够准确评定失眠症患者的精神萎靡状态，具有较好的反应度。

（三）精神萎靡状态评定量表调查数据分析

1. 精神萎靡状态的情况分析

（1）总量表与分量表的得分情况：本研究进一步将总量表与分量表的得分情况进行了统计分析。本量表总分范围在44~308，量表得分越高，表示被调查者的精神萎靡状态程度越重。从上表结果中看，被调查者总体的平均得分为107.65（SD=37.484），在理论中位数103以下，每个题目的平均得分为2.45，表明被调查者精神萎靡状态的程度位于轻度和中度之间。其中有155位被调查者的得分在103以上，表明这一部分人的精神萎靡状态程度在中度以上，占总调查人数的55%。

各分量表的得分从高到低依次为1、2、3、4分量表。分量表1平均得分为21.123，得分最高，表明患者精神萎靡状态表现最严重的是"神用不及"

体现的症状，4分量表平均得分为3.021，得分最低，表明表现最轻的是"阴血不足"体现的症状。

（2）症状得分排序情况：将44个条目在量表上进行随机排列，按照328名被调查者在各条目上的得分的均值大小，将其中得分最高的前5个条目和得分最低的后5个条目进行排列。

从表中可以看出，精神萎靡状态的患者感受最重的前五项依次是"思虑过度""做事犹豫不决，瞻前顾后缺乏信心""夜间多梦""情绪不稳定""莫名其妙担心，放不下心"，属于"神用不及"和"神用烦乱"分量表的内容；感受最轻的前五项依次是"指（趾）甲失去正常的平滑与光泽""四肢烦乱不舒""肌肉发酸""大便后有排不尽的感觉""胃胀疼"，属于"形气不足"和"阴虚亏乏"分量表的内容。

2. 人口学因素统计分析

（1）年龄差异比较：将被调查者按照年龄段划分为3组，30岁及以下218人，31~50岁92人，50岁以上18人。对这3组被调查者在量表上的得分进行单因素方差分析发现，不同年龄段患者在分量表2、分量表3上的得分差异达到了显著性水平，在总量表和其他分量表上的得分差异则未达到显著性水平。这提示不同年龄段患者在"形气不足""神用烦乱"分量表的严重程度上存在显著性差异。

进一步进行事后比较检验发现，年龄在30~50岁的患者，在分量表2上的得分要显著高于30岁及以下的患者，其余年龄段在分量表2上的得分无显著差异性。年龄在30~50岁的患者，在分量表3上的得分要显著高于30岁及以下的患者；年龄在50岁及以上的患者，在分量表3上的得分要显著高于30岁及以下的患者；其余年龄段在分量表3上的得分无显著差异性。这提示在"形气不足"分量表的严重程度上，30岁及以下与30~50岁的患者存在显著性差异；在"神用烦乱"分量表的严重程度上，30岁及以下与30~50岁、50岁及以上存在显著差异。

（2）受教育情况差异比较：将被调查者按照受教育情况差异，分为6组，依次为"文盲""小学""初中""高中及中专""大专""本科及以上"。对这 6 组被调查者在量表上的得分进行单因素方差分析发现，不同受教育情况患者在总量表、分量表 2、分量表 3 上的得分差异达到了显著性水平，在分量表 2 上的得分有差异，在分量表 4 上的得分差异则未达到显著性水平。提示不同年龄段患者在总量表、"神用不及""神用烦乱"分量表的严重程度上存在显著性差异。

　　进一步进行事后比较检验发现，受教育程度"高中及中专"的患者在总量表上的得分显著高于"本科及以上"的患者，受教育程度"小学"的患者在总量表的得分显著高于"本科及以上"的患者，其余受教育程度在总量表的得分无显著差异。受教育程度"小学"的患者在分量表 1 上的得分显著高于"初中"的患者，受教育程度"小学"的患者在分量表 1 上的得分显著高于"高中及以上"的患者，受教育程度"小学"的患者在分量表 1 上的得分显著高于"本科及以上"的患者，其余受教育程度在分量表 1 的得分无显著差异。受教育程度"小学"的患者在分量表 2 上的得分显著高于"文盲"的患者，受教育程度"小学"的患者在分量表 2 上的得分显著高于"高中及以上"的患者，受教育程度"小学"的患者在分量表 2 上的得分显著高于"本科及以上"的患者，受教育程度"大专"的患者在分量表 2 上的得分显著高于"高中及以上"的患者，受教育程度"大专"的患者在分量表 2 上的得分显著高于"本科及以上"的患者，其余受教育程度在分量表 2 的得分无显著差异。受教育程度"小学"的患者在分量表 3 上的得分显著高于"高中及以上"的患者，受教育程度"小学"的患者在分量表 3 上的得分显著高于"本科及以上"的患者，受教育程度"大专"的患者在分量表 3 上的得分显著高于"高中及以上"的患者，其余受教育程度在分量表 3 的得分无显著差异。这提示不同受教育程度患者在总量表、分量表 1、分量表 2、分量表 3 上的得分存在显著差异。

　　另外，对不同性别、家庭所在地、婚姻状况的患者在总量表及各分量表上的得分进行差异分析，发现均无统计学意义（$P>0.05$），提示性别、家庭所在地、婚姻状况在精神萎靡状态的严重程度上不存在显著性差异。

### 3. 总结

从调查结果来看，被调查者整体精神萎靡状态的程度位于轻度和中度之间，55% 的患者在中度以上。患者对精神萎靡状态的感受程度，在分量表上，由重到轻依次为：神用不及、形气不足、神用烦乱、阴血不足；在具体条目上，其中最重的前五项依次是"思虑过度""做事犹豫不决，瞻前顾后缺乏信心""夜间多梦""情绪不稳定""莫名其妙担心，放不下心"，感受最轻的前五项依次是"指（趾）甲失去正常的平滑与光泽""四肢烦乱不舒""肌肉发酸""大便后有排不尽的感觉""胃胀疼"。在"形气不足"分量表感受的严重程度上，30 岁及以下与 30~50 岁的患者存在显著性差异；在"神用烦乱"分量表感受的严重程度上，30 岁及以下与 30~50 岁、50 岁及以上的患者存在显著差异。受教育程度在总量表、分量表 1、分量表 2、分量表 3 上的得分存在显著差异。性别、家庭所在地、婚姻状况在精神萎靡状态感受的严重程度上不存在显著性差异。

本研究研制的自评量表为临床评定患者的精神萎靡状态提供了客观有效的测量工具，本量表不仅能够测定患者精神萎靡状态的程度，而且不同因子特征的得分高低能为精神萎靡状态的防治提供指导，对于临床研究和治疗都有深远意义。

## 二、精神萎靡状态评定量表特色分析

本研究是在对精神萎靡状态深入理解的基础上，在中医理论及量表制作标准流程的指导下，经过临床考核而形成的评定工具，为临床医生提供了全面客观的评定标准。精神萎靡状态评定量表不仅反映出了精神萎靡状态的内涵，而且对于失眠症患者治疗前后的评价、我国文化背景下对失眠症患者心理紊乱状态的评定和对失眠症的客观化研究、防治及指导临床都具有深远的意义。

在量表的编制过程中，笔者始终坚持以中医理论为指导原则，使量表具有中医特色。初步临床实践证明，该量表具有以下特点。

（一）符合中国人的思维方式

中国人与西方人的思维方式存在差异，西方人的思维方式是直线的、精确的，而中国人的思维方式是整体的、系统的，中医学的基本思想就是整体观念、天人合一。本研究是在中医理论指导下，根据应用心理学的量表研究方法构建而成的精神萎靡状态评定量表，与中国人的文化特点相符合，量表中的条目语句贴近中国人的语言表达习惯，源于生活，通俗易懂，无论文化水平高低都可以理解和接受，能够准确地反映患者的心理状态。量表的内容全面地体现了以人为本、亲和性高的原则。

（二）"形神合一"的体现

形神是中国哲学上的一对范畴。形神合一，指人的形体和精神合一，两者相互统一。形是生命的基础，是以我们的形体为物质基础的，形具乃神生。神指精神意志、心理活动等，神生于形又主宰形，二者的关系是辩证的、相互依存、相互影响又不可分割的一个整体。只有形神合二为一才能构成人的生命，神是生命的主宰。精神萎靡状态评定量表的评价内容包含心理领域与躯体领域两大方面，体现了中医的"形神合一"的理论原则。"形神统一"涉及各方面身心特点，其中"神"包括思维（如思维迟滞）、语言（如寡言少语）、精神状态（如精神恍惚）等，"形"包括形体（如四肢倦怠）、气色（如面色萎黄，唇色淡白）等，有意义的条目都列入量表中。

（三）诊断和辨证论治的双重功能

1.有利于对精神萎靡状态的辨识　精神萎靡状态能通过该量表准确辨识出来。从临床患者身上采集到的症状和体征得出分数，依据其高低客观地判定出患者所处的心理状态，从而明确病因，对整个疾病的病因病机有一个全面的掌握，治疗上就能从根本上解决问题，治病求本。同时，该量表也可以使患者认识到自身的心理紊乱状态及程度，适当解除心理负担，同时也有利于防治措施的开展。

2.有利于指导精神萎靡状态的治疗　在临床上，可以通过量表的填写获得有效的资料，为临床治疗心理紊乱状态提供思路，以这种方式指导临床治疗。精神萎靡状态评定量表的有效应用可以判断出患者目前所处的疾病状态，根据总量表得分的高低，酌情选用药物治疗、针灸治疗或综合治疗等疗法，从而确定一套最优方案。

精神萎靡状态评定量表是中医制定的特异性的心理量表，既弥补了目前临床诊疗判定指标的不足，又更加客观真实地反映了不同患者的心理状况、治疗满意度等有关内容，符合中医理论辨证论治的特点，符合中医"因时、因地、因人"三因制宜中以"人"为本的个体临床辨证论治原则，发挥出了中医学的优势。

3.判定疗效  通过患者在治疗前后所测试的结果比较，可以直观地观测到患者病情的改善情况，因此，量表还可以作为疗效的判定工具，量化治疗结果，更进一步实现中医标准化。

在中医理论指导下借鉴现代心理学研究方法编制的《失眠症精神萎靡状态量表》，既能够准确识别精神萎靡状态，又可以客观地量化相关症状体征。随着科学的不断发展，在对医学的要求越来越严格这一背景下，中医的客观化、量化已经刻不容缓。该量表的研制有利于提高共识及科学结果的重复，为中医的客观化提供了新的方法和思路。

## 第五节  精神萎靡状态相关量表的现代研究

精神萎靡状态的表现与慢性疲劳综合征（CFS）及抑郁障碍有许多相似之处，关于慢疲劳、抑郁障碍的研究已经开展多年，其诊断已经形成较为成熟的量表。通过对其量表的研究，有助于研究者更加深入地了解精神萎靡状态的基本症状，使精神萎靡状态量表更加完善。现简单介绍一些精神萎靡状态的相关量表。

### 一、疲劳量表 -14

疲劳量表 -14（Fatigue Scale-14，FS-14）系英国 King's College Hospital 心理医学研究室的 Trudie Chalder 及 Queen Mary's University Hospital 的

G.Berelowitz 等许多专家于 1992 年共同编制的。

疲劳一直是一个很难定义与描述的症状，尤其是疲劳的主观感觉方面。为了寻求对疲劳进行流行病学和症状学研究的更好方法，Trudie Chalder 等人研制出了 FS-14 量表，用来测定疲劳症状的严重程度，评估临床疗效，以及在流行病学研究中筛选疲劳病例。

疲劳量表 FS-14 由 14 个条目组成，每个条目都是一个与疲劳相关的问题。根据其内容与受试者实际情况是否符合，回答"是"或"否。"14 个条目分别从不同角度反映疲劳的轻重，经主成分分析将 14 个条目分为两类，一类反映躯体疲劳（physical fatigue），包括第 1~8 共 8 个条目；一类反映脑力疲劳（mental fatigue），包括第 9~14 共 6 个条目。

结果评定：请受试者仔细阅读每一条目或检查者逐一提问，根据最适合受试者的情况圈出"是"或"否"，除了第 10、13、14 条 3 个条目为反向计分，即回答"是"计为 0 分，回答"否"计为"1"分，其他 11 个条目都为正向计分，即回答"是"计为"1"分，回答"否"计为"0"分。将第 1~8 条 8 个条目的分值相加即得躯体疲劳分值，将第 9~14 条 6 个条目的分值相加即得脑力疲劳分值，而疲劳总分值为躯体及脑力疲劳分值之和。躯体疲劳分值最高为 8，脑力疲劳分值最高为 6，总分值最高为 14，分值越高，反映疲劳越严重。

## 二、疲劳自评量表

疲劳自评量表（fatigue self-assessment scale，FSAS）是在回顾国内外有关疲劳评定研究的基础上，结合中国语言习惯及人文特点编制而成。该量表由 23 个项目组成，可用于评定有疲劳表现的亚健康与各种疾病人群的疲劳类型、程度（包括躯体疲劳、精神疲劳与疲劳后果 3 个因子）和特征（包括疲劳对睡眠 / 休息的反应、疲劳的情境性与疲劳的时间模式 3 个因子）及对疲劳的干预效果。

（一）适用人群及评定内容

本量表用于评定 18 岁及以上有疲劳表现的亚健康及各种疾病人群的疲

劳类型、程度及特征，同时可作为干预疲劳效果的评价工具。

（二）量表的因子构成

1.疲劳类型及程度　包括躯体疲劳、精神疲劳及疲劳后果3个因子。

2.疲劳特征　包括疲劳对睡眠/休息的反应、疲劳的情境性及疲劳的时间模式3个因子。

（三）评分标准

1.条目的评分方法　量表中1~22每项条目的评定分为5级，即0~4分。

2.因子的评分方法　上述量表的6个因子反映疲劳的不同类型或特征，在评定时每个维度可被单独应用。在进行具体评价时，需将每个因子的原始分换算成标准分，其分值范围均为0~100分（备注：本量表在征得量表研制者许可后方可使用）。

## 三、抑郁自评量表

抑郁自评量表（Self-Rating Depression Scale，SDS）是含有20个项目，分为4级评分的自评量表，原型是Zung抑郁量表（1965）。其特点是使用简便，并能相当直观地反映抑郁患者的主观感受。主要适用于具有抑郁症状的成年人，包括门诊及住院患者。仅对严重迟缓症状的抑郁评定有困难。同时，SDS对于文化程度较低或智力水平稍差的人效果不佳。

1.简介　英文名称：Self-Rating Depression Scale，简称SDS。

（1）编制者：Zung；

（2）20题；

（3）时间范围：过去1周；

（4）适用对象：具有抑郁症状的成年人；

（5）4级评分：没有或很少时间、少部分时间、相当多时间、绝大部分时间或全部时间；

（6）注意：有反向记分10题。评定时应让自评者理解反向评分的各题，如不能理解则会影响统计结果。例如，心情忧郁的患者常常感到生活没有意思，但题目之中的问题是感觉生活很有意思，那么评分时应注意得分是相反的。这类题目之前加上＊号，提醒各位检查及被检查者注意。

（7）对文化水平低的被试者，可以念给他听。

2. 作用　SDS 反映抑郁状态的 4 组特异性症状。

（1）精神性—情感症状，包含抑郁心境和哭泣 2 个条目；

（2）躯体性障碍，包含情绪的日夜差异、睡眠障碍、食欲减退、性欲减退、体重减轻、便秘、心动过速、易疲劳共 8 个条目；

（3）精神运动性障碍，包含精神运动性抑制和激越 2 个条目；

（4）抑郁的心理障碍包含思维混乱、无望感、易激惹、犹豫不决、自我贬值、空虚感、反复思考自杀和不满足共 8 个条目。

3. 评分　总粗分、标准分（Y= 总粗分 ×1.25 后取整）。

4. 结果解释

（1）标准分（中国常模）：①轻度抑郁为 53~62；②中度抑郁为 63~72；③重度抑郁为 >72；④分界值为 53 分。

（2）SDS 总粗分的正常上限为 41 分，分值越低状态越好。标准分为总粗分乘以 1.25 后所得的整数部分。我国以 SDS 标准分 ≥ 50 为有抑郁症状。

5. 注意事项

（1）SDS 主要适用于具有抑郁症状的成年人，它对心理咨询门诊及精神科门诊或住院精神病患者均可使用。对严重阻滞症状的抑郁患者，评定有困难。

（2）关于抑郁症状的分级，除参考量表分值外，主要根据临床症状，特别是要害症状的程度来划分，量表分值仅作为一项参考指标而非绝对标准。


## 附

（一）疲劳量表 –14

（该量表适用于 16 岁以上成年人）

1. 你有过被疲劳困扰的经历吗？………………………………… 是　否

2. 你是否需要更多的休息？………………………………………… 是　否

3. 你感觉到犯困或昏昏欲睡吗？……………………………………是　否

4. 你在着手做事情时是否感到费力？…………………………………是　否

5. 你在着手做事情时并不感到费力，但当你继续进行时是否感到力不从心？……………………………………………………………………是　否

6. 你感觉到体力不够吗？………………………………………………是　否

7. 你感觉到你的肌肉力量比以前减小了吗？…………………………是　否

8. 你感觉到虚弱吗？……………………………………………………是　否

9. 你集中注意力有困难吗？……………………………………………是　否

*10. 你在思考问题时头脑像往常一样清晰、敏捷吗？……………是　否

11. 你在讲话时出现过口头不利落吗？………………………………是　否

12. 讲话时，你发现找到一个合适的字眼很困难吗？…………………是　否

*13. 你现在的记忆力像往常一样吗？………………………………是　否

*14. 你还喜欢过去习惯做的事情吗？………………………………是　否

（二）疲劳自评量表

指导语：下面的文字是一组描述疲劳表现的陈述句，用于评定您的疲劳状况。请仔细阅读后，根据您近1~2周的感受，在每一条与您情况相符的方框内画"√"。

|  | 无或偶有 | 少部分时间有 | 一半时间有 | 大部分时间有 | 几乎所有时间有 |
|---|---|---|---|---|---|
| 1. 我感到四肢酸软、疲乏无力 |  |  |  |  |  |
| 2. 我感到注意力不能集中 |  |  |  |  |  |
| 3. 疲劳让我的情绪低落 |  |  |  |  |  |
| 4. 疲劳使我对正在做的事情感到厌烦，不想再做下去 |  |  |  |  |  |
| 5. 我感到体力不支，总想躺下休息 |  |  |  |  |  |
| 6. 我感到脑子反应迟钝 |  |  |  |  |  |

（续表）

| | 无或偶有 | 少部分时间有 | 一半时间有 | 大部分时间有 | 几乎所有时间有 |
|---|---|---|---|---|---|
| 7. 我感到四肢肌肉无力 | | | | | |
| 8. 疲劳让我的工作或学习效率降低 | | | | | |
| 9. 我感到身体虚弱 | | | | | |
| 10. 我感到想问题时思路不清晰 | | | | | |
| 11. 疲劳让我的心情焦躁不安 | | | | | |
| 12. 我感到容易忘事 | | | | | |
| 13. 疲劳影响了我的走亲访友 | | | | | |
| 14. 疲劳使我不能胜任日常事务（如做家务、购物等） | | | | | |

| | 完全不同意 | 有点同意 | 一半同意 | 较多同意 | 完全同意 |
|---|---|---|---|---|---|
| 15. 休息不能缓解我的疲劳 | | | | | |
| 16. 睡眠不能缓解我的疲劳 | | | | | |
| 17. 情绪低落或急躁时我感到疲劳 | | | | | |
| 18. 在嘈杂的环境中我的疲劳加重 | | | | | |
| 19. 在闷热的环境中我的疲劳加重 | | | | | |
| 20. 精神紧张时我感到很累 | | | | | |
| 21. 从事愉快的事情可减轻我的疲劳 | | | | | |
| 22. 我觉得我的疲劳在一天内没有明显的时间段变化 | | | | | |
| 23. 疲劳程度在一天内不同时段的变化情况 | | | | | |

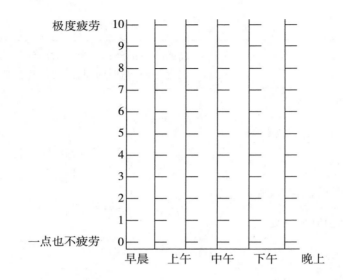

（如果第22条的选项为除"完全同意"以外的其他四项中的任何一项，请根据您在一天内不同时段的疲劳程度情况，在前面的坐标图上选择一个合适的位置并画"×"）。

（三）Zung 抑郁量表

请根据您近一周的感觉来进行评分，数字的顺序依次为"从无、有时、经常、持续"

1. 我感到情绪沮丧，郁闷 …………………………………… 1　2　3　4

2. 我感到早晨心情最好 ……………………………………… 4　3　2　1

3. 我要哭或想哭 ……………………………………………… 1　2　3　4

4. 我夜间睡眠不好 …………………………………………… 1　2　3　4

5. 我吃饭像平时一样多 ……………………………………… 4　3　2　1

6. 我的性功能正常 …………………………………………… 4　3　2　1

7. 我感到体重减轻 …………………………………………… 1　2　3　4

8. 我为便秘烦恼 ……………………………………………… 1　2　3　4

9. 我的心跳比平时快 ………………………………………… 1　2　3　4

10. 我无故感到疲劳 …………………………………………… 1　2　3　4

11. 我的头脑像往常一样清楚 ………………………………… 4　3　2　1

12. 我做事情像平时一样不感到困难 ·················· 4 3 2 1

13. 我坐卧不安，难以保持平静 ·················· 1 2 3 4

14. 我对未来感到有希望 ·················· 4 3 2 1

15. 我比平时更容易激怒 ·················· 1 2 3 4

16. 我觉得决定什么事很容易 ·················· 4 3 2 1

17. 我感到自己是有用的和不可缺少的人 ·················· 4 3 2 1

18. 我的生活很有意义 ·················· 4 3 2 1

19. 假若我死了别人会过得更好 ·················· 1 2 3 4

20. 我仍旧喜爱自己平时喜爱的东西 ·················· 4 3 2 1

结果分析：指标为总分。将 20 个项目的各个得分相加，即得粗分。标准分等于粗分乘以 1.25 后的整数部分。总粗分的正常上限为 41 分，标准总分为 53 分。抑郁严重度 = 各条目累计分 /80。

结果：0.5 以下者为无抑郁；0.5~0.59 为轻微至轻度抑郁；0.6~0.69 为中至重度；0.7 以上为重度抑郁。

# 参考文献

［1］黄帝内经素问［M］. 北京：人民卫生出版社，2005：8.

［2］灵枢经［M］. 北京：人民卫生出版社，2005：8.

［3］喻嘉言. 寓意草［M］. 北京：中国医药科技出版社，2006：12.

［4］吴澄. 不居集［M］. 北京：中国中医药出版社，2002：4.

［5］张璐. 诊宗三昧［M］. 天津：天津科学技术出版社，2012：1.

［6］李时珍. 濒湖脉学［M］. 北京：学苑出版社，2013：7.

［7］王叔和. 脉经［M］. 北京：学苑出版社，2013：5.

［8］王天芳，薛晓琳. 疲劳自评量表［J］. 中华中医药杂志，2009：3.

［9］丁晓. 失眠症精神萎靡状态评定量表的研制［D］. 济南：山东中医药大学，2012.

［10］齐向华. 失眠症中医诊疗［M］. 北京：人民军医出版社，2007：11.

# 第三章 精神萎靡状态的常见病证

　　精神萎靡状态是因机体长期的低靡损耗，导致人体精气神充养不足或失调出现失神的表现，与人体脏腑功能虚损有关，大多数病证属于中医的虚证、劳损范畴，其病机有肾精不足、脾虚状态、肝失疏泄、肺气不足、心血不足等单脏虚损，也包括心脾两虚、心肾虚损、肝脾失调、气血津液不足等多脏器病变，病机复杂多变。外在表现可有精神状态疲惫，表情淡漠，少言寡笑，对外界事物不感兴趣，反应迟钝，目无所见，懈怠安卧，肌肉松弛，四肢乏力，腰膝酸软乏力，倦卧嗜睡，少气懒言，声低自汗等，具体病证及病机举例如下。

## 第一节　心系病证

### 一、心悸

【定义】

　　心悸是指患者自觉心中悸动，惊惕不安，甚则不能自主的一种病证，临床一般多呈发作性，每因情绪波动或劳累过度而发作，且常伴胸闷、气短、失眠、健忘、眩晕、耳鸣等症。病情较轻者为惊悸，病情较重、持续不解者为怔忡。

【历史沿革】

《黄帝内经》有惊、惕、惊骇、惊惑、惊躁等名称，《金匮要略》和《伤寒论》称"惊悸""心动悸""心中悸""心下悸"。宋代严用和《济生方》首次提出"怔忡"之病名。《黄帝内经》认为病因为宗气外泄，心脉不通，突受惊恐，复感外邪等。《素问·平人气象论》云："……左乳之下，其动应衣，宗气泄也。"《素问·举痛论》曰："惊则心无所倚，神无所归，虑无所定，故气乱矣。"《素问·痹论》说："脉痹不已，复感于邪，内舍于心""心痹者，脉不通，烦则心下鼓。"《金匮要略》提出了基本治则，并以炙甘草汤治疗"心动悸，脉结代"，为后世医家所沿用。《诸病源候论》认为心悸由外感、情志失调引起："风惊悸者，由体虚心气不足，心之府为风邪所乘，或恐悸忧迫，令心气虚，亦受于风邪，风邪搏于心，则惊不自安，惊不已，则悸动不定。"

唐宋以后医家对心悸的认识较多，宋代陈无择曰："五饮停蓄，闭于中脘，最使人惊悸，属饮家。"认为心悸是水停于心下及心气虚所致。成无己认为："心悸之由，不越二种，一者气虚也，二者停饮也。"宋代杨士瀛认为："夫惊悸者，心虚胆怯之所致也。"

张景岳《景岳全书·怔忡惊恐》认为怔忡由阴虚劳损所致。清代李用粹归之于心血不足加痰郁："心血一虚，神气失守，神去则舍空，舍空则郁而成痰，痰居心位，此惊悸之所肇端也。"《丹溪心法·惊悸怔忡》也责之虚与痰："惊悸者血虚，惊悸有时，从朱砂安神丸""怔忡者血虚，怔忡无时，血少者多，有思虑便动属虚，时作时止者，痰因火动。"清代李用粹《证治汇补·惊悸怔忡》曰："痰则豁痰定惊，饮则逐水蠲饮，血虚者调养心血，气虚者和平心气，痰结者降下之，气郁者舒畅之，阴火上炎者，治其肾则心悸自已，若外物卒惊，宜行镇重。"清代王清任《医林改错》强调瘀血内阻导致心悸怔忡。王清任首倡活血化瘀治疗本病，以血府逐瘀汤治疗本病有殊效，心跳心慌用归脾、安神等方不效，用此方百发百中。

【病因病机】

1. 心悸的基本病因病机　心悸的病因病机不外乎气血阴阳亏虚，心失所养，或邪扰心神，心神不宁。其病位在心，而与肝、脾、肾、肺四脏密切相关。如心之气血不足，心失滋养，搏动紊乱；或心阳虚衰，血脉瘀滞，心神失养；或肾阴不足，不能制心火，水火失济，心肾不交；或肾阳亏虚，心阳失于温煦，阴寒凝滞心脉；或肝失疏泄，气滞血瘀，心气失畅；或脾胃虚弱，气血乏源，宗气不行，血脉凝留；或脾失健运，痰湿内生，扰动心神；或热毒犯肺，肺失宣肃，内舍于心，血运失常；或肺气亏虚，不能助心以治节，心脉运行不畅，均可引发心悸。心悸的病理性质主要有虚实两方面。虚者为气、血、阴、阳亏损，使心失滋养而致心悸；实者多由痰火扰心，水饮上凌或心血瘀阻，气血运行不畅所致。虚实之间可以相互夹杂或转化。实证日久，病邪伤正，可分别兼见气、血、阴、阳之亏损，而虚证也可因虚致实，兼见实证表现。临床上阴虚者常兼火盛或痰热；阳虚者易夹水饮、痰湿；气血不足者，易兼气血瘀滞。

2. 精神萎靡状态心悸病机　人体处于精神萎靡状态会伤及五脏气机，《素问·六节藏象论》云：“肝者，罢极之本。”精神紧张或过度劳累可致肝之疏泄失常，气血阻滞，气机不畅，形气精血消耗，同时导致多脏受累发病，出现精神疲乏、困顿、抑郁和疲劳等。《灵枢·本神》云：“愁忧而不解则伤意，意伤则悗乱，四肢不举。”长期的忧愁思虑不解，肺气受损，主气的功能失常，则见少气懒言，声低自汗。《素问·太阴阳明论》曰：“今脾病不能为胃行其津液，四肢不得禀水谷气，气日以衰，脉道不利，筋骨肌肉皆无气以生，故不用焉。”故脾病运化水谷精微充养气血的功能不足，则肌肉松弛，四肢乏力，心慌心悸等。脾病萎靡见肌肉松弛，乏力而心悸怔忡。《灵枢·海论》云：“髓海不足，胫酸眩冒，目无所见，懈怠安卧。”肾精不足，肾气匮乏，无力推动机体的功能活动，则腰膝酸软乏力，倦卧嗜睡等。后世医家从不同方面进行了探讨，认识到精神萎靡状态的心悸怔忡与五脏的功能虚损有关。

（1）体虚劳倦：禀赋不足，素质虚弱，久病失养，劳倦过度精神萎靡，导致气血阴阳亏虚，脏腑功能失调而心神失养出现心悸和怔忡。心气心阳是心脏赖以维持其生理功能，鼓动血液循行的动力，阴血是神志活动的物质基础。心气亏虚，血脉运行失常，推动无力，心脉瘀阻而心悸。心肾阳虚而气化不利，水液内停，上凌于心，心阳被抑。心肝肾阴虚，阴虚火旺，水不济心，心火独亢，心神被扰。心血不足，血不养心，神失所养，以上都可导致心悸怔忡的发生。

（2）七情所伤：平素心虚胆怯，如突遇惊恐，触犯心神，心神动摇不能自主而心悸。《素问·举痛论》曰："惊则心无所依，神无所归，虑无所定，故气乱矣。"长期忧思不解，心气郁结，化火生痰，痰火扰心，心神不宁而心悸。大怒伤肝，怒则气逆。大恐伤肾，恐则精却，阴虚于下，火逆于上，心神扰动皆可心悸。

（3）感受外邪：精神萎靡不振，阳气卫外失司，风寒湿侵及人体，日久不愈，复感外邪，内舍于心，心脉痹阻，血行不畅而心悸。《素问·痹论》云："脉痹不已，复感于邪，内舍于心""心痹者，脉不通，烦则心下鼓。"

（4）饮食不当：精神萎靡多脾虚，脾胃为生痰之源。平素嗜食肥甘厚味、煎炸灸煿，蕴热化火生痰，痰火上扰心神则心悸；浓茶、浓咖啡、大量吸烟、饱餐加重心脏负担导致痰浊阻滞心脉而出现心悸。

【证候特点】

1. 心悸的基本证候特点　心悸的证候特点是虚实夹杂，以虚多见，故而心悸病症的变化取决于脏腑气血阴阳亏损的程度，心悸初起以心气虚为常见，可表现为心气不足、心血不足、心脾两虚、心虚胆怯、气阴两虚等证。病久阳虚者则表现为心阳不振、脾肾阳虚甚或水饮凌心之证；阴虚血亏者多表现为肝肾阴虚、心肾不交等证。若阴损及阳，或阳损及阴，可出现阴阳俱损之候。若病情恶化，心阳暴脱，可出现厥脱等危候。

2. 精神萎靡状态心悸证候特点　精神萎靡不振，心有所系，或因工作、家庭事务繁忙，劳心过度，心气心血受伤，心神功能失常而发为心悸。《不居集·心经虚分阴阳》说："心经使心费神，曲运神机，心血必耗，心气必亏……如脉微弱不数，涩弱少神，因阳气衰而神自衰。"心气不足，脏气虚损是精神萎靡造成心悸的原因。《症因脉治·心气虚不得卧》则说："二便时滑，目漫神清，气怯倦怠，心战胆寒，时时欲睡，睡中自醒，喜热恶冷，此心气虚不得卧之症也。"明代沈颋（字朗仲）《病机汇论·健忘门》又说："若其烦劳太过，则心阳亢而上炎；嗜欲无穷，则肾阴弱而下趋。阳亢者阴不生，而心中无阴，将何以下通于肾？精去则气亦去，而肾中无阳，将何以上交乎心？此不交之道也。"这些都可以导致精神萎靡，发为心悸怔忡，表现为自觉心搏异常，或快速，或缓慢，或跳动过重，或忽跳忽止，呈阵发性或持续不解，神情紧张，心慌不安，不能自主。伴有胸闷不舒，易激动，心烦寐差，颤抖乏力，头晕等症。高危患者可伴有心胸疼痛，甚则喘促，汗出肢冷，或见晕厥。可见数、促、结、代、缓、沉、迟等脉象。常由情志刺激如惊恐、紧张、劳倦、饮酒及饱食等因素诱发。

【精神萎靡状态心悸与普通心悸的区别】

精神萎靡状态心悸多由气郁、气结心脉失养，或久病体虚，心气受损所致，常持续心悸，心中惕惕，不能自控，活动后加重，萎靡不振多属虚证，或虚中夹实，平卧休息亦不能缓解，这是由于惊悸日久，邪入心脉，形成怔忡。脉象可见结代，或缓或疾，或动而不安，谐振波郁滞振指。

## 二、不寐

【定义】

不寐，即失眠。由于外感或内伤等病因，导致心、肝、胆、脾、胃、肾等脏腑失调，心神不安，以经常不能获得正常睡眠为特征的一类病证，主要表现为睡眠时间、深度的不足，轻者入睡困难，或寐而不酣，时寐时醒，或醒后不能再寐，重则彻夜不寐。

【历史沿革】

《灵枢·惑论》称失眠为"目不瞑"，详细地论述了失眠的病机，认为"卫气不得入于阴，常留于阳，留于阳则阳气满，阳气满则阳跷盛；不得入于阴则阴气虚，故目不瞑矣。"《灵枢·邪客》对"目不瞑"提出具体的治法和方药："补其不足，泻其有余，调其虚实，以通其道而去其邪，饮以半夏汤剂，阴阳已通，其卧立至。"此治疗方法至今对于临床仍有一定的指导意义。《灵枢·营卫生会》还论述了老年人"不夜瞑"的病因病机，认为"老者之气血衰，其肌肉枯，气道涩，五脏之气相搏，其营气衰少而卫气内伐，故昼不精，夜不瞑"。《难经·四十六难》的观点与此基本相同。汉代张仲景对不寐的临床证候和治法丰富了《黄帝内经》的内容，《伤寒论·辨少阴病脉证并治第十一》说："少阴病，得之二三日以上，心中烦，不得卧，黄连阿胶汤主之。"《金匮要略·血痹虚劳病脉证并治》说："虚劳虚烦不得眠，酸枣仁汤主之。"前者是少阴病热化伤阴后的阴虚火旺证，后者是虚劳病虚热烦躁的不寐证，二方至今仍为临床所常用。隋代巢元方《诸病源候论·卷三·大病后不得眠候》说："大病之后，脏腑尚虚，营卫不和，故生于冷热。阴气虚，卫气独行于阳，不入于阴，故不得眠。若心烦不得眠者，心热也。若但虚烦，而不得眠者，胆冷也。"指出脏腑功能失调和营卫不和是不寐的主要病机所在，并结合脏腑功能的变化对不寐的证候做了初步分类。唐代孙思邈《千金翼方·卷一》中记载了丹砂、琥珀等一些重镇安神药，以及在半夏秫米汤基础上，拟选温胆汤等治疗"大病后虚烦不眠"，为秦汉以来治疗不寐增添了新的内容。王焘《外台秘要·卷二·伤寒不得眠方四首》中说："虽复病后仍不得眠者，阴气未复于本故也。"进一步阐明了在热病后，阴血耗损是引起失眠的常见病因，并收载了较多治疗不寐的处方。

宋代许叔微《普济本事方·卷一·中风肝胆筋骨诸风》论述不寐的病因说："平人肝不受邪，故卧则魂归于肝，神静而得寐。今肝有邪，魂不得归，是以卧则魂扬若离体也。"此说明肝经血虚，魂不守舍，影响心神不安而发生不寐，并针对这种病因创制真珠丸以育阴潜阳，在服药方法上，提出了"日午夜卧服"的观点，对临床确有一定的指导意义。

明代张介宾《景岳全书·卷十八·不寐》指出："不寐证虽病有不一，然唯知邪正二字则尽之矣。盖寐本乎阴，神其主也，神安则寐，神不安则不寐，其所以不安者，一由邪气之扰，一由营气之足耳。有邪者多实证，无邪者皆虚证。"明确地提出以邪正虚实作为本病辨证的纲要。此外，他还指出饮浓茶可影响睡眠："饮浓茶则不寐……而浓茶以阴寒之性，大制元阳，阳不抑阴，则神索不安，是以不寐也。"在治疗方面，他根据不寐的不同证候，分别采用不同的治疗原则和方药，不论在病因病机上，或在论治用药上都做了系统的论述，迄今仍有较高的参考价值。明代李中梓《医宗必读·卷十·不得卧》对不寐的病因和治法论述亦颇具体而实用，他说："愚按《黄帝内经》及前哲诸论详之，考而知不寐之故，大约有五：一曰气虚，六君子汤加酸枣仁、黄芪；一曰阴虚，血少心烦，酸枣仁一两、生地黄五钱、米二合，煮粥食之；一曰痰滞，温胆汤加南星、酸枣仁、雄黄末；一曰水停，轻者六君子汤加菖蒲、远志、苍术，重则控涎丹；一曰胃不和，橘红、甘草、石斛、茯苓、半夏、神曲、山楂之类。大端虽五，虚实寒热，互有不齐，神而明之，存乎其人耳。"清代《冯氏锦囊秘录·卷十二·方脉不寐合参》对青年人及老年人睡眠状态有不同的认识，提出了"壮年肾阴强盛，则睡沉熟而长，老年阴气衰弱，则睡轻微而短"，说明不寐的病因又与肾阴的盛衰有关。明代戴元礼《证治要诀·虚损门》有"年高人阳衰不寐"之论，说明不寐的病因与阳虚有关，其论点颇值得关注。其他如林佩琴《类证治裁》、沈金鳌《杂病源流犀烛》、程国彭《医学心悟》、叶天士《临证指南医案》，以及唐容川《血证论》等，都以《黄帝内经》《难经》《伤寒论》《金匮要略》等理论为指导，结合历代医家的观点和自己的临床经验，对不寐证的病因、病机、治法、方药等方面都有所发挥，从而使不寐一证从理论到实践均有了比较系统的认识。

【病因病机】

1.不寐的基本病因病机　失眠的病因以情志、饮食或气血亏虚等内伤病因居多，这些病因引起心、肝、胆、脾、胃、肾的气血失和，阴阳失调，其基本病机以心血虚、胆虚、脾虚、肾阴亏虚进而导致心失所养及由心火偏亢、肝郁、痰热、胃失和降，进而导致心神不安两方面为主。其病位在心，但与肝、胆、脾、胃、肾关系密切。失眠虚证多由心脾两虚，心虚胆怯，阴虚火旺，引起心神失养所致。失眠实证则多由心火炽盛，肝郁化火，痰热内扰，引起心神不安所致。但失眠久病可表现为虚实兼夹，或为瘀血所致，故清代王清任用血府逐瘀汤治疗。

2. 精神萎靡状态不寐的病机　精神萎靡不振使肝之疏泄失常，气血阻滞，气机不畅，形气精血消耗，致使多脏受累发病，出现精神疲乏、困顿、抑郁和疲劳等。《灵枢·本神》曰："愁忧而不解则伤意，意伤则悗乱，四肢不举。" 长期的忧愁思虑不解，肺气受损，主气的功能失常，则见少气懒言，声低自汗。《素问·太阴阳明论》曰："今脾病不能为胃行其津液，四肢不得禀水谷气，气日以衰，脉道不利，筋骨肌肉皆无气以生，故不用焉。"脾病运化水谷精微充养气血的功能不足，则致肌肉松弛，四肢乏力等。少神亦与肝有密切关系，脾病萎靡见肌肉松弛，四肢乏力。《灵枢·海论》曰："髓海不足，胫酸眩冒，目无所见，懈怠安卧。"肾精不足，肾气匮乏，无力推动机体的功能活动，则腰膝酸软乏力，倦卧嗜睡等。此后的医家从不同方面进行了探讨，其基本认识都与五脏的功能虚损有关，属虚证和虚劳的范畴。

（1）心有所系，或因工作、家庭事务繁忙，劳心过度，心气心血受伤，心神功能失常，则出现神白昼无力外接于物，夜间不能应天时之阴阳交接之变。《不居集·心经虚分阴阳》说："心经使心费神，曲运神机，心血必耗，心气必亏……如脉微弱不数，涩弱少神，因阳气衰而神自衰。"对心气不足造成的原因进行了分析。《症因脉治·心气虚不得卧》则对神失主持，白天出现精神不振，困倦，两目乏神，健忘语错的状态进行了详细地描述："二便时滑，目漫神清，气怯倦怠，心战胆寒，时时欲睡，睡中自醒，喜热恶冷，此心气虚不得卧之症也"。明代沈颋《病机汇论·健忘门》曰："若其烦劳太过，则心阳亢而上炎；嗜欲无穷，则肾阴弱而下趋。阳亢者阴不生，而心中无阴，将何以下通于肾？精去则气亦去，而肾中无阳，将何以上交乎心？此不交之道也。"

（2）忧愁不解，思虑过度，伤及脾气，"思则气结"，运化失常，化生人体精微物质的功能不足，脾气不能主持四肢，则白昼少神而夜晚不寐。《不居集·脾经虚分阴阳》说："脾胃之元气虚者，多因思虑伤脾，或因劳倦伤脾。脾虚胃弱，中宫营气不和，肢体困倦，饮食日减，肌肉消瘦而解㑊，中满恶心，脾泄飧泄，喜热恶寒，睡卧不安，六脉微弱而缓。"

（3）七情失和导致肝气郁结不舒，肝者为罢极之本，性喜条达而恶抑郁，肝失疏泄，气机不畅；劳役过度损伤肝脏，耗气伤血，肝藏气血不足，无力主持四肢肌肉的筋脉，影响魂魄的出入，则显现神疲乏力、四肢倦怠、健忘、夜晚睡眠不安或失眠之证。

（4）房事不节，劳倦过度，伤及肾元，真精不足，阴阳俱亏，则阴精无力支持阳的活动；阳气无力归纳入阴，精神萎靡和不寐同时出现。《不居集·肾经虚分阴阳》云："肾与三焦虚者，多因房劳不节，淫欲过度，梦遗滑精，白淫淋带，冲任闭绝而不调，腰膝酸软而乏力，阳虚阴萎而不振，此本经气血虚乏之症，六脉涩弱、弦涩少神。如脉细微不数，阳萎形神不华彩，为阳虚。"

（5）饮食伤脾也是导致不寐的原因，所谓"胃不和则夜不安"。《明医指掌·脾胃证一》也认为"饮食劳倦则伤脾胃。脾土既伤，不通输运，则气血精神由此而日亏，脏腑脉络由此而日损，肌肉形体由此而日削。故有怠惰嗜卧，四肢无力，面色痿黄，食亦消瘅，肿满泄痢之病生焉。"

【证候特点】

1.基本证候特点  不寐以睡眠时间不足，睡眠深度不够及不能消除疲劳、恢复体力与精力为主要证候特征。其中睡眠时间不足者可表现为入睡困难，夜寐易醒，醒后难以再睡，严重者甚至彻夜不寐。睡眠深度不够者常表现为夜间时醒时寐，寐则不酣或夜寐梦多。由于睡眠时间及深度质量的不够，致使醒后不能消除疲劳，表现为头晕、头痛、神疲乏力、心悸、健忘，甚至心神不宁等。由于个体差异，对睡眠时间和质量的要求亦不相同，故临床判断失眠不仅要根据睡眠的时间和质量，更重要的是以能否消除疲劳、恢复体力与精力为依据。

2.精神萎靡状态不寐证候特点  由于人体的气机郁滞，阳气升清失司以及肾中精气的亏虚导致精神萎靡状态，是少神的表现，故而精神萎靡状态导致的不寐呈现出"昼不精而夜不瞑"的特点。

（1）平时工作压力较大，劳心思虑过重，"思则气结"，中焦气机运行受碍，郁结于内，气化不利。机体的阳气白天不能出于表，则白昼体倦乏力，精神萎靡不振；夜晚阳气不能归并于阴，则入眠困难和睡眠质量差；气机结滞于中焦，则胃脘痞满。通过开豁中焦气机，通达阳气，能收到良好效果。

（2）素体真阳不足，志意不定，易于表现出患得患失、谨小慎微的个性，导致夜间阳气不能按时归于里，因此出现失眠；而白昼阳气无力出于表主持日间的生理活动，故出现精神疲惫，乏力懒惰。因此治疗此类患者，宜鼓舞其阳气外出，恢复阳气正常的按时出表入里的规律，其睡眠自然能够恢复正常。

（3）饮食热量过高，活动较少，加之平素思虑，思虑气结化热，导致痰热内结很重，气机不畅，故白天精神疲惫，乏力倦怠，夜晚入眠困难。体质阳盛者，饮食热量高的人群经常出现这种症状，通过治疗内积之热得到化解，故治疗白天疲劳的同时睡眠质量也得到了改善。

【精神萎靡状态不寐与普通不寐的区别】

精神萎靡不寐者神用不及，魂魄不安，常可出现阴阳失调，阳气浮跃而出现难以入眠或眠浅多梦等症状。昼不精而夜不寐，机体的阳气白天不能出于表，则白昼体倦乏力，精神萎靡不振；夜晚阳气不能归并于阴，则入眠困难和睡眠质量差。脉象弦直，起脊，或内曲。脉势散而失敛。

# 第二节　脑系病证

## 一、眩晕

【定义】

眩是指眼花或眼前发黑，晕是指头晕甚或感觉自身或外界景物旋转。

二者常同时并见，故统称为"眩晕。"轻者闭目即止，重者如坐车船，旋转不定，不能站立，或伴有恶心、呕吐、汗出，甚则昏倒等症状。

【历史沿革】

眩晕，《黄帝内经》称之为"眩冒"，认为眩晕属肝所主，与髓海不足、血虚、邪中等多种因素有关。如《素问·至真要大论》云："诸风掉眩，皆属于肝。"《灵枢·海论》曰："髓海不足，则脑转耳鸣，胫酸眩冒。"《灵枢·卫气》说："上虚则眩。"《灵枢·大惑论》中说："故邪中于项，因逢其身之虚……入于脑则脑转，脑转则引目系急，目系急则目眩以转矣。"《素问·六元正纪大论》云："木郁之发……甚则耳鸣眩转。"

汉代张仲景认为眩晕的重要致病因素之一是痰饮，《金匮要略·痰饮咳嗽病脉证并治》说"心下有支饮，其人苦冒眩，泽泻汤主之"。至金元时期，中医对眩晕的概念、病因病机及治法方药均有了进一步的认识。《素问玄机原病式·五运主病》中言："所谓风气甚，而头目眩运者，由风木旺，必是金衰不能制木，而木复生火，风火皆属阳，多为兼化，阳主乎动，两动相搏，则为之旋转。"主张眩晕的病机应从风火立论。而《丹溪心法·头眩》中则强调"无痰则不作眩"，提出了痰水致眩学说。明代张景岳在《景岳全书·眩运》篇中指出："眩运一证，虚者居其八九，而兼火兼痰者，不过十中一二耳"，强调"无虚不能作眩"。《医学正传·眩运》言："大抵人肥白而作眩者，治宜清痰降火为先，而兼补气之药；人黑瘦而作眩者，治宜滋阴降火为要，而带抑肝之剂。"指出眩晕的发病有痰湿及真水亏久之分，治疗眩晕亦当分别针对不同体质及证候，辨证治之。陈修园在风、痰、虚之上加了火，将眩晕的病因病机概括为风、火、痰、虚四字。此外《医学正传·眩运》还记载了"眩运者，中风之渐也"，认识到眩晕与中风之间有一定的内在联系。

【病因病机】

1.眩晕的基本病因病机　眩晕的病因主要有情志、饮食、体虚年高、跌仆外伤等方面。其病性有虚实两端，属虚者居多，如阴虚易肝风内动，血虚则脑失所养，精亏则髓海不足，均可导致眩晕。属实者多由于痰浊壅遏，或化火上蒙而形成眩晕。眩晕的病性以虚者居多，气虚血亏，髓海空虚，肝肾不足所导致的眩晕多属虚证；因痰浊中阻、瘀血阻络、肝阳上亢所导致的眩晕属实证。风、火，痰、瘀是眩晕的常见病理因素。在眩晕的病变过程中，各个证候之间相互兼夹或转化。

2. 精神萎靡状态眩晕的病机　精神萎靡所致眩晕的基本病理变化，不外虚实两端。虚者为髓海不足，或气血亏虚，清窍失养；实者为风、火、痰、瘀扰乱清空。本病的病位在于头窍，其病变脏腑与肝、脾、肾三脏相关。肝乃风木之脏，其性主动主升，若肝肾阴亏，水不涵木，阴不维阳，阳亢于上，或气火暴升，上扰头目，则发为眩晕。脾为后天之本，气血生化之源，若脾胃虚弱，气血亏虚，清窍失养，或脾失健运，痰浊中阻，或风阳夹痰，上扰清空，均可发为眩晕。肾主骨生髓，脑为髓海，肾精亏虚，髓海失充，或肝肾阴亏，水不涵木，阴不维阳，阳亢于上，亦可发为眩晕。

（1）肾精不足：肾为先天之本，主藏精生髓，脑为髓之海。若年高肾精亏虚，髓海不足，无以充盈于脑；或体虚多病，损伤肾精肾气；或房劳过度，阴精亏虚，均可导致髓海空虚，发为眩晕。正如《灵枢·海论》所言："髓海不足，则脑转耳鸣，胫酸眩冒，懈怠安卧。"如肾阴素亏，水不涵木，肝阳上亢，肝风内动，亦可发为眩晕。

（2）饮食所伤：若饮食不节，嗜酒肥甘，损伤脾胃，以致健运失司，水湿内停，积聚生痰，痰阻中焦清阳不升，头窍失养，故发为眩晕。

（3）病后体虚：脾胃为后天之本，气血生化之源。若久病体虚，脾胃虚弱，或失血之后，耗伤气血，或饮食不节，忧思劳倦，均可导致气血两虚。气虚则清阳不升，血虚则清窍失养，故而发为眩晕。正如《景岳全书·眩运》所言："原病之由有气虚者，乃清气不能上升，或汗多亡阳而致，当升阳补气；有血虚者，乃因亡血过多，阳无所附而然，当益阴补血，此皆不足之证也。"

（4）肝失条达，肝气郁结：精神萎靡既久，因虚致实，肝气郁结日久化火，肝阴耗伤，风阳易动，上扰头目，发为眩晕。《类证治裁·眩晕》所言："良由肝胆乃风木之脏，相火内寄，其性主动主升；或由身心过动，或由情志郁勃，或由地气上腾，或由冬藏不密，或由高年肾液已衰，水不涵木……以致目昏耳鸣，震眩不定。"

【证候特点】

1. 眩晕的基本证候特点　眩晕病在清窍，头晕目眩，视物旋转，轻者闭目即止，重者如坐车船，甚则仆倒。严重者可伴有头痛、项强、恶心呕吐、眼球震颤、耳鸣耳聋、汗出、面色苍白等。肝阳上亢之眩晕兼见头胀痛、面色潮红、急躁易怒、口苦脉弦等症状；脾胃虚弱，气血不足之眩晕，兼有纳呆、乏力、面色㿠白等症状；脾失健运，痰湿中阻之眩晕，兼见纳呆呕恶、头痛、苔腻诸症；肾精不足之眩晕，多兼有腰酸腿软、耳鸣如蝉等症。

2. 精神萎靡状态眩晕的证候特点　精神萎靡导致眩晕，平素面色㿠白，神疲乏力，脉细或弱者，脉来退多进少，升支钝圆，多属虚证，遇劳即发，伴两目干涩，腰膝酸软，由精血不足或气血亏虚所致。临床所见，精神萎靡状态所致眩晕以虚证多见，若突然发作，眩晕重，视物旋转，伴呕恶痰涎，头痛，面赤，形体壮实者，多属实证。其中脾虚痰湿所致者，头重昏蒙，胸闷呕恶，苔腻脉滑；瘀血所致者，头昏头痛，痛点固定，唇舌紫暗，舌有瘀斑；肝阳风火所致者，眩晕，面赤，烦躁，口苦，肢麻震颤，甚则昏仆，脉弦有力，或寸大尺小，常伴尺脉干枯感。

【精神萎靡状态眩晕与普通眩晕的区别】

精神萎靡导致眩晕属于神用不及，平素面白无力，精力不旺盛。脉象表现整体细或弱，退多进少，升支钝圆，脉来无力。遇劳即发，呈现虚象，或伴头目不清，腰膝酸软，皆由精血不足或气血亏虚神明失养所致，两寸脉脉位下移，弱，沉缓。

## 二、头痛

【定义】

头痛是指由于外感和内伤导致经络拘急或失养，清窍不利引起以头部疼痛为主要临床特征的疾病。头痛是临床常见的自觉症状，可单独出现，亦见于多种疾病的过程中。

【历史沿革】

头痛一证首载于《黄帝内经》，在《素问·风论》中称之为"首风""脑风"，描述了"首风"与"脑风"的临床特点，并指出外感与内伤是导致头痛发生的主要病因。如《素问·风论》谓："新沐中风，则为首风"，"风气循风府而上，则为脑风"；《素问·五脏生成》言："头痛巅疾，下虚上实，过在足少阴、巨阳，甚则入肾。"《黄帝内经》认为，六经病变皆可导致头痛。汉代张仲景在《伤寒论》中论及太阳、阳明、少阳、厥阴病头痛诸症，并列举了头痛的不同治疗方药，如厥阴头痛，"干呕吐涎沫，头痛者，吴茱萸汤主之"。李东垣之《东垣十书》将头痛分为外感头痛和内伤头痛，根据症状和病机的不同而有伤寒头痛、湿热头痛、偏头痛、真头痛、气虚头痛、血虚头痛、气血俱虚头痛、厥逆头痛等，并补充了太阴头痛和少阴头痛。《丹溪心法·头痛》中还有痰厥头痛和气滞头痛的记载，并提出头痛"如不愈各加引经药，太阳川芎，阳明白芷，少阳柴胡，太阴苍术，少阴细辛，厥阴吴茱萸"，至今对临床仍有指导意义。部分医著中还记载有"头风"一名，王肯堂《证治准绳·杂病·头痛》说："医书多分头痛头风为二门，然一病也，但有新久去留之分耳。浅而近者名头痛，其痛猝然而至，易于解散速安也。深而远者为头风，其痛作止无常，愈后遇触复发也。"叶天士认为"头为诸阳之会，与厥阴肝脉会于颠，诸阴寒邪不能上逆，为阳气窒塞，浊邪得以上据，厥阴风火，乃能逆上作痛。故头痛一证，皆由清阳不升，火风乘虚上入所致。"

【病因病机】

1.头痛的基本病因病机　头为"诸阳之会""清阳之府"，又为髓海之所在，居于人体之最高位，五脏精华之血，六腑清阳之气皆上注于头，手足三阳经亦上会于头。若六淫之邪上犯清空，阻遏清阳，或痰浊、瘀血痹阻经络，壅遏经气，或肝阴不足，肝阳偏亢，或气虚清阳不升，或血虚头窍失养，或肾精不足，髓海空虚，均可导致头痛的发生。

2.精神萎靡状态头痛的病机　精神萎靡状态头痛多由素体禀赋不足，

或房劳过度，使肾精久亏。肾主骨生髓，髓上通于脑，脑髓有赖于肾精的不断化生。若肾精久亏，脑髓空虚，则会发生头痛。若阴损及阳，肾阳虚弱，清阳不展，发为头痛。不外外感与内伤两类，如跌仆损伤，体虚久病、禀赋不足、房劳过度等因素有关，分述如下。

（1）感受外邪：平素精神不振，卫表疏松，起居不慎，感受风、寒、湿、热之邪，邪气上犯巅顶，清阳之气受阻，为头痛。因风为百病之长，故六淫之中，以风邪为主要病因，多夹寒、湿侵及腠理肌表，伤及膀胱经经气而头项强痛。

（2）情志失调：忧郁恼怒，情志不遂，肝失条达，气郁阳亢，或肝郁化火，阳亢火生，为头痛。若肝火郁久，耗伤阴血，肝肾亏虚，精血不承，亦可引发头痛。

（3）肾精不足：房事不节，劳倦过度，伤及肾元，真精不足，阴阳俱亏，则阴精无力支持阳的活动，出现腰脊酸痛，精神萎靡伴头项空痛。《不居集·肾经虚分阴阳》曰："肾与三焦虚者，多因房劳不节，淫欲过度，梦遗滑精，白淫淋带，冲任闭绝而不调，腰膝酸软而乏力，阳虚阴萎而不振，此本经气血虚乏之症，六脉涩弱、弦涩少神。如脉细微不数，阳萎形神不华彩，为阳虚。"

（4）饮食劳倦及体虚久病：脾胃为后天之本，气血生化之源。若脾胃虚弱，气血化源不足，或病后正气受损，营血亏虚，不能上荣于脑髓脉络，可致头痛的发生。若因饮食不节，嗜酒太过，或过食辛辣肥甘，脾失健运，痰湿内生，阻遏清阳，上蒙清窍而为痰浊头痛。

【证候特点】

1.头痛的基本证候特点　头痛可分为外感和内伤两大类。外感头痛多为外邪上扰清空，壅滞经络，络脉不通。头为诸阳之会，手足三阳经皆上循头面，所谓"伤于风者，上先受之""高巅之上，唯风可到"，外感头痛以风邪为主，且多兼夹他邪，如寒、湿、热等。若风邪夹寒邪，凝滞血脉，络道不通，不通则痛。若风邪夹热，风热炎上，清空被扰而发头痛。若风夹湿邪，阻遏阳气，蒙蔽清窍可致头痛。一般来说头痛部位可发生在前额、两颞、巅顶、枕项或全头部。疼痛性质可为跳痛、刺痛、胀痛、灼痛、重痛、空痛、昏痛、隐痛等。头痛发作形式可为突然发作，或缓慢起病，或反复发作，时痛时止。疼痛的持续时间可长可短，可数分钟、数小时或数天、数周，甚则长期疼痛不已。

2.精神萎靡状态头痛的证候特点　精神萎靡状态头痛，多因情志、饮食、劳倦、房劳、体虚等原因，导致肝阳偏亢，痰浊中阻，瘀血阻窍，气血亏虚，肾精不足等病理改变，以致头窍失养，或清窍被扰而发头痛。一般病程长，起病缓，多伴肝、脾、肾诸脏功能失调之证候，病性复杂，有虚有实，尤易虚实夹杂，人体处于精神萎靡状态日久伤及肝、脾、肾的正常气血运行。肝主疏泄，性喜条达。头痛因于肝者，或因肝失疏泄，气郁化火，阳亢火升，上扰头窍而致；或因肝肾阴虚，肝阳偏亢而致。肾主骨生髓，脑为髓海。头痛因于肾者，多因房劳过度，或禀赋不足，使肾精久亏，无以生髓，髓海空虚，发为头痛。脾为后天之本，气血生化之源，头窍有赖于精微物质的滋养。头痛因于脾者，或因脾虚化源不足，气血亏虚，清阳不升，头窍失养而致头痛；或因脾失健运，痰浊内生，阻塞气机，浊阴不降，清窍被蒙而致头痛。头痛大多起病较缓，病程较长，病性较为复杂，萎靡不振，气血亏虚，肾精不足之头痛属虚证，肝阳，痰浊、瘀血所致之头痛多属实证。虚实在一定条件下可以相互转化，例如痰浊中阻日久，脾胃受损，气血生化不足，营血亏虚，不荣头窍，可转为气血亏虚之头痛。肝阳、肝火日久，阳热伤阴，肾虚阴亏，可转为肾精亏虚的头痛，或转为阴虚阳亢、虚实夹杂之头痛。精神萎靡状态头痛迁延不愈，病久入络，又可转变为瘀血头痛。

【精神萎靡状态头痛与普通头痛的区别】

中医认为，脑为髓海，依赖于肝肾精血和脾胃精微物质的充养，故头痛之病机多与肝、脾、肾三脏的功能失调有关。精神萎靡状态头痛更强调情志、饮食、劳倦、房劳、体虚等正气不足，导致肝阳偏亢，痰浊中阻，瘀血阻窍，气血亏虚，肾精不足等病理改变，以致头窍失养，或清窍被扰而发头痛。脉象可见寸脉上，粗，刚，尺脉细涩，整体脉位上移，或者脉来缓慢，升支不扬。

## 三、中风

【定义】

中风是以猝然昏仆，不省人事，半身不遂，口眼㖞斜，语言不利为主症的病证。病轻者可无昏仆而仅见半身不遂及口眼㖞斜等症状。

由于本病发生突然，起病急骤，"如矢石之中的，若暴风之疾速"。临床见症不一，变化多端而速疾，有晕仆、抽搐，与自然界"风性善行而数变"的特征相似，故古代医家取类比象而名之为"中风"；又因其发病突然，亦称之为"卒中"。《伤寒论》之"中风"，乃外感病中的太阳表虚之证，不可混淆。

【历史沿革】

《黄帝内经》中没有中风的病名，但有关中风的论述较详。在病名方面，依据症状表现和发病阶段不同而有不同的名称：如在卒中昏迷期间称为仆击，大厥、薄厥；半身不遂者则有偏枯、偏风、身偏不用、风痱等病名。在病因方面，认识到感受外邪，烦劳暴怒可以诱发本病。如《灵枢·刺节真邪》云："虚邪偏客于身半，其入深，内居营卫，营卫稍衰则真气去，邪气独留，发为偏枯。"《素问·生气通天论》云："阳气者，大怒则形气绝，而血菀于上，使人薄厥。"《素问·调经论》云："血之与气，并走于上，则为大厥，厥则暴死，气复返则生，不返则死。"此外，还认识到本病的发生与体质、饮食有密切的关系。如《素问·通评虚实论》明确指出："……仆击，偏枯……肥贵人则膏粱之疾也。"

在《黄帝内经》理论指导下，历代医家对中风的病因和治法做了进一步探讨和发挥，大体可划分为两个阶段。在唐宋以前，以"外风"学说为主，多从"内虚邪中"立论。如《灵枢》所说"真气去，邪气独留"，东汉张仲景认为"络脉空虚"，风邪入中是本病发生的主因，并以邪中深浅、病情轻重而分为中经络、中脏腑。在治疗上，主要以疏风散邪、扶助正气为法，《千金方》之小续命汤和《素问病机气宜保命集》之大秦艽汤均为代表方。唐宋以后，特别是金元时期，突出以"内风"立论，是中风病因学说的一大转折。如张元素认为病因是热，他说："风本生于热，以热为本，以风为标。"刘河间则主"心火暴盛"。李东垣认为属"正气自虚"。《医学正传·中风》说："中风者，非外来风邪，乃本气自病也。凡人年逾四旬……多有此证。"朱丹溪主张"湿痰生热"，《丹溪心法·论中风》指出"东南之人，多是湿土生痰，痰生热，热生风也"，元代王履提出"真中""类中"病名，《医经溯洄集·中风辨》指出"因于风者，真中风也；因于火、因于气、因于湿者，类中风，而非中风也"。其后，明代张景岳认为本病与外风无关，而倡导"非风"之说，并提出"内伤积损"的论点。《景岳全书·非风》言："非风一症，即时人所谓中风症也。此症多见卒倒，卒倒多由昏愦，本皆内伤积损颓败而然，原非外感风寒所致。"同代医家李中梓将中风中脏腑明确分为闭、脱二证。至清代叶天士始明确以"内风"立论，《临证指南医案·中风》说"因精血衰耗，水不涵木……故肝阳偏亢，内风时起"，并提出滋液息风，补阴潜阳，以及开闭、固脱等法。王清任指出中风半身不遂、偏身麻木是由于"气虚血瘀"所致，立补阳还五汤治疗偏瘫。近代医家张伯龙、张山雷等总结前人经验，进一步探讨发病机制，认识到本病的发生主要在于肝阳化风，气血并逆，直冲犯脑。至此对中风的病因病机和治法认识渐趋深化。

【病因病机】

1. 中风的基本病因病机　中风多是在内伤积损的基础上，复因劳逸失度、情志不遂、饮酒饱食或外邪侵袭等触发引起脏腑阴阳失调，血随气逆，肝阳暴涨，内风旋动，夹痰夹火，横窜经脉，蒙蔽神志从而发生猝然昏仆、半身不遂诸症。中风的形成虽有上述各种原因，但其基本病机总属阴阳失调，气血逆乱。病位在心脑，与肝肾密切相关。《素问·脉要精微论》说："头者，精明之府。"李时珍在《本草纲目》中亦指出脑为"元神之府"，"精明""元神"均指主宰精神意识思维活动的功能，因此可以认为神明为心脑所主。病理基础则为肝肾阴虚。因肝肾之阴下虚，则肝阳易于上亢，复加饮食起居不当，情志刺激或感受外邪，气血上冲于脑，神窍闭阻，故猝然昏仆，不省人事。病理因素主要为风、火、痰、瘀，其形成与脏腑功能失调有关。如肝肾阴虚，阳亢化火生风，或五志化火动风。脾失健运，痰浊内生，或火热炼液为痰。暴怒血菀于上，或气虚无力推动，皆可致瘀血停滞。四者之间可互相影响或兼见同病，如风火相煽，痰瘀互结等。严重时风阳痰火与气血阻于脑窍，横窜经络，出现昏仆、失语，喝僻不遂。

2. 精神萎靡状态中风病机　精神萎靡不振，脏腑气血失调，内伤积损素体阴亏血虚，阳盛火旺，风火易炽，或年老体衰，肝肾阴虚，肝阳偏亢，复因将息失宜，致使阴虚阳亢，气血上逆，上蒙神窍，突发本病。正如《景岳全书·非风》说："卒倒多有昏愦，本皆内伤积损颓败而然。"

（1）劳欲过度：《素问·生气通天论》认为"阳气者，烦劳则张。"烦劳过度，耗气伤阴，易使阳气暴涨，引动风阳上旋，气血上逆，壅阻清窍；纵欲过度，房事不节，亦能引动心火，耗伤肾水，水不制火，则阳亢风动。

（2）饮食不节：嗜食肥甘厚味、丰香炙煿之物，或饮酒过度致使脾失健运，聚湿生痰，痰湿生热，热极生风，终致风火痰热内盛，窜犯络脉，上阻清窍。此即《丹溪心法·论中风》所言："湿土生痰，痰生热，热生风也。"

（3）情志所伤：五志过极，心火暴甚，可引动内风而发卒中，其中以郁怒伤肝为多。平素忧郁恼怒，情志不畅，肝气不舒，气郁化火，则肝阳暴亢，引动心火，气血上冲于脑，神窍闭阻，遂致卒倒无知。或长期烦劳过度，精神紧张，虚火内燔，阴精暗耗，日久导致肝肾阴虚，阳亢风动。此外，素体阳盛、心肝火旺之青壮年，亦有遇怫郁而阳亢化风以致突然发病者。

（4）气虚邪中：气血不足，脉络空虚，尤其在气候突变之际，风邪乘虚入中，气血痹阻，或痰湿素盛，形盛气衰，外风引动内风，痰湿闭阻经络，而致喝僻不遂。

【证候特点】

1. 中风的基本证候特点　中风具有突然昏仆，不省人事，半身不遂，偏身麻木，口眼㖞斜，言语謇涩等特定的临床表现。轻症仅见眩晕，偏身麻木，口眼㖞斜，半身不遂等。多急性起病，好发于 40 岁以上年龄。发病之前多有头晕、头痛、肢体一侧麻木等先兆症状。若风阳痰火炽盛，进一步耗灼阴精，阴虚及阳，阴竭阳亡，阴阳离决，则出现脱证，表现为口开目合，手撒肢冷，气息微弱等虚脱症状。由此可见，中风的发生病机复杂，归纳起来为虚（阴虚、血虚），火（肝火，心火），风（肝风、外风）、痰（风痰、湿痰），气（气逆、气滞）、血（血瘀）六端。

2. 精神萎靡状态中风的证候特点　精神萎靡状态中风平素常有眩晕、头痛、心悸等病史，发病多有情志失调、饮食不当或劳累等诱因。精神萎靡状态多属本虚标实。肝肾阴虚，气血衰少为致病之本，风、火、痰、气、瘀为发病之标，两者可互为因果。发病之初，邪气鸱张，风阳痰火炽盛，气血上菀，故以标实为主；如病情剧变，在病邪的猛烈攻击下，正气急速溃败，可以正虚为主，甚则出现正气虚脱。后期因正气未复而邪气独留，可留后遗症。

由于病位浅深、病情轻重的不同，又有中经络和中脏腑之别。轻者中经络，重者中脏腑。瘀阻脑络，而致猝然昏倒，不省人事。因邪正虚实的不同，而有闭脱之分及由闭转脱的演变，闭证之中腑者，因肝阳暴亢或痰热腑实，风痰上扰，见㖞僻不遂，神志欠清，大便不通；中脏者，风阳痰火内闭神窍，脑络瘀阻则见昏仆、不省人事、肢体拘急等闭证。因于痰火瘀热者为阳闭；因于痰浊瘀阻者为阴闭。

【精神萎靡状态中风与普通中风的区别】

精神萎靡状态常可导致脏器气血不足，功能低下，尤其人体上部气血灌注不良，络脉郁阻，加之饮食不节、外感、情志等诱因，肝风夹痰，横窜经络，血脉瘀阻，气血不能濡养机体，则见中经络之证，表现为半身不遂，口眼㖞斜，不伴神志障碍，脉象浊涩，寸弱，短；若风阳痰火蒙蔽神窍，气血逆乱，上冲于脑，则见中脏腑重证，络损血溢。脉象可见刚、上、动、强等。总属精神萎靡状态气机紊乱瘀血阻络，蒙蔽心神之病机范畴。

## 第三节　脾胃系病证

### 一、胃痛

【定义】

胃痛，又称胃脘痛，是以上腹胃脘近心窝处疼痛为主证的病证。胃位于膈下，上口为贲门，接于食道，下口为幽门，连于小肠。脘，胃腔。胃之上口贲门为上脘，胃之中部为中脘，胃之下口幽门为下脘。故胃痛也称胃脘痛，《素问·至真要大论》所谓"胃脘当心而痛"。

【历史沿革】

胃痛首见于《黄帝内经》。《素问·六元正纪大论》谓："木郁之发……民病胃脘当心而痛，上支两胁，膈咽不痛，食饮不下。"《素问·至真要大论》也说："厥阴司天，风淫所胜……民病胃脘当心而痛。"这说明胃痛与木气偏胜，肝胃失和有关。《素问·举痛论》还阐发了寒邪入侵引起气血壅滞不通而胃作痛的机制。《伤寒论·辨厥阴病脉证并治第十二》曰："厥阴之为病，消渴，气上撞心，心中疼热，饥而不欲食，食则吐蛔，下之，利不止。"其中的"心中疼"，即是胃痛，此为后世辨治寒热错杂的胃痛提供了有益的借鉴。后世医家因《黄帝内经》"胃脘当心而痛"一语，往往将心痛与胃痛混为一谈，如《千金要方·卷十三·心腹痛第六》中有九种心痛，九种心痛是虫心痛、注心痛、风心痛、悸心痛、食心痛、饮心痛、冷心痛、热心痛、来去心痛。这里所说的"心痛"，实际上多指胃痛而言。《济生方·心腹痛门》对胃痛的病因做了较全面的论述：九种心痛"名虽不同，而其所致皆因外感六淫，内沮七情，或饮啖生冷果食之类，使邪气搏于正气，邪正交击，气道闭塞，郁于中焦，遂成心痛。"《太平惠民和剂局方》《太平圣惠方》《圣济总录》等书采集了大量医方，其治胃痛多用辛燥理气之品，如白豆蔻、砂仁、广藿香、木香、檀香、丁香、高良姜、干姜等。金元时期,《兰室秘藏·卷二》立"胃脘痛"一门,论其病机,则多系饮食劳倦而致脾胃之虚,又为寒邪所伤导致。论其治法,大旨不外益气、温中、理气、和胃等。《丹溪心法·心脾痛》谓:"大凡心膈之痛,须分新久,若明知身受寒气,口吃冷物而得病者,于初得之时,当与温散或温利之药;若病之稍久则成郁,久郁则蒸热,热久必生火……"胃痛亦有属热之说,至丹溪而畅明。胃痛与心痛的混淆引起了明代医家的关注,如明代《证治准绳·心痛胃脘痛》中写道:"或问丹溪言心痛即胃脘痛然乎?曰心与胃各一脏,其病形不同,因胃脘痛处在心下,故有当心而痛之名,岂胃脘痛即心痛哉?"《医学正传·胃脘痛》更进一步指出前人以胃痛为心痛之非:"古方九种心痛……详其所由,皆在胃脘而实不在心也。"从而对两病进行了较为明确的区分。其后《景岳全书·心腹痛》对胃痛的病因病机、辨证论治进行了较为系统的总结。清代《临证指南医案·胃脘痛》的"久痛入络"之说,《医林改错》《血证论》对瘀血滞于中焦,胀满刺痛者,采用血府逐瘀汤治疗。

【病因病机】

1. 胃痛的基本病因病机　本病初则多由外邪、饮食、情志不遂所致,病因多单一,病机也单纯,常见寒邪客胃、饮食停滞、肝气犯胃、肝胃郁热、脾胃湿热等证候,表现为实证;久则常见由实转虚,如寒邪日久损伤脾阳,热邪日久耗伤胃阴,多见脾胃虚寒、胃阴不足等证候,则属虚证。因实致虚,或因虚致实,皆可形成虚实并见证,如胃热兼有阴虚,脾胃阳虚兼见内寒,以及兼夹瘀、食、气滞、痰饮等。本病的病位在胃,与肝脾关系密切,也与胆肾有关,基本病机为胃气阻滞,胃络瘀阻,胃失所养,不通则痛。

2. 精神萎靡状态胃痛的病机　精神萎靡状态导致的胃痛的病机可以为外感寒邪、饮食所伤、情志不遂、脾胃虚弱等。

(1)寒邪客胃,寒属阴邪,其性凝滞收引。胃脘上部以口与外界相通,气候寒冷,寒邪由口吸入,或脘腹受凉,寒邪直中,内客于胃,或服药苦寒太过,或寒食伤中,致使寒凝气滞,胃气失和,胃气阻滞,不通则痛。

正如《素问·举痛论》所说："寒气客于肠胃之间，膜原之下，血不得散，小络急引，故痛。"

（2）饮食伤胃，胃主受纳腐熟水谷，其气以和降为顺，故胃痛的发生与饮食不节关系最为密切。若饮食不节，暴饮暴食，损伤脾胃，饮食停滞，致使胃气失和，胃中气机阻滞，不通则痛；或五味过极，辛辣无度，或恣食肥甘厚味，或饮酒如浆，则伤脾碍胃，蕴湿生热，阻滞气机，以致胃气阻滞，不通则痛，皆可导致胃痛。故《素问·痹论》曰："饮食自倍，肠胃乃伤。"《医学正传·胃脘痛》曰："初致病之由，多因纵恣口腹，喜好辛酸，恣饮热酒煎爆，复餐寒凉生冷，朝伤暮损，日积月深……故胃脘疼痛。"

（3）肝气犯胃，脾胃的受纳运化，中焦气机的升降，有赖于肝之疏泄，《素问·宝命全形论》所说的"土得木而达"即是这个意思。所以病理上就会出现木旺克土，或土虚木乘之变。忧思恼怒，情志不遂，肝失疏泄，肝郁气滞，横逆犯胃，以致胃气失和，胃气阻滞，即可发为胃痛。所以《杂病源流犀烛·胃病源流》谓："胃痛，邪干胃脘病也……唯肝气相乘为尤甚，以木性暴，且正克也。"肝郁日久，又可化火生热，邪热犯胃，导致肝胃郁热而痛。

若肝失疏泄，气机不畅，血行瘀滞，又可形成血瘀，兼见瘀血胃痛。胆与肝相表里，皆属木。胆之通降，有助于脾之运化及胃之和降。《灵枢·四时气》曰："邪在胆，逆在胃。"若胆病失于疏泄，胆腑通降失常，胆气不降，逆行犯胃，致胃气失和，肝、胆、胃气机阻滞，也可发生胃痛。

（4）脾胃虚弱，脾与胃相表里，同居中焦，共奏受纳运化水谷之功。脾气主升，胃气主降，胃之受纳腐熟，赖脾之运化升清，所以胃病常累及于脾，脾病常累及于胃。若素体不足，或劳倦过度，或饮食所伤，或过服寒凉药物，或久病脾胃受损，均可引起脾胃虚弱，中焦虚寒，致使胃失温养，发生胃痛。若是热病伤阴，或胃热火郁，灼伤胃阴，或久服香燥理气之品，耗伤胃阴，胃失濡养，也可引起胃痛。肾为先天之本、阴阳之根，脾胃之阳全赖肾阳之温煦；脾胃之阴全赖肾阴之滋养。若肾阳不足，火不暖土，可致脾阳虚，而成脾肾阳虚、胃失温养之胃痛；若肾阴亏虚，肾水不能上济胃阴，可致胃阴虚，而成胃肾阴虚、胃失濡养之胃痛。

【证候特点】

1.胃痛的基本证候特点　胃痛的证候特点是上腹胃脘部疼痛及压痛，常伴有食欲不振、胃脘痞闷胀满、恶心呕吐、吞酸嘈杂等胃气失和的症状。发病常由饮食不节、情志不遂、劳累、受寒等诱因引起。

2.精神萎靡状态胃痛的证候特点　精神萎靡状态导致肝郁气滞，气滞日久，血行瘀滞，或久痛入络，胃络受阻，或胃出血后，离经之血未除，以致瘀血内停，胃络阻滞不通，均可引起瘀血胃痛。《临证指南医案·卷八·胃脘痛》关于这种病机的论述为："胃痛久而屡发，必有凝痰聚瘀。"若脾阳不足，失于健运，湿邪内生，聚湿成痰成饮，蓄留胃脘，又可致痰饮胃痛。

胃痛的部位在上腹部胃脘处，其疼痛的性质表现为胀痛、隐痛、刺痛、灼痛、闷痛、绞痛等，其中尤以胀痛、隐痛、刺痛常见。可有压痛，按之其痛或增或减，但无反跳痛。其痛有呈持续性者，也有时作时止者。其痛常因寒暖失宜、饮食失节、情志不舒、劳累等诱因而发作或加重，常伴有食欲不振、恶心呕吐、吞酸嘈杂等症状。

【精神萎靡状态胃痛与普通胃痛的区别】

精神萎靡状态导致脾胃虚弱、肝气郁滞，气滞日久，血行瘀滞，脉涩，内曲，左右不均衡，或久痛入络，胃络受阻，或胃出血后，离经之血未除，以致瘀血内停，胃络阻滞不通，易可引起瘀血胃痛。左侧或右侧关脉可以摸到凹凸不平的晕点。

## 二、痞满

【定义】

痞满是由表邪内陷、饮食不节、痰湿阻滞、情志失调、脾胃虚弱等导致脾胃功能失调，升降失司，胃气壅塞而成的以胸脘痞塞满闷不舒，按之柔软，压之不痛，视之无胀大之形为主要临床特征的一种脾胃病证。

本证按部位可划分为胸痞、心下痞等，心下即胃脘部，故心下痞又可称为胃痞。

【历史沿革】

痞满在《黄帝内经》称为痞、满、痞满、痞塞等，如《素问·异法方宜论》的"脏寒生满病"，《素问·五常政大论》的"备化之纪……其病痞"，以及"卑监之纪……其病留满痞塞"等都是这方面的论述。《伤寒论》对本病证的理法方药论述颇详，如谓"但满而不痛者，此为痞""心下痞，按之濡"，提出了痞的基本概念，并指出该病病机是正虚邪陷，升降失调，并拟定了寒热并用、辛开苦降的治疗大法，其所创诸泻心汤乃治痞满之祖方，一直为后世医家所常用。《诸病源候论·痞噎病诸候》提出"八痞""诸痞"之名，包含了胃痞在内，论其病因有风邪外入，忧恚气积，坠堕内损，概其病机有营卫不和，阴阳隔绝，血气壅塞，不得宣通，并对痞做了初步的解释："痞者，塞也。言腑脏痞塞不宣通也。"东垣所倡脾胃内伤之说，及其理法方药多为后世医家所借鉴，尤其是《兰室秘藏·卷二》之辛开苦降、消补兼施的消痞丸、枳实消痞丸更是后世治痞的名方。《丹溪心法·痞》将痞满与胀满做了区分："胀满内胀，而外亦有形，痞则内觉痞闷，而外无胀急之形。"在治疗上丹溪特别反对一见痞满便滥用利药攻下，认为中气重伤，痞满更甚。《景岳全书·痞满》对本病的辨证颇为明晰："痞者，痞塞不开之谓；满者，胀满不行之谓。盖满则近胀，而痞则不必胀也。所以痞满一证，大有疑辨，则在虚实二字，凡有邪有滞而痞者，实痞也；无物无滞而痞者，虚痞也。有胀有痛而满者，实满也；无胀无痛而满者，虚满也。实痞、实满者可散可消；虚痞、虚满者，非大加温补不可。"《类证治裁·痞满》将痞满分为伤寒之痞和杂病之痞，把杂病之痞又分作胃口寒滞停痰，饮食寒凉伤胃，脾胃阳微，中气久虚，精微不化，脾虚失运，胃虚气滞等若干证型，分寒热虚实之不同而辨证论治。

【病因病机】

1.痞满的基本病因病机　痞满的病机有虚实之分，实即实邪内阻，包括外邪入里、饮食停滞、痰湿阻滞、肝郁气滞等；虚即中虚不运，责之脾胃虚弱。实邪之所以内阻，多与中虚不运、升降无力有关；反之，中焦转运无力最易招致实邪的侵扰，二者常常互为因果。如脾胃虚弱，健运失司，既可停湿生饮，又可食滞内停；而实邪内阻，又会进一步损伤脾胃，终致虚实并见。另外，各种病邪之间、各种病机之间亦可互相影响，互相转化，形成虚实互见、寒热错杂的病理变化，为痞证的病机特点。总之，胃痞的病位在胃，与肝脾有密切关系，基本病机为脾胃功能失调，升降失司，胃气壅塞。

2. 精神萎靡状态痞满的病机　脾胃同居中焦，脾主升清，胃主降浊，共司水谷的纳运和吸收，清升浊降，纳运如常，则胃气调畅。若因表邪内陷入里，饮食不节，痰湿阻滞，情志萎靡，脾胃虚弱导致脾胃损伤，升降失司，胃气壅塞，即可发生痞满。

（1）表邪入里：外邪侵袭肌表，治疗不得其法，滥施攻里泻下，脾胃受损，外邪乘虚内陷入里，结于胃脘，阻塞中焦气机，升降失司，胃气壅塞，遂成痞满。如《伤寒论》所云："脉浮而紧，而复下之，紧反入里，则作痞，按之自濡，但气痞耳。"

（2）饮食不节：食滞中阻或暴饮暴食，或恣食生冷粗硬，或偏嗜肥甘厚味，或嗜浓茶烈酒及辛辣过烫饮食，损伤脾胃，以致食谷不化，阻滞胃脘，升降失司，胃气壅塞，而成痞满。如《类证治裁·痞满》云："饮食寒凉，伤胃致痞者，温中化滞。"

（3）痰湿阻滞：脾胃失健，水湿不化，酿生痰浊，痰气交阻于胃脘，则升降失司，胃气壅塞，而成痞满。如《兰室秘藏·中满腹胀》曰："脾湿有余，腹满食不化。"

（4）情志失调：多思则气结，暴怒则气逆，悲忧则气郁，惊恐则气乱等，造成气机逆乱，升降失职，形成痞满。其中尤以肝郁气滞，横犯脾胃，致胃气阻滞而成痞满为多见。

（5）脾胃虚弱：素体脾胃虚弱，中气不足，或饥饱不匀，饮食不节，或久病损及脾胃，纳运失职，升降失调，胃气壅塞，而生痞满。此正如《兰室秘藏·中满腹胀》所论述的因虚生痞满："或多食寒凉，及脾胃久虚之人，

113

胃中寒则胀满，或脏寒生满病。"

【证候特点】

1.痞满的基本证候特点　痞满以胃脘痞塞、满闷不舒为主要临床表现，其痞按之柔软，压之不痛，视之无胀大之形。常伴有胸膈满闷，饮食减少，得食则胀，嗳气则舒等症。发病和加重常与饮食、情志、起居、冷暖失调等诱因有关。多为慢性起病，时轻时重，反复发作，缠绵难愈。

2.精神萎靡状态痞满证候特点　痞满绵绵，得热则舒，遇寒则甚，口淡不渴，苔白，脉沉者，多为寒；痞满势急，胃脘灼热，得凉则舒，口苦便秘，口渴喜冷饮，苔黄，脉数者，多为热；痞满时减复如故，喜揉喜按，不能食或食少不化，大便溏薄，久病体虚者，多属虚；痞满持续不减，按之满甚或硬，能食便秘，新病邪滞者，多属实。

【精神萎靡状态痞满与普通痞满的区别】

精神萎靡，气机不活跃，痞满绵绵，得热则舒，遇寒则甚，口淡不渴，苔白，脉沉者，多虚证、寒证；表邪内陷入里，饮食不节，痰湿阻滞，情志萎靡，脾胃虚弱导致脾胃损伤，升降失司，胃气壅塞，发为痞满。气郁、气滞脉象以脉动谐振波为辨别特征，脉迟，关脉沉取郁滞。

## 三、便秘

【定义】

便秘是指由于大肠传导功能失常导致的以大便排出困难，排便时间长，或间隔时间延长为临床特征的一种肠道病证。

【历史沿革】

《黄帝内经》中已经认识到便秘与脾胃受寒、肠中有热及肾病有关，如《素问·厥论》曰："太阴之厥，则腹满䐜胀，后不利。"《素问·举痛论》曰："热气留于小肠，肠中痛，瘅热焦渴，则坚干不得出，故痛而闭不通矣。"《灵枢·邪气脏腑病形》曰："肾脉微急，为不得前后。"仲景对便秘已有了较全面的认识，提出了寒、热、虚、实不同的发病机制，开创了承气汤的苦寒泻下、麻子仁丸的养阴润下、厚朴三物汤的理气通下，以及蜜煎导诸法，为后世医家认识和治疗本病确立了基本原则，有的方药至今仍为临床治疗便秘所常用。李东垣强调饮食劳逸与便秘的关系，并指出治疗便秘不可妄用泻药，如《兰室秘藏·大便结燥门》谓："若饥饱失节，劳役过度，损伤胃气，及食辛热厚味之物，而助火邪，伏于血中，耗散真阴，津液亏少，故大便燥结。""大抵治病……不可一概用巴豆、牵牛之类下之，损其津液，燥结愈甚，复下复结，极则以至引导于下而不通，遂成不救。"程钟龄的《医学心悟·大便不通》将便秘分为"实秘、虚秘、热秘、冷秘"四种类型，并分别列出各类的症状、治法及方药，对临床有一定的参考价值。

【病因病机】

1.便秘的基本病因病机　便秘的病因是多方面的，其中主要的有外感寒热之邪、内伤饮食情志、病后体虚、阴阳气血不足等。本病病位在大肠，并与脾、胃、肺、肝、肾密切相关。脾虚传送无力，糟粕内停，致大肠传导功能失常，而致便秘；胃与肠相连，胃热炽盛，下传大肠，燔灼津液，大肠热盛，燥屎内结，可致便秘；肺与大肠相表里，肺之燥热下移大肠，则大肠传导功能失常，而成便秘；肝主疏泄气机，若肝气郁滞，则气滞不行，腑气不能畅通；肾主五液而司二便，若肾阴不足，则肠道失润，若肾阳不足则大肠失于温煦而传送无力，大便不通，均可导致便秘。

2.精神萎靡状态便秘的病机　精神萎靡不振日久肠胃积热，或素体阳盛；或热病之后，余热留恋；或肺热肺燥，下移大肠；或过食醇酒厚味；或过食辛辣；或过服热药，均可致肠胃积热，耗伤津液，肠道干涩失润，粪质干燥，难于排出，形成所谓"热秘。"如《景岳全书·秘结》曰："阳结证，必因邪火有余，以致津液干燥。"

阴寒积滞，恣食生冷，凝滞胃肠；或外感寒邪，直中肠胃；或过服寒凉，阴寒内结，均可导致阴寒内盛，凝滞胃肠，传导失常，糟粕不行，而成冷秘。如《金匮翼·便闭统论》曰："冷闭者，寒冷之气，横于肠胃，凝阴固结，阳气不行，津液不通。"

气虚阳衰，饮食劳倦，脾胃受损；或素体虚弱，阳气不足；或年老体弱，气虚阳衰；或久病产后，正气未复；或过食生冷，损伤阳气；或苦寒攻伐，伤阳耗气，均可导致气虚阳衰。气虚则大肠传导无力，阳虚则肠道失于温煦，阴寒内结，便下无力，使排便时间延长，形成便秘。如《景岳全书·秘结》曰："凡下焦阳虚，则阳气不行，阳气不行则不能传送，而阴凝于下，此阳虚而阴结也。"

阴亏血少，素体阴虚，津亏血少；或病后产后，阴血虚少；或失血夺汗，伤津亡血；或年高体弱，阴血亏虚；或过食辛香燥热，损耗阴血，均可导致阴亏血少。血虚则大肠不荣，阴亏则大肠干涩，肠道失润，大便干结，便下困难，而成便秘。如《医宗必读·大便不通》说："更有老年津液干枯，妇人产后亡血，及发汗利小便，病后血气未复，皆能秘结。"

【证候特点】

1. 便秘的基本证候特点　主要临床特征为大便排出困难，排便时间及排便间隔时间延长，粪质多干硬。起病缓慢，多属慢性病变过程。常伴有腹胀腹痛，头晕头胀，嗳气食少，心烦失眠，肛裂、出血、痔疮，以及汗出、气短乏力、心悸头晕等症状。发病常与外感寒热、内伤饮食情志、脏腑失调、坐卧少动、年老体弱等因素有关。

2. 精神萎靡状态便秘的证候特点　其表现或粪质干硬，排出困难，排便时间、排便间隔时间延长，大便次数减少，常三五日、七八日，甚至更长时间解一次大便，每次解大便常需半小时或更长时间，常伴腹胀腹痛、头晕头胀、嗳气食少、心烦失眠等症；或粪质干燥坚硬，排出困难，排便时间延长，常由于排便努挣导致肛裂、出血，日久还可引起痔疮，而排便间隔时间可能正常；或粪质并不干硬，也有便意，但排便无力，排出不畅，常需努挣，排便时间延长，多伴有汗出、气短乏力、心悸头晕等症状。由于燥屎内结，可在左下腹扪及质地较硬的条索状包块，排便后消失。本病起病缓慢，多属慢性病变过程，多发于中老年和女性。

【精神萎靡状态便秘与普通便秘的区别】

精神萎靡不振，气机郁滞，忧愁思虑，脾伤气结；若抑郁恼怒，肝郁气滞，或久坐少动，气机不利，可致腑气郁滞，通降失常，传导失职，糟粕内停，不得下行，或欲便不出，或出而不畅，或大便干结而成气秘。脉来缓滞不畅，或尺部细弱。

## 四、噎膈

【定义】

噎膈是由于食管干涩，食管、贲门狭窄所致的以咽下食物梗塞不顺，甚则食物不能下咽到胃，食入即吐为主要临床表现的一类病证。噎即梗塞，指吞咽食物时梗塞不顺；膈即格拒，指食管阻塞，食物不能下咽到胃，食入即吐。多发于中老年男性，噎属噎膈之轻证，可以单独为病，亦可为膈的前驱表现，临床上以噎膈统称之。

【历史沿革】

《黄帝内经》认为本病证与津液及情志有关，如《素问·阴阳别论》曰："三阳结谓之膈。"《素问·通评虚实论》曰："膈塞闭绝，上下不通，则暴忧之病也。"并指出本病病位在胃，如《灵枢·四时气》曰："食饮不下，膈塞不通，邪在胃脘。"《太平圣惠方·第五十卷》认为："寒温失宜，食饮乖度，或恚怒气逆，思虑伤心致使阴阳不和，胸膈否塞，故名膈气也。"

《景岳全书·噎膈》曰："噎膈一证，必以忧愁思虑，积劳积郁，或酒色过度，损伤而成"，并指出"少年少见此证，而惟中衰耗伤者多有之。"对其病因进行了确切的描述。关于其病机历代医家多有论述，如《医学心悟·噎膈》指出"凡噎膈症，不出胃脘干槁四字"，《临证指南医案·噎膈反胃》提出"脘管窄隘"。

【病因病机】

1.噎膈的基本病因病机　噎膈的病因以内伤饮食、情志，年老肾虚，脏腑失调为主，且三者之间常相互影响，互为因果，共同致病，形成本虚标实的病理变化。初起以邪实为主，随着病情发展，气结、痰阻、血瘀愈显，食管、贲门狭窄更甚，邪实有加；又因胃津亏耗，进而损及肾阴，以致精血虚衰，虚者愈虚，两种因素相合而成噎膈重证。部分患者病情继续发展，由阴损以致阳衰，则肾之精气并耗，脾之化源告竭，终成不救。噎膈的病位在食管，属胃气所主，与肝、脾、肾也有密切关系。基本病机是脾胃肝肾功能失调，导致津枯血燥，气郁、痰阻、血瘀互结而致食管干涩，食管、贲门狭窄。

2. 精神萎靡状态噎膈的病机　精神萎靡状态噎膈常可因七情内伤、饮食所伤、年老肾虚、脾胃肝肾功能失调等病机引起。

（1）七情失调：导致噎膈的七情因素中，以忧思恼怒多见。忧思伤脾则气结，脾伤则水湿失运，滋生痰浊，痰气相搏；恼怒伤肝则气郁，气结气郁则津行不畅，瘀血内停，已结之气与后生之痰、瘀交阻于食管、贲门，使食管不畅，久则使食管、贲门狭窄，而成噎膈。如《医宗必读·反胃噎塞》说："大抵气血亏损，复因悲思忧恚，则脾胃受伤，血液渐耗，郁气生痰，痰则塞而不通，气则上而不下，妨碍道路：饮食难进，噎塞所由成也。"《临证指南医案·噎膈反胃》谓："噎膈之症，必有瘀血、顽痰、逆气，阻隔胃气。"

（2）饮食所伤：嗜酒无度，过食肥甘，恣食辛辣，助湿生热，酿成痰浊，阻于食管、贲门，或津伤血燥，失于濡润，使食管干涩，均可引起进食噎塞，而成噎膈。如《医碥·反胃噎膈》说："酒客多噎膈，饮热酒者尤多，以热伤津液，咽管干涩，食不得入也。"又如《临证指南医案·噎膈反胃》谓："酒湿厚味，酿痰阻气，遂令胃失下行为顺之旨，脘窄不能纳物。"此外，饮食过热，食物粗糙发霉，既可损伤食管脉络，又可损伤胃气，气滞血瘀阻于食管、贲门，也可成噎膈。

（3）年老肾虚：年老肾虚，精血渐枯，食管失养，干涩枯槁，发为此病。如《医贯·噎膈》曰："惟男子年高者有之，少无噎膈。"又如《金匮翼·膈噎反胃统论》曰："噎膈之病，大都年逾五十者，是津液枯槁者居多。"若阴损及阳，命门火衰，脾胃失于温煦，脾胃阳虚，运化无力，痰瘀互结，阻于食管，也可形成噎膈。

【证候特点】

1. 噎膈的基本证候特点　初发多为噎，久则渐发展成膈而噎膈并见。

进食困难的表现，一般是初起为咽下饮食时胸膈部梗塞不顺，有一种食物下行缓慢并停留在食管某一部位不动之感，食毕则消失，这种感觉常在情志不舒时发生。此阶段食物尚可下咽，只在进食固体食物时发生困难，随着梗塞症状的日渐加重，进食流质类饮食亦发生困难，以致不能进食，或食后随即吐出。吐出物为食物、涎沫，量不大，甚者吐出物为赤豆汁样，常伴有疼痛，其出现有早有晚，初始为进食时胸膈疼痛，食粗糙食物更明显，严重者可持续疼痛。随着饮食渐废，病邪日深，正气凋残，患者表现为消瘦、乏力、面容憔悴、精神萎靡，终致大肉尽脱，形销骨立而危殆难医。

2.精神萎靡状态噎膈证候特点　精神萎靡状态噎膈是以进食梗塞不顺，甚则食物不能下咽到胃，食入即吐为主要表现的一类病证，主要为精神萎靡、七情内伤、饮食所伤、年老肾虚、脾胃肝肾功能失调等，病位在食管，属胃气所主，与肝、脾、肾也有密切关系。精神萎靡日久脾胃肝肾功能失调，导致津枯血燥，气郁、痰阻、血瘀互结，而致食管干涩，食管、贲门狭窄。咽下饮食梗塞不顺，食物在食管内有停滞感，甚则不能下咽到胃，或食入即吐。伴有胃脘不适，胸膈疼痛，甚则出现形体消瘦、肌肤甲错、精神衰惫等症。起病缓慢，常表现为由噎至膈的病变过程，常由饮食、情志等因素诱发，多发于中老年男性。

【精神萎靡状态噎膈与普通噎膈的区别】

精神萎靡，忧思恼怒、饮酒嗜辛、劳伤过度导致肝郁、脾虚、肾伤，形成气郁、血瘀、痰凝、火旺、津枯等一系列病理变化。忧思伤脾，脾伤则气结，以致运化失调，津液不布，聚而成痰，可出现滑脉、热、涩等。恼怒伤肝，肝伤则气郁，使疏泄失职，血行不畅，积而成瘀。痰瘀阻塞食道，饮食难以下行，久之精微不能生化，津液日益干涸，上下不得流通，而成噎膈。血虚津亏，精神不养，脉管软，不耐按压，升支钝。

# 第四节 肝胆系病证

## 瘿病

### 【定义】

瘿病是由于情志内伤、饮食及水土失宜等因素引起的，以气滞、痰凝、血瘀壅结颈前为基本病机，以颈前喉结两旁结块肿大为主要临床特征的一类疾病。中医又称为瘿、瘿气、瘿瘤、瘿囊、影袋等。

### 【历史沿革】

早在公元前三世纪我国就有关于瘿病的记载，如战国时期的《庄子·德充符》即有"瘿"的病名。而《吕氏春秋·尽数》所说的"轻水所，多秃与瘿人"不仅记载了瘿病的存在，而且观察到瘿的发病与地理环境密切相关。《三国志·魏书》引《魏略》谓：贾逵"发愤生瘿，后所病稍大，自启愿欲令医割之"，而曹操劝告贾逵"吾闻十人割瘿九人死"。这个历史故事说明，早在三国时期，我国医者就已经进行过手术治疗瘿病的探索。《肘后方》首先用昆布、海藻治疗瘿病。"瘿病"一名，首见于《诸病源候论·瘿候》，书中记载瘿病的病因主要是情志内伤及水土因素，谓："瘿者由忧恚气结所生，亦曰饮沙水，沙随气入于脉，搏颈下而成之。""诸山水黑土中，山泉流者，不可久居，常食令人作瘿病，动气增患。"《千金要方》及《外台秘要》记载了数十个治疗瘿病的方剂，其中常用到海藻、昆布、羊靥、鹿靥等药，表明此时对含碘药物及用甲状腺作脏器疗法已有相当认识。《圣济总录·瘿瘤门》指出瘿病以山区发病较多，"山居多瘿颈，处险而瘿也"，并从病因的角度将五瘿作了归类，"石瘿、泥瘿、劳瘿、忧瘿、气瘿是为五瘿，石与泥则因山水饮食而得之；忧、劳、气则本于七情"。《三因极一病证方论·瘿瘤证治》主要根据瘿病局部证候的不同，提出了瘿病的另外一种分类法："坚硬不可移者，名曰石瘿；皮色不变，即名肉瘿；筋脉露结者，名筋瘿；赤脉交络者，名血瘿；随忧愁消长者，名气瘿"，并谓"五瘿皆不可妄决破，决破则脓血崩溃，多致夭枉。"《儒门事亲·瘿》谓："海带、海藻、昆布三味，皆海中之物，但得三味，投之于水瓮中，常食亦可消矣"，以之作为防治瘿病的方法。《医学入门·外科脑颈门·瘿瘤》又将瘿病称为瘿气或影囊："原因忧恚所致，故又曰瘿气，今之所谓影囊者是也。"《本草纲目》明确指出黄药子有"凉血降火，消瘿解毒"的功效，并记载了在用黄药子酒治疗瘿病时，"常把镜自照，觉消便停饮"及"以线逐日度之，乃知其效也"的观察疗效的方法。《外科正宗·瘿瘤论》提出瘿瘤的主要病理是气、痰、瘀壅结的观点，"夫人生瘿瘤之症，非阴阳正气结肿，乃五脏瘀血、浊气、痰滞而成"，采用的主要治法是"行散气血""行痰顺气""活血消坚"。该书所载的海藻玉壶汤等方至今仍为临床所习用。《杂病源流犀烛·瘿瘤》指出瘿多因气血凝滞，日久渐结而成："瘿瘤者，气血凝滞、年数深远、渐长渐大之症。何谓瘿，其皮宽，有似樱桃，故名瘿，亦名瘿气，又名影袋。"

【病因病机】

1.瘿病的病因病机　主要是情志内伤和饮食及水土失宜，但也与体质因素有密切关系。瘿病多见于女性，以离海较远的山区发病较多。

（1）情志内伤：由于长期忿郁恼怒或忧思郁虑，使气机郁滞、肝气失于条达。津液的正常循行及输布均有赖气的统帅。气机郁滞，则津液易于凝聚成痰；气滞痰凝，壅结颈前，则形成瘿病。其消长常与情志有关。痰气凝滞日久，使气血的运行也受到障碍而产生血行瘀滞，则可致瘿肿较硬或有结节。

（2）饮食及水土失宜：饮食失调，或居住在高山地区，水土失宜，一则影响脾胃的功能，使脾失健运不能运化水湿，聚而生痰；二则影响气血的正常运行，痰气瘀结颈前则发为瘿病。在古代瘿病的分类名称中即有"泥瘿""土瘿"之名。

（3）体质因素：妇女的经、孕、产、乳等生理特点与肝经气血有密切关系，遇有情志、饮食等致病因素，常引起气郁痰结、气滞血瘀及肝郁化火等病理变化，故女性易患瘿病。另外，素体阴虚之人，痰气郁结之后易于化火，更加伤阴，易使病情缠绵。

2. 精神萎靡状态瘿病的病机　气滞痰凝壅结颈前是精神萎靡状态瘿病的基本病机，精神萎靡日久引起气机不畅，经脉瘀阻，以致气、痰、瘀三者合而为患，痰气郁结化火，火热耗伤阴津而导致阴虚火旺的病理变化，其中以肝、心两脏阴虚火旺的病变更为突出。瘿病初起多实，病久则由实致虚，尤以阴虚、气虚为主，以致成为虚实夹杂之证。

【证候特点】

1. 瘿病的基本证候特点　瘿病的证候特点为颈前结块肿大，其块可随吞咽动作而上下，触之多柔软、光滑。病程日久则肿块质地较硬，或可扪及结节，甚至推之不移。肿块开始如樱桃或指头大小，一般增长缓慢，大小程度不一，大者可如囊如袋。本病一般无明显的全身症状，但部分有阴虚火旺者则出现低热、多汗、心悸、多食易饥、面赤、脉数等症状。

2. 精神萎靡状态瘿病证候特点　精神萎靡状态瘿病主要由精神萎靡不振、情志内伤、饮食及水土失宜而引起，但与体质有密切关系，气滞痰凝蕴结颈前是瘿病的基本病理，久则血行瘀滞，脉络瘀阻。部分病例痰气郁结化火，而出现肝火旺盛及心肝阴虚等阴虚火旺的病理变化。

【精神萎靡状态瘿病与普通瘿病的区别】

其发病与情志内伤关系密切。精神萎靡，情志抑郁或忧患暴怒，肝失疏泄条达，肝气内郁，气机郁滞，津凝成痰，痰气交阻于颈，遂成瘿肿。可伴随气郁痰凝、肝火亢盛、阴虚火旺、阴阳两虚等。脉象可见脉细，热，高。伤阴则左尺枯，动。寸脉凸。

## 第五节 肾系病证

### 淋证

【定义】

淋证是指因饮食劳倦、湿热侵袭而致的以肾虚，膀胱湿热，气化失司为主要病机，以小便频急，滴沥不尽，尿道涩痛，小腹拘急，痛引腰腹为主要临床表现的一类病证。

【历史沿革】

淋之名称，始见于《黄帝内经》，《素问·六元正纪大论》称为"淋闷"，并有"甚则淋""其病淋"等的记载。《金匮要略·五脏风寒积聚病脉证并治》称"淋秘"，该篇并指出淋秘为"热在下焦"。《金匮要略·消渴小便不利淋病脉证并治》描述了淋证的症状："淋之为病，小便如粟状，小腹弦急，痛引脐中。"隋代巢元方《诸病源候论·淋病诸候》对本病的病机作了详细的论述，并将本病的病位及发病机理作了高度明确的概括："诸淋者，由肾虚而膀胱热故也。"

巢氏这种以肾虚为本，以膀胱热为标的病机理论，已为后世所宗。金元时期《丹溪心法·淋》强调淋证主要由热邪所致，"淋有五，皆属乎热"。明代《景岳全书·淋浊》在认同"淋之初病，则无不由乎热剧"的同时，提出"久服寒凉""淋久不止"有"中气下陷和命门不固之证"，并提出治疗时"凡热者宜清，涩者宜利，下陷者宜升提，虚者宜补，阳气不固者温补命门"，对淋证病因病机的认识更为全面，治疗方法也较为完善。历代医家对淋证的分类进行了探索，《中藏经》首先将淋证分为冷、热、气、劳、膏、砂、虚、实八种，为淋证临床分类的雏形。《诸病源候论·淋病诸候》把淋证分为石、劳、气、血、膏、寒、热七种，而以"诸淋"统之。

《备急千金要方·卷第二十一·淋闭第二》提出"五淋"之名，《外台秘要》具体指出五淋的内容："《集验》论五淋者，石淋、气淋、膏淋、劳淋、热淋也。"现代临床仍沿用五淋之名，但有以气淋、血淋、膏淋、石淋、劳淋为五淋者，亦有以热淋、石淋、血淋、膏淋、劳淋为五淋者。

【病因病机】

1. 淋证的基本病因病机　"诸淋者，由肾虚而膀胱热故也"，淋证的病位在肾与膀胱，且与肝、脾有关。其病机主要是肾虚，膀胱湿热，气化失司。肾与膀胱相表里，肾气的盛衰直接影响膀胱的气化与开合。淋证日久不愈，热伤阴，湿伤阳，易致肾虚；肾虚日久，湿热秽浊邪毒容易侵入膀胱，引起淋证的反复发作。因此，肾虚与膀胱湿热在淋证的发生、发展及病机转化中具有重要的意义。淋证有虚有实，初病多实，久病多虚，初病体弱及久病患者亦可虚实并见。实证多在膀胱和肝，虚证多在肾和脾。

2. 精神萎靡状态淋证的病机　精神萎靡状态导致膀胱湿热，若食辛热肥甘之品，或嗜酒过度，酿成湿热，下注膀胱；或下阴不洁，湿热秽浊毒邪侵入膀胱，酿成湿热；或肝胆湿热下注皆可使湿热蕴结下焦，膀胱气化不利，发为热淋。若灼伤脉络，迫血妄行，血随尿出，则发为血淋。若湿热久蕴，煎熬尿液，日积月累，结成砂石，则发为石淋。若湿热蕴结，膀胱气化不利，不能分清别浊，脂液随小便而出，则发为膏淋。

肝郁气滞，恼怒伤肝，肝失疏泄，或气滞不行，郁于下焦，致肝气郁结，膀胱气化不利，发为气淋。

脾肾亏虚，久淋不愈，湿热耗伤正气，或劳累过度，房事不节，或年老、久病、体弱皆可致脾肾亏虚。脾虚而中气不足，气虚下陷，则发为气淋；若肾虚而下元不固，肾失固摄，不能制约脂液，脂液下注，随尿而出，则发为膏淋；若肾虚而阴虚火旺，火热灼伤脉络，血随尿出，则发为血淋；病久伤正，遇劳即发者，则为劳淋。

【证候特点】

1. 淋证的基本证候特点　淋证具有小便频急，滴沥不尽，尿道涩痛，小腹拘急，痛引腰腹等基本临床特征，尚可有各种淋证各自的特征。病久或反复发作后，常伴有低热、腰痛、小腹坠胀、疲劳等症。多见于已婚女性，每因劳累过度、情志变化、感受外邪而诱发。

2.精神萎靡状态淋证的证候特点　精神萎靡状态容易引起气淋、劳淋，其起病或急或缓，其病程或长或短，长者久淋不已，时作时止，遇劳即发。小便频急者每日可达数十次，而每次尿量较少，或伴有发热，小便热赤；有时导致砂淋，小便排出砂石，排尿时尿流中断，腰腹绞痛难忍；或尿中带血或夹有血块；或小便浑浊如米泔，或滑腻如脂膏，种种不一。病久或反复发作后，常伴有低热、腰痛、小腹坠胀、疲劳等症。

【精神萎靡状态淋证与普通淋证的区别】

精神萎靡，气机郁滞，过食辛热肥甘之品，或嗜酒过度，酿成湿热，下注膀胱，或下阴不洁，湿热秽浊毒邪侵入膀胱，酿成湿热；或肝胆湿热下注皆可使湿热蕴结下焦，膀胱气化不利，皆可发为淋证。精神萎靡不振侧重于本虚标实，临床脉象可见两侧尺脉长而实，脉位下移，甚或一侧尺脉膨大，垂入尺泽；或尺脉透发出热感。

# 第六节　气血津液病证

## 一、郁证

【定义】

郁证是由于情志不舒、气机郁滞所致，以心情抑郁、情绪不宁，胸部满闷、胁肋胀痛或易怒喜哭，或咽中如有异物梗塞等症为主要临床表现的一类病证。

【历史沿革】

《黄帝内经》中无郁证病名，但有关于五气之郁的论述。如《素问·六元正纪大论》说"郁之甚者，治之奈何""木郁达之，火郁发之，土郁夺之，金郁泄之，水郁折之"，并有较多关于情志致郁的论述。如《素问·举痛论》说："思则心有所存，神有所归，正气留而不行，故气结矣。"《灵枢·本神》说："愁忧者，气闭塞而不行。"《素问·本病论》说"人忧愁思虑即伤心""人或恚怒，气逆上而不下，即伤肝也"。《金匮要略·妇人杂病脉证并治》记载了属于郁证的脏躁及梅核气两种病证，并观察到这两种病证多发于女性，所提出的治疗方药沿用至今。《诸病源候论·气病诸候·结气候》说："结气病者，忧思所生也。心有所存，神有所止，气留而不行，故结于内。"指出忧思会导致气机郁结。自金元时期开始比较明确地把郁证作为一个独立的病证加以论述。如元代《丹溪心法·六郁》已将郁证列为一个专篇，提出了气、血、火、食、湿、痰六郁之说，创立了六郁汤、越鞠丸等相应的治疗方剂。明代《医学正传》首先采用郁证这一病证名称。自明代之后，已逐渐把情志之郁作为郁证的主要内容。如《古今医统大全·郁证门》说："郁为七情不舒，遂成郁结，既郁之久，变病多端。"《景岳全书·郁证》将情志之郁称为因郁而病，着重论述了怒郁、思郁、忧郁三种郁证的证治。《临证指南医案·卷六·郁》所载的病例均属情志之郁，治则涉及疏肝理气、苦辛通降、平肝息风、清心泻火、健脾和胃、活血通络、化痰涤饮、益气养阴等法，用药清新灵活，颇多启发，并且充分考虑到精神治疗对郁证具有重要的意义，认为"盖郁证全在病者能移情易性"。王清任对郁证中血行郁滞的病机作了必要的强调，在活血化瘀法治疗郁证的应用中做出了贡献。

综上可知，郁有广义、狭义之分。广义的郁，包括外邪、情志等因素所致的郁在内。狭义的郁，即单指以情志不舒为病因的郁。明代以后的医籍中记载的郁证，多单指情志之郁而言。

【病因病机】

1. 郁证基本的病因病机　郁证成因主要为七情所伤，情志不遂，或郁怒伤肝，导致肝气郁结而为病，故病位主要在肝，但可涉及心、脾、肾。肝喜条达而主疏泄，长期肝郁不解，情怀不畅，肝失疏泄，可引起五脏气血失调。肝气郁结，横逆乘上，则出现肝脾失和之证。肝郁化火，可致心火偏亢。忧思伤脾，思则气结，既可导致气郁生痰，又可因生化无源、气血不足而形成心脾两虚或心神失养之证。更有甚者，肝郁化火，火郁伤阴，心失所养，肾阴被耗，还可出现阴虚火旺或心肾阴虚之证。由于本病始于肝失条达，疏泄失常，故以气机郁滞不畅为先。气郁则湿不化，湿郁则痰气郁结；气郁日久，由气及血而致血郁，又可进而化火等，但均以气机郁滞为病理基础。

2.精神萎靡状态郁证的病机　初起多实，日久转虚或虚实夹杂。本病虽以气、血、湿、痰、火、食六郁邪实为主，但病延日久则易由实转虚，或因火郁伤阴而导致阴虚火旺、心肾阴虚之证；或因脾伤气血生化不足，心神失养而导致心脾两虚之证。如《类证治裁·郁证》说："七情内起之郁，始而伤气，继必及血，终乃成劳。"

（1）情志失调：七情过极，刺激过于持久，超过机体的调节能力导致情志失调，尤以悲忧恼怒最易致病。若恼怒伤肝，肝失条达，气失疏泄，而致肝气郁结。气郁日久化火，则为火郁；气滞血瘀则为血郁；谋虑不遂或忧思过度，久郁伤脾，脾失健运，食滞不消而蕴湿、生痰、化热等，则又可成为食郁、湿郁、痰郁、热郁。

（2）体质因素：原本肝旺或体质素弱，复加情志刺激，肝郁抑脾，饮食渐减，生化乏源，日久必气血不足，心脾失养，或郁火暗耗营血，阴虚火旺，心病及肾，而致心肾阴虚。如《杂病源流犀烛·诸郁源流》所说："诸郁，脏气病也。其原本由思虑过深，更兼脏气弱，故六郁之病生焉。"

【证候特点】

1.郁证的基本证候特点　以忧郁不畅、情绪不宁、胸胁胀满疼痛为主要临床表现，或易怒易哭，或有咽中如有炙脔，吞之不下，咯之不出的特殊症状。患者大多数有忧愁、焦虑、悲哀、恐惧、愤懑等情志内伤的病史，并且郁证病情的反复常与情志因素密切相关，多发于青中年女性，无其他病证的症状及体征。

2.精神萎靡状态郁证的证候特点　精神萎靡状态郁证的发生主要为肝失疏泄，脾失健运，心失所养，应依据临床症状，辨明其受病脏腑侧重之差异。郁证以气郁为主要病变，但在治疗时应辨清六郁。一般来说，气郁、血郁、火郁主要关系于肝；食郁、湿郁、痰郁主要关系于脾；而虚证则与心的关系最为密切。

实证病程较短，表现精神抑郁，胸胁胀痛，咽中梗塞，时欲太息，脉弦或滑；虚证则病已久延，症见精神不振，心神不宁，心慌，虚烦不寐，悲忧善哭。

精神萎靡状态郁证的病因是情志内伤，其病理变化与心、肝、脾有密切关系。初病多实，以六郁见证为主，其中以气郁为病变的基础，病久则由实转虚，引起心、脾、肝、肾气血阴精的亏损而成为虚证类型。临床上虚实互见的类型亦较为多见。精神萎靡状态郁证的主要临床表现为心情抑郁，情绪不宁，胸胁胀满疼痛，或咽中如有异物梗塞，或时作悲伤哭泣。

【精神萎靡状态郁证与普通郁证的区别】

精神萎靡状态郁证的发生主要为虚而郁，郁之原因由虚，虚郁相因。精神不振，气机紊乱，木郁不达，肝失疏泄，脾失健运，心失所养，终致神失养，脉来失静，谐振不畅。以气机郁滞为基本病变，以调动气机为主，以滋养气血为辅，脉来去息缓或艰涩，给诊者以不畅感。

## 二、虚劳

【定义】

虚劳又称虚损，是以脏腑亏损、气血阴阳虚衰、久虚不复成劳为主要病机，以五脏虚证为主要临床表现的多种慢性虚弱证候的总称。

【历史沿革】

历代医籍对虚劳的论述甚多。《素问·通评虚实论》所说的"精气夺则虚"可视为虚证的提纲。而《素问·调经论》所谓"阳虚则外寒，阴虚则内热"，进一步说明虚证有阴虚、阳虚的区别，并指明阴虚、阳虚的主要特点。《难经·十四难》论述了"五损"的症状，上损及下、下损及上的病势传变，并提出治疗大法，如"损其肺者益其气，损其心者调其营卫，损其脾者调其饮食，适其寒温，损其肝者缓其中，损其肾者益其精"。

《金匮要略·血痹虚劳病脉证并治》首先提出了虚劳的病名，详述证因脉治，分阳虚、阴虚、阴阳两虚三类，治疗重在温补脾肾，并提出扶正祛邪、祛瘀生新等治法，首倡补虚不忘治实的治疗要点。《诸病源候论·虚劳病诸候》比较详细地论述了虚劳的原因及各类症状，对五劳、七伤、六极的具体内容做了说明。五劳指心劳、肝劳、肺劳、脾劳、肾劳；七伤指大饱伤脾，大怒气逆伤肝，强力举重、久坐湿地伤肾，形寒、寒饮伤肺，忧愁思虑伤心，风雨寒暑伤形，大恐惧不节伤志；六极指气极、血极、筋极、骨极、肌极、精极五脏虚损至极所表现的病证。金元以后，对虚劳的理论认识及临床治疗都有较大的发展。如李东垣重视脾胃，长于甘温补中。朱丹溪重视肝肾，善用滋阴降火。明代张景岳对阴阳互根的理论做了深刻的阐发，提出"阴中求阳，阳中求阴"的治则，在治疗上对肾阴虚、肾阳虚的理论及方药方面有新的发展。李中梓《医宗必读》强调脾、肾在虚劳中的重要性。汪绮石《理虚元鉴》为虚劳专书，对虚劳的病因、病机、治疗、预防及护理均有较好的论述。清代吴澄的《不居集》对虚劳的资料做了比较系统的汇集整理，是研究虚劳的一部很有价值的参考书。

【病因病机】

1. 虚劳的基本病因病机　虚劳有因虚致病，因病成劳，或因病致虚，久虚不复成劳的不同，而其病理性质主要为气、血、阴、阳的亏虚，病损主要在五脏。由于虚损的病因不一，往往首先导致相关某脏气、血、阴、阳的亏损，但由于五脏互关，气血同源，阴阳互根，所以在病变过程中常互相影响。一脏受病，累及他脏，气虚不能生血，血虚无以生气；气虚者，日久阳也渐衰；血虚者，日久阴也不足；阳损日久，累及于阴；阴虚日久，累及于阳，以致病势日渐发展，而病情趋于复杂。病变涉及五脏，尤以脾肾为主。因脾肾为先后天之本，五脏有相互资生和制约的整体关系，在病理情况下可以互为影响转化。故《难经》有"上损及下，下损及上"的论点。具体来说，因为虚劳的成因不一，损伤的脏器各有不同，相互之间的影响转化也因此而异，如《医宗金鉴》说"阳虚外寒损肺经，阴虚内热从肾损，饮食劳倦自脾成"。同时，当多脏同病时，由于病情不同仍有主次之分，亦有始终仅见某一脏器病变而不病及他脏者。

2. 精神萎靡状态虚劳的病机　从阴阳气血的虚损与五脏病变的关系来说，虽然五脏各有阴阳气血，但在生理和病理方面尚有各自的特殊性。因此，精神萎靡状态虚劳导致五脏阴阳气血的损伤也各有不同的重点。一般来说，气虚以肺、脾为主，但病重者每可影响心、肾；血虚以心、肝为主，并与脾之化源不足有关；阴虚以肾、肝、肺为主，涉及心、胃；阳虚以脾、肾为主，重者每易影响到心。

虚劳一般病程较长，多为久病痼疾，症状逐渐加重，短期不易康复。其转归及预后与体质的强弱，脾肾的盛衰，能否解除致病原因，以及与是否得到及时正确的治疗、护理等因素有密切关系。脾肾未衰，元气未败，形气未脱，饮食尚可，无大热，或虽有热而治之能解，无喘息不续，能受补益等，为虚劳的顺证表现，其预后较好。反之，形神衰惫，肉脱骨痿，不思饮食，泄泻不止，喘急气促，发热难解，声哑息微，或内有实邪而不任攻，或诸虚并集而不受补，舌质淡胖无华或光红如镜，脉象急促细弦或浮大无根，为虚劳的逆证表现，其预后不良。

（1）烦劳过度，损伤五脏：烦劳过度，因劳致虚，日久成损。尤以劳神过度及恣情纵欲较为多见。忧郁思虑不解，所欲未遂等劳伤心神，易使心失所养，脾失健运，心脾损伤，气血亏虚成劳。多育、房事不节、频犯手淫等，易使肾精亏虚，肾气不足，久则阴阳亏损。

（2）饮食不节，损伤脾胃：暴饮暴食，饥饱不调，食有偏嗜，营养不良，饮酒过度等原因，均会导致脾胃损伤，不能化生水谷精微，气血来源不充，脏腑经络失于濡养，日久形成虚劳。

（3）大病久病，失于调理：大病，邪气过盛，脏气损伤，耗伤气血阴阳，正气短时难以恢复，加之病后失于调养，每易发展成劳。久病迁延失治，日久不愈，病情转变日深，损耗人体的气血阴阳，或产后失于调理，正虚难复，均可演变为虚劳。

（4）误治失治，损耗精气：由于诊断有误，或选用治法、药物不当，以致精气损伤，既延误治疗，又使阴精或阳气受损，从而导致虚劳。

【证候特点】

1. 虚劳的基本证候特点　多见形神衰败，身体羸瘦，大肉尽脱，食少厌食或五心烦热，或畏寒肢冷，脉虚无力等症。若病程较长，具有引起虚劳的致病因素及较长的病史。排除类似病证，应着重排除其他病证中的虚证。

2. 精神萎靡状态虚劳的证候特点　精神萎靡状态虚劳的证候不离五脏，不外乎气、血、阴、阳，故对虚劳的辨证应以气、血、阴、阳为纲，五脏虚候为目。正如《杂病源流犀烛·虚损痨瘵源流》说："五脏虽分，而五脏所藏，无非精气，其所以致损者有四，曰气虚，曰血虚，曰阳虚，曰阴虚""气血阴阳各有专主，认得真确，方可施治。"由于气血同源，阴阳互根，五脏相关，所以各种原因所致的虚损往往互相影响，由一虚渐致两虚，由一脏而累及他脏，使病情趋于复杂和严重，辨证时应加注意。理论上虽将虚劳归纳为气、血、阴、阳亏虚四类，但临床常有错杂互见的情况。一般来说，病程短者，多伤及气血，可见气虚、血虚及气血两虚之证；病程长者，多伤及阴阳，可见阴虚、阳虚及阴阳两虚之证。而气血与阴阳的亏虚既有联系，又有区别。津液精血都属于阴的范畴，但血虚与阴虚的区别在于：血虚主要表现为血脉不充，失于濡养的症状，如面色不华、唇舌色淡、脉细弱等；阴虚则多表现为阴虚生内热的症状，如五心烦热、颧红、口干咽燥、舌红少津、脉细数等。阳虚可以包括气虚在内，且阳虚往往是由气虚进一步发展而来。气虚表现为短气乏力、自汗、食少、便溏、舌淡、脉弱等症；阳虚则症状进一步加重，且出现阳虚里寒的症状，如倦怠嗜卧、形寒肢冷、肠鸣泄泻、舌质淡胖、脉虚弱或沉迟。

【精神萎靡状态虚劳与普通虚劳的区别】

精神萎靡不振很合乎虚劳证的病机，精神萎靡状态导致五脏不足，气虚以肺、脾为主，但病重者可影响心、肾；血虚以心、肝为主，并与脾之化源不足有关；阴虚以肾、肝、肺为主，涉及心、胃；阳虚以脾、肾为主，重者每易影响到心。气机下陷，神机孤立，脉短，来缓。肾精不足虚劳者，脉稀，软。

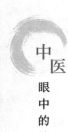

### 三、汗证

【定义】

汗证是指由于阴阳失调，腠理不固而致汗液外泄失常的病证。其中，不受外界环境因素的影响而白昼时时汗出，动辄益甚者，称为自汗；寐中汗出醒来自止者，称为盗汗，亦称为寝汗。

正常的出汗是人体的生理现象，本节所论述的自汗、盗汗均为汗液过度外泄的病理现象。《明医指掌·自汗盗汗心汗证》对自汗、盗汗的名称作了恰当的说明："夫自汗者，朝夕汗自出也。盗汗者，睡而出，觉而收，如寇盗然，故以名之。"

【历史沿革】

早在《黄帝内经》中即有对汗的生理及病理学认识，明确指出汗液为人体津液的一种，并与血液有密切关系，所谓血汗同源，故对血液耗伤的人不可再发其汗；又明确指出生理性的出汗与气温高低及衣着厚薄有密切关系。如《灵枢·五癃津液别》说："天暑衣厚则腠理开，故汗出……天寒则腠理闭，气湿不行，水下留于膀胱，则为溺与气。"在出汗异常的病证方面，谈到了多汗、寝汗、灌汗、绝汗等。《金匮要略·水气病脉证并治》首先记载了盗汗的名称，并认为由虚劳所致者较多。《三因极一病证方论·自汗论治》对自汗、盗汗做了鉴别"无论昏醒，浸浸自出者，名曰自汗；或睡著汗出，即名盗汗，或云寝汗。若其饮食劳役，负重涉远，登顿疾走，因动汗出，非自汗也。"并指出其他疾病中表现的自汗应着重针对病源治疗，谓"历节、肠痈、脚气、产褥等病，皆有自汗，治之当推其所因为病源，无使混滥"。朱丹溪对自汗、盗汗的病理属性做了概括，认为自汗属气虚、血虚、湿、阳虚、痰；盗汗属血虚、阴虚。《景岳全书·汗证》对汗证做了系统的整理，认为一般情况下自汗属阳虚，盗汗属阴虚，但"自汗盗汗亦各有阴阳之证，不得谓自汗必属阳虚，盗汗必属阴虚也"。《临证指南医案·卷三·汗》谓："故阳虚自汗，治宜补气以卫外，阴虚盗汗，治当补阴以营内。"

《医林改错·血府逐瘀汤所治之症目》说："竟有用补气、固表、滋阴、降火，服之不效，而反加重者，不知血瘀亦令人自汗、盗汗，用血府逐瘀汤。"其补充了针对血瘀所致自汗、盗汗的治疗方药。有少数人由于体质关系，平素易于出汗而不伴有其他症状者，则不属本节范围。正如《笔花医镜·盗汗自汗》说："盗汗为阴虚，自汗为阳虚，然亦有秉质如此，终岁习以为常，此不必治也。"

【病因病机】

1. 汗证的基本病因病机　出汗为人体的生理现象。在天气炎热、穿衣过厚、饮用热汤、情绪激动、劳动奔走等情况下，出汗量增加，此属正常现象。在感受表邪时，出汗又是祛邪的一个途径，外感病邪在表，需要发汗以解表。汗为心之液，由精气所化，不可过泄。

2. 精神萎靡状态汗证的病机

（1）肺气不足：素体薄弱，病后体虚，或久患咳喘，耗伤肺气，肺与皮毛相表里，肺气不足之人肌表疏松，表虚不固，腠理开泄而致自汗。

（2）营卫不和：由于体内阴阳的偏盛偏衰，或表虚之人微受风邪，导致营卫不和，卫外失司，而致汗出。

（3）心血不足：思虑太过，损伤心脾，或血证之后，血虚失养，均可导致心血不足。因汗为心之液，血不养心，汗液外泄太过，引起自汗或盗汗。

（4）阴虚火旺：烦劳过度，亡血失精，或邪热耗阴，以致阴精亏虚，虚火内生，阴津被扰，不能自藏而外泄，导致盗汗或自汗。

（5）邪热郁蒸：由于情志不舒，肝气郁结，肝火偏旺，或嗜食辛辣厚味，或素体湿热偏盛，以致肝火或湿热内盛，邪热郁蒸，津液外泄而致汗出增多。

【证候特点】

1. 汗证的基本证候特点　不因其他疾病（如发热等）的影响，而以汗出过度为主要表现的自汗盗汗。其临床特征：自汗表现为白昼时时汗出，动则益甚，常伴有气虚不固的症状；盗汗表现为寐中汗出，醒后即止，常伴有阴虚内热的症状。无其他疾病的症状及体征。

2.精神萎靡状态汗证的证候特点　精神萎靡状态的汗证以属虚者多。自汗多属气虚不固,盗汗多属阴虚内热。但因肝火、湿热等邪热郁蒸所致者,则属实证。病程久者或病变重者会出阴阳虚实错杂的情况。自汗久则可以伤阴,盗汗久则可以伤阳,出现气阴两虚或阴阳两虚之证。不因天暑、衣厚、劳作及其他疾病,而白昼时时汗出者,称为自汗;寐中汗出,醒来自止者,称为盗汗。自汗多由气虚不固,营卫不和;盗汗多因阴虚内热,由邪热郁蒸所致者,则属实证。

【精神萎靡状态汗证与普通汗证的区别】

二者着重辨明阴阳虚实。一般来说,精神萎靡不振多见于正气不足证候,脉软,细,升支不扬。当汗证经常出现大汗淋漓时,会因伤津液出现脉枯。临证可以鉴别。

# 第七节　肢体经络病证

## 痿病

【定义】

痿病系指外感或内伤使精血受损,肌肉筋脉失养以致肢体弛缓、软弱无力,甚至日久不用引起肌肉萎缩或瘫痪的一种病证。痿者萎也,枯萎之义,即指肢体痿弱,肌肉萎缩。凡手足或其他部位的肌肉痿弱无力,弛缓不收者均属痿病范畴。因多发生在下肢,故又有"痿躄"之称。

【历史沿革】

《素问·痿论》有专门论述,主张"肺热叶焦",筋脉失润;"湿热不攘",筋脉弛缓。根据五脏与五体的关系,提出了"痿躄""脉痿""筋痿""肉痿""骨痿"的病证分类方法。在治疗方面提出了"治痿者独取阳明"和"各补其荥而通其俞,调其虚实,和其逆顺"的针灸治痿原则。

《黄帝内经》丰富的论述，为后世认识痿病奠定了理论基础。隋唐时期，痿病被列入风门，少有专题讨论。宋代《三因极一病证方论·五痿叙论》指出情志、劳逸致"内脏精血虚耗，荣卫失度……故致痿必""痿躄证属内脏气不足之所为也"。金元时期，张子和对"风、痹、痿、厥"予以鉴别，《儒门事亲·指风痹痿厥近世差玄说》指出："夫四末之疾，动而或痉者，为风；不仁或痛者，为痹；弱而不用者，为痿；逆而寒热者，为厥；此其状未尝同也。故其本源，又复大异。"《丹溪治法心要·痿》不但立专篇论述痿病，而且指出病因"有热、湿痰、血虚、气虚"，明确提出痿证"不可作风治"，从而与张子和一起纠正了"风痿混同"之弊，还通过对脏腑生克补泻之阐述，说明了"泻南方、补北方"的治痿法则。明代《景岳全书·痿证》强调"非尽为火证……而败伤元气者亦有之"，并强调精血亏虚致痿："元气败伤，则精虚不能灌溉，血虚不能营养者亦不少。"清代《临证指南医案·痿》指出本病为"肝肾肺胃四经之病"。

【病因病机】

1.痿病的基本病因病机　痿病的病因很广泛，外感、内伤均可导致痿病。正如《证治准绳·痿》所说："五劳五志六淫尽得成五脏之热以为痿也。"痿病的发生有如下病机。

（1）肺热津伤，津液不布：感受温热毒邪，高热不退，或病后余热燔灼，伤津耗气，皆令"肺热叶焦"，不能布送津液以润泽五脏，遂成四肢肌肉筋脉失养，痿弱不用。此即《素问·痿论》所谓："五脏因肺热叶焦，发为痿躄。"

（2）湿热浸淫，气血不运：外感湿热之邪，或久居湿地，冒受雨露，感受寒湿之邪郁遏化热，或饮食不节，生冷肥甘太过，损伤脾胃，脾不能运化水湿而内生湿热，若湿热未及清除，濡滞肌肉，浸淫经脉，气血不运，肌肉筋脉失养而发为痿病。此即《素问·生气通天论》所谓"湿热不攘，大筋软弱，小筋弛长，软短为拘，弛长为痿"之义。

（3）脾胃受损，精血不足：脾胃为后天之本，气血生化之源，五脏六腑、四肢百骸赖以温煦滋养。若素体虚弱，久病成虚，或饮食不节，脾胃受损，脾胃既不能运化水谷以化生气血而致精血不足，也不能转输精微，使五脏失其润养，筋脉失其滋煦，故发为痿病。正如《医宗必读·痿》所云："阳明者胃也，主纳水谷，化精微以滋养表里，故为五脏六腑之海，而下润宗筋……主束骨而利机关""阳明虚则血气少，不能润养宗筋，故弛纵，宗筋纵则带脉不能收引，故足痿不用"。

（4）肝肾亏损，髓枯筋痿：素体肝肾亏虚；或因房事太过，乘醉入房，精损难复；或因劳役太过而致肝肾亏损；或五志失调，火起于内，耗灼精血，均可致肝肾亏损。肝血不足，肾精亏虚，肝不主筋，肾不主骨，髓枯筋痿，肌肉也随之不用，发为痿病。另外，也有因实致虚者，如湿热留滞不化，下注于肝肾，久则损伤，导致筋骨失养。《脾胃论·脾胃虚弱随时为病随病制方》曰："夫痿者，湿热乘肾肝也，当急去之，不然则下焦元气竭尽而成软瘫"，即指这种情况。

2. 精神萎靡状态痿病的病机  精神萎靡状态痿病，临床表现虽在肌肉筋脉，但关乎五脏，尤以肝、肾、肺、胃最为密切，因肝藏血主筋，肾藏精生髓，津生于胃，肺通调布散津液，故《临证指南医案·痿》强调本病为"肝肾肺胃四经之病"。其病机则为热伤肺津，津液不布；湿热浸淫经络，气血不运；脾胃受损，气血精微生化不足；肝肾亏损，髓枯筋痿。且这些病机常可互相转变，如肺热叶焦，津失敷布，则五脏失濡，内热互起；肾水不亏，水不制火，则火灼肺金，导致肺热津伤；脾虚与湿热更是互为因果，湿热亦能下注于肝肾，伤及肝肾之阴。精神萎靡状态痿病是由五脏内伤，精血受损，肌肉筋脉失于滋养所致。故其病理性质有虚有实，一般热证、虚证居多，虚实夹杂者亦不少见。热证以虚热为多，湿热为患则属实；虚证为精血亏虚，亦有气虚者；因虚不运，痰湿、死血、湿热、湿邪、积滞等都可兼夹发生。

【证候特点】

1. 痿病的基本证候特点  本病以筋脉弛缓，肢体肌肉软弱无力，不能随意活动，甚至肌肉萎缩或瘫痪为主要证候特征。但因证不同，临床表现各异。有急性起病，进行性加重者；有缓慢发病者；也有时轻时重，周期性发作者；有疲劳后发病者，有睡卧后发作者。有以女性多见，有以男性为主者。一般以下肢发病多见，也有见于上肢、肩背者，有影响窍髓，难于张口、睁目者，甚至瘫痪于床者。有以肢体近端肌肉弱于远端者，或以肢体远端肌肉弱于近端者。初则仅为肌肉软弱无力，久则肌肉萎缩不用。

2.精神萎靡状态痿病的证候特点　精神萎靡状态的痿病是以肢体痿弱，不能随意运动，甚至肌肉萎缩为临床特征的病证，是精神萎靡导致热邪灼津，脏腑亏损或湿热阻滞，气血津液阴精亏虚或不运，肌肉筋脉失养所致，但涉及肺胃肝肾，其病变虚多实少，热多寒少。治疗上采用调理脾胃、滋肾清热即"治痿独取阳明"和"泻南方，补北方"两大治则，以实现益气养血，滋液填精，温煦濡养肌肉筋脉的目的。因湿热、痰浊、瘀血阻滞所致者，又当采用化湿、清热、活血等治法，以畅其气血津精的运行。虚实夹杂者，补虚祛邪兼顾治疗。

【精神萎靡状态痿病与普通痿病的区别】

痿病的病因十分复杂，外感、内伤均可导致痿病。精神萎靡状态的痿证侧重于内伤因素。内伤情志，劳倦色欲，久病耗损，使内脏精气损伤，肢体筋脉失养而发病。其病位在肢体筋脉，涉及脏腑以肺、脾胃、肝肾为主。脉象可见缓，散，沉弱或稀。整体脉象可见进少退多，来缓去怠。

## 第八节　妇科病证

### 一、月经过少

【定义】

月经周期基本正常，但经量明显减少，甚或点滴即净；或经期缩短不足两天，经量亦少者，称为"月经过少"，亦称"经水涩少"。

【历史沿革】

本病最早见于《脉经·卷九》，认为"经水少"的病机是"亡其津液"。宋代《史载之方·诊室女妇人诸脉》认为"肺脉浮，主妇人血热，经候行少"，《诸病源候论·月水不调候》有"月水……乍少"的记载，说明当时医家已对月经过少有所注意。其后朱丹溪、万全、王肯堂等或从治法方药，或从病因病理不断提出新的见解，丰富了对月经过少的认识。

金朝刘完素《河间六书》用"四物四两加熟地当归各一两"治疗"妇人经水少而色和者"。明代《万氏妇人科》结合体质辨证虚实，提出"瘦人经水来少者，责其血虚少也，四物人参汤主之……肥人经水来少者，责其痰碍经隧也，二陈加芎归汤主之。"明代《医学入门》认为："内寒血涩可致经水来少，治以四物汤加桃仁、红花、丹皮、葵花。"

【病因病机】

1.月经过少的基本病因病机　本病有虚有实。虚者或因化源不足，血海亏虚；或因精血衰少，血海不盈。实者多由瘀血内停；或痰湿积滞，经脉变阻，血不畅行。

（1）血虚：素体血虚，或大病久病伤血，营血亏虚；或饮食劳倦，思虑伤脾，脾虚化源不足，均使血海不充而致经量减少。

（2）肾虚：禀赋素弱，或少年肾气未充，或多产（含人工流产、屡孕屡堕）房劳伤肾，以致肾气不足，精血不充，血海不盈而经量过少。

（3）血瘀：感受寒邪，寒客胞宫，血为寒凝；或气滞血瘀，阻滞胞脉，均使血行不畅，故月经量少。

（4）痰湿：素多痰湿，或脾失健运，湿聚成痰，痰阻经脉，血不畅行，致经量减少。

2.精神萎靡状态月经过少的病机　五脏气机失调，禀赋不足，肾气不足，或后天房劳多产，损及肾元，天癸不充，精血耗损，血海不盈，导致血生化不足而经血量少。

【证候特点】

1.月经过少的基本证候特点　以月经血量明显减少为主要特征，甚或点滴即净，持续时间长短不定。或伴有月经后期，纳差，食欲不佳，腰背酸痛，下肢沉重。或者灼伤肾阴，肾精不足，腰膝酸软，经血色深而少。伴瘀血者，可见血色暗，夹杂血块，量少，小腹痛。

2.精神萎靡状态月经过少的证候特点　精神萎靡状态月经量少，质稀，腰骶酸痛，小腹凉，夜尿多，或外阴发育不良，宫体小，月经初潮迟，舌体瘦薄，色淡红，苔薄白，脉沉细缓。或者经血量少，由常量逐渐减少，甚或点滴即净，色淡红，质稀而无块，经行小腹绵绵作痛，面色萎黄，头晕眼花，心悸气短，爪甲苍白无华，舌淡，苔薄白，脉细而弱，无力。

【精神萎靡状态月经过少与普通月经过少的区别】

主要区别在于机体的情志与气血状态，精神萎靡，脾虚肝郁，先天肾气不足或房劳多产伤肾。肾气不足，精血不充，冲任匮乏，血海不盈而致月经过少，脉象细弱，无力；也有气血来源不足或久病大病失血，以致血海空虚，经血乏源而月经过少者。实者或因血瘀，或因痰湿，邪阻胞脉胞络，血行不畅，以致经量减少，脉象尺部枯涩，或伴热。这些都是精神萎靡状态月经量少的原因。

## 二、带下

【定义】

带下量明显增多，色、质异常，或有臭气，或伴有局部和全身症状者，名带下病。

【历史沿革】

"带下"一词，首见于《素问·骨空论》"任脉为病……女子带下瘕聚"。历代文献对带下名称不一，《神农本草经》称为"白沃""赤沃""赤白沃"。"带下"一词，有广义、狭义之分，广义带下泛指妇产科疾病，由于这些疾病都发生在带脉之下，故称为"带下"。如《金匮要略心典·妇人杂病脉证并治第二十二》曰："带下者，带脉之下，古人列经脉为病。凡三十六种，皆谓之带下病，非今人所谓赤白带下也。"又如《史记·扁鹊仓公列传》记载："扁鹊名闻天下，过邯郸，闻（赵）贵妇人，即为带下医。"所谓带下医,即女科医生。狭义带下又有生理、病理之别。正常女子自青春期开始肾气充盛,脾气健运,任脉通调,带脉健固,阴道内即有少量白色或无色透明无臭的黏性液体,特别是在经期前后、月经中期及妊娠期量增多,以润泽阴户,防御外邪,此为生理性带下。如《沈氏女科辑要》引王孟英说:"带下,女子生而即有,津津常润,本非病也。"若带下量明显增多,或色、质、气味异常,即为带下病。《女科证治约旨》说:"若外感六淫,内伤七情,酝酿成病,致带脉纵弛,不能约束诸脉经,于是阴中有物,淋漓下降,绵绵不断,即所谓带下也。"在《诸病源候论》中还有五色带下的记载,有青、赤、黄、白、黑五色名候,指出五脏俱虚损者,为五色带俱下。临床上以白带、黄带、赤白带为常见。但也有带下过少者,带下与月经都有周期性,带下过少常与月经量少、闭经的某些病症相伴随。

【病因病机】

1. 带下的基本病因病机　带下病以湿邪为患,故其病缠绵,反复发作,不易速愈,而且常并发月经不调、闭经、不孕、癥瘕等疾病。主要病因是湿邪,如《傅青主女科》说:"夫带下俱是湿症。"湿有内外之别。外湿指外感之湿邪,如经期涉水淋雨,感受寒湿,或产后胞脉空虚,摄生不洁,湿毒邪气乘虚内侵胞宫,以致任脉损伤,带脉失约,引起带下病。内湿的产生与脏腑气血功能失调有密切的关系:脾虚运化失职,水湿内停,下注任带;肾阳不足,气化失常,水湿内停,又关门不固,精液下滑;素体阴虚,感受湿热之邪,伤及任带。总之,带下病系湿邪为患,而脾肾功能失常又是发病的内在条件;病位主要在前阴、胞宫;任脉损伤,带脉失约是带下病的核心机制。《顾松园医镜·带下》中指出:"人有带脉,横于腰间,如束带之状,病生于此,故名为带。"

2. 精神萎靡状态带下的病机　带下病主要与湿邪有关,精神萎靡状态的一个基本病机是脾虚,而脾虚容易导致湿邪产生和停滞,使任带二脉气机失调,带脉失约,发为带下病。任脉主司阴液,带下为阴液的一种,由任脉司约。带脉约束冲任诸经,如带脉松弛,固约无力,水湿下注则为带下病。肾虚闭藏失职，任带失于固摄，阴液滑脱而为带下。

（1）脾阳虚：饮食不节，劳倦过度，或忧思气结，损伤脾气，运化失职，湿浊停聚，流注下焦，伤及任带，任脉不固，带脉失约，而致带下病。

（2）肾阳虚：素禀肾虚，或恣情纵欲，肾阳虚损，气化失常，水湿内停，下注冲任，损及任带，而致带下病。若肾阳虚损，精关不固，精液滑脱，也致带下病。

（3）阴虚夹湿：素禀阴虚，相火偏旺，阴虚失守，下焦感受湿热之邪，损及任带，约固无力，而为带下病。

（4）湿热下注：脾虚湿盛，郁久化热，或情志不畅，肝郁化火，肝热脾湿，湿热互结，流注下焦，损及任带，约固无力，而成带下病。

【证候特点】

1.带下的基本证候特点　白带量过多，超过正常生理排出量，伴有色、质、气味的异常，或出现全身或局部症状。色白或黄、黄绿如脓，或黄白相间，或赤白相间，或色如败酱，或杂色浑浊，或质黏稠如奶酪，或如脓涕，或稀清如水。全身可见腹痛、腰痛、发热等。局部可出现瘙痒、灼热、疼痛等。

2.精神萎靡状态带下的证候特点

（1）脾阳不足：精神萎靡，中阳不振，气机下陷，带下量多，色白或淡黄，质稀薄，无臭气，绵绵不断，神疲倦怠，四肢不温，纳少便溏，两足跗肿，面色㿠白，舌质淡，苔白腻，脉缓弱。脾阳虚弱，运化失职，水湿内停，湿浊下注，损伤任带二脉，约固无力，带下量多，色白或淡黄，质稀薄，无臭气，绵绵不断；脾虚中阳不振，则神疲倦怠，四肢不温；脾虚运化失职，则纳少便溏；湿浊内盛，则两足跗肿；脾虚清阳不升，则面色㿠白。舌淡，苔白腻，脉缓弱，为脾阳不足之征。

（2）肾阳不足：或见带下量多，色白清冷，稀薄如水，淋漓不断，头晕耳鸣，腰痛如折，畏寒肢冷，小腹冷感，小便频数，夜间尤甚，大便溏薄，面色晦暗。舌淡润，苔薄白，脉沉细而迟。这是由于肾阳不足，命门火衰，气化失常，寒湿内盛，致带脉失约，任脉不固，带下量多，色白清冷，稀薄如水，淋漓不断；肾阳虚胞络失于温煦，故小腹冷感；膀胱失于温煦，气化失常，故小便频数，夜间尤甚；火不温土，则大便溏薄；阳虚寒从内生，故畏寒肢冷；肾阳虚外府失荣，故腰痛如折；肾虚髓海不足，头晕耳鸣，面色晦暗。舌淡润，苔薄白，脉沉细而迟，为肾阳不足，虚寒内盛之征。

【精神萎靡状态带下与普通带下的区别】

精神萎靡带下主要是由萎靡不振，气机不畅，甚或气机下陷，带脉受损，脾气虚弱，肝气郁积，湿气侵入及热气急逼所引起，湿热侵入胞宫、阴器，累及任脉和带脉，使任脉失固、带脉失约而导致发病。脾为中州后天之本，喜燥恶湿。如精神萎靡，饮食不节，劳作失度或思虑抑郁致土衰木郁，水谷精微失于健运，停聚而成水湿之邪下流肝肾，病位在任、带二脉，与脾、肾二脏关系密切。脉象可见虚软，尺部滑大。整体脉位下移。

## 三、乳癖

【定义】

乳癖是指乳房出现形状、大小、数量不等的硬结肿块，又名"乳栗""奶癖""乳中结核"等。乳癖是妇女常见病，各年龄均可发生，好发于 30~50 岁妇女，值得临床重视，相当于乳腺增生病，据统计约占全部乳腺疾病的 75%，是临床上最常见的乳房疾病。本病有一定的癌变倾向，需要慎重对待。

【历史沿革】

乳癖之名首见于《中藏经》。隋代《诸病源候论》称为乳中结核。宋代《圣济总录》明确提出了冲任不和在本病发病中的重要性。明代《外科正宗》认为本病多由思虑伤脾，恼怒伤肝，郁结而成，指出其临床特点是肿块可随情志改变而变化。清代《疡科心得集·辨乳癖乳痰乳岩论》云："有乳中结核，形如丸卵，不疼痛，不发寒热，皮色不变，其核随喜怒消长，此名乳癖。"该书从病因病机、临床表现及治疗方药等方面，对乳癖做了较详细的论述。清代《外科真诠》认为乳癖有岩变可能。

【病因病机】

1.乳癖的基本病因病机　乳癖相当于西医的乳腺增生等良性疾病，以乳房出现肿块为特征，且此肿块和疼痛与月经周期有关。本病以育龄妇女多见，其中不育或不哺乳者本病的发生率较高，本病也可见于未婚妇女或更年期妇女。乳癖的主要病因是情志内伤，冲任失调，痰瘀凝结而成。

2.精神萎靡状态乳癖的病机　妇女由于精神萎靡不振，情志不遂或受到精神刺激，导致肝气郁结，气机阻滞，思虑伤脾，脾失健运，痰浊内生，肝郁痰凝，气血瘀滞，阻于乳络而发；或因冲任失调，上则乳房痰浊凝结而发病，下则经水逆乱而月经失调。

【证候特点】

1.乳癖的基本证候特点　乳癖是以乳房有形状大小不一的肿块、疼痛并与月经周期相关为主要表现的乳腺组织的良性增生性疾病。本病主要分为两型。

（1）肝郁痰凝：青壮年妇女多见。乳房肿块胀痛，随喜怒而消长，伴胸闷胁胀，喜郁善怒，失眠多梦，心烦口苦。舌苔薄黄，脉弦滑。

（2）冲任失调：中年妇女多见。乳房肿块胀痛，经前加重，经后缓解，伴腰酸乏力，神疲倦怠，月经先后无定期，量少色淡，或闭经。舌淡，苔薄白，脉沉细。

2.精神萎靡状态乳癖的证候特点　精神萎靡状态乳癖多见于青中年妇女，常伴有月经失调、流产史。常同时或相继在两侧乳房内发生多个大小不一的肿块，其形态不规则，或圆或扁，质韧，分散于整个乳房，或局限在乳房的一处。精神萎靡状态乳癖多与情志内伤、忧思恼怒有关。足阳明胃经过乳房，足厥阴肝经至乳下，足太阴脾经行乳外，若情志内伤，忧思恼怒则肝脾郁结，气血逆乱，气不行津，津液凝聚成痰；复因肝木克土，致脾不能运湿，胃不能降浊，则痰浊内生；气滞痰浊阻于乳络则致肿块疼痛。八脉隶于肝肾，冲脉隶于阳明，若肝郁化火，耗损肝肾之阴，则冲任失调，《圣济总录》云："冲任二经，上为乳汁，下为月水。"所以本病多与月经周期相关，基本病机为气滞痰凝，冲任失调，病在胃、肝、脾三经。

【精神萎靡状态乳癖与普通乳癖的区别】

乳癖的发生与精神情绪状态密切相关，情志不遂，或精神萎靡不振，导致肝气郁结，气机阻滞，思虑伤脾，脾失健运，痰浊内生，肝郁痰凝，脉滑，关脉涩，内曲。气血瘀滞，阻于乳络而发；或因冲任失调，上则乳房痰浊凝结而发病，下则经水逆乱而月经失调，关脉中取凸，滑。尺脉弱。

# 第九节　皮肤科病证

## 一、湿疹

### 【定义】

湿疹是一种常见的炎症性皮肤病，其临床特点为多形性皮疹，倾向渗出，对称分布，自觉剧烈瘙痒，病情易反复，可多年不愈。

### 【历史沿革】

中医学文献无统一病名，多包括在"癣""疮""风"的范围内，根据其发病部位与临床表现有不同的名称，如发于耳部称为"旋耳疮"；发于乳头部称之为"乳头风"；浸淫遍体，渗出液极多，称为"浸淫疮"；遍发红粟，剧烈瘙痒者称为"粟疮"；搔之出血者称为"血风疮"等。《素问·至真要大论》认为"诸痛痒疮，皆属于心"。《素问·玉机真脏论》中就有"浸淫"的记载。《金匮要略·疮痈肠痈浸淫病脉证并治》记载："浸淫疮，从口流向四肢，可治；从四肢流来入口者，不可治。"隋代《诸病源候论·疡疮候》记载："祸疮者，由肤腠虚，风湿之气，折乎血气，结聚所生。痛痒搔抓成疮，黄汁出，浸淫生长，折裂，时瘥时剧。"《外科正宗·奶癣》云："奶癣，儿在胎中，母食五辛，父餐炙煿，遗热与儿，生后头面遍身发为奶癣。"《外科大成》云："血风疮，生于胫，一名爪风疮，由三阴经风虚血燥所致，初发则瘙痒无度，破流脂水，日渐沿开。"《医宗金鉴·浸淫疮》中记载浸淫疮："此证初生如疥，搔痒无时，蔓延不止，抓津黄水，浸淫成片。"

【病因病机】

1. 湿疹的基本病因病机　病因较复杂，多由于某些外界或体内因素的相互作用所致。因果关系较复杂，其他影响因素亦多，发病原因不易除去，易倾向复发和慢性化。外界因素如化学制剂、化妆品、香料、染料、清洁剂、动物毒素、蛋类、鱼虾及牛奶等异性蛋白、花粉、尘埃、日晒、寒冷、搔抓等。体内因素如过敏性体质，代谢、内分泌或消化道功能紊乱，神经精神功能障碍，过度疲劳，精神紧张，病灶感染，肠寄生虫病，静脉曲张，多汗，皮肤干燥等。中医认为本病常因饮食失节、嗜酒或过食辛辣刺激腥发动风之品，伤及脾胃，脾失健运，致使湿热内蕴，又外感风湿热邪，内外两邪相搏，充于腠理，浸淫肌肤发为本病。或因身体虚弱，脾为湿困，肌肤失养。或因湿热蕴久，耗伤阴血，化燥生风，而致血虚风燥，肌肤甲错。

2. 精神萎靡状态湿疹的病机　精神萎靡状态湿疹基本病机是脾虚肝郁导致不耐风、湿、热邪浸淫肌肤而发病。脾虚湿盛，肝郁化火生风，湿热留滞，血虚风燥，肌肤失养。

【证候特点】

1. 湿疹的基本证候特点　湿热并盛者发病急、病程短。心烦、口渴，大便秘、小便赤少，皮损潮红焮热、肿胀、渗出显著。舌质红，舌苔白或黄。脉弦滑或滑数。辨证属湿热兼盛，浸淫肌肤。脾虚湿盛者病程日久，口渴不思饮，大便不干或有溏泻，皮损粗糙肥厚或兼有少量渗液，或可见抓痕鳞屑。舌质淡，舌体胖或有齿痕，舌苔白或腻，脉沉缓或滑，辨证属脾虚湿盛以致肌肤失养。血虚风燥者呈慢性经过，皮损肥厚，角化皲裂，或有抓痕血痂。舌质淡，舌苔白。脉沉细或沉缓。辨证属久病耗伤阴血，血虚风燥以致肌肤甲错。

2. 精神萎靡状态湿疹的证候特点　多局限于某一部位，如手背、小腿、肘窝、阴囊、女阴等处，边界明显，炎症不著。患部皮肤肥厚粗糙，嵴沟明显，呈苔藓样变。颜色为褐红或褐色，表面常附有糠皮状鳞屑，伴有抓痕、血痂及色素沉着。部分皮损上仍可出现新的丘疹或水疱，抓破后有少量浆液渗出。发生于手足及关节部位者，常呈皲裂或疣状。自觉疼痛，影响活动。

慢性病程，时轻时重，无规律性，常反复呈急性或亚急性发作，尤以精神紧张时为甚。平时自觉症状不著，每当就寝前或精神紧张时出现剧烈瘙痒。湿疹的发病，有的仅经历急性期或亚急性期，数周后可治愈，但常反复发作，各期症状可交叉或同时存在。因此在不同的部位可见各期皮疹同时存在。既有皮肤增厚苔藓样变，又可见新起的丘疹水疱或伴有红肿糜烂、结痂、脱屑等。亦有少数患者开始时急性湿疹的表现不甚明显，表现为亚急性甚至慢性湿疹者。

【精神萎靡状态湿疹与普通湿疹的区别】

精神萎靡状态湿疹，病程缠绵难愈，时轻时重，疾病向愈与机体正气旺盛与否密切相关，常见脉虚。因脾虚，脾失健运，湿热内生，复感风湿热邪，内外合邪，两相搏结，侵淫肌肤而发；或萎靡日久，素体虚弱，脾为湿困，肌肤失养，或湿热蕴久，耗伤阴血，血虚风燥，肌肤失养所致。痰湿蒙蔽，心神失用，脉象燥，涩，失荣。脉来急缓，濡。

## 二、黄褐斑

【定义】

黄褐斑又名肝斑，是一种常见的发生于面部的获得性色素过度沉着性皮肤病，发生于日晒部位，并于日晒后加重。中青年女性多见。慢性病程，无明显自觉症状。病情有一定季节性，夏重冬轻。

【历史沿革】

本病最早见于《黄帝内经》，称为面尘。《灵枢·经脉第十》曰："胆足少阳之脉……是动则病口苦，善太息，心胁痛，不能反侧，甚则面微有尘，体无膏泽，足少阳反热，是为阳厥。""肝足厥阴之脉……是动则病腰痛不可以俯仰，丈夫㿉疝，妇人少腹肿，甚则嗌干面尘脱色。"《素问·至真要大论》曰："岁阳明在泉，燥淫所胜，则霜雾清瞑；民病喜呕，呕有苦，善太息，心胁痛不能反侧，甚则嗌干面尘，身无膏泽，足外反热。""阳明司天，燥淫所胜……嗌干面尘，腰痛，丈夫癫疝，妇人少腹肿。"明代张介宾《类经》指出此乃"燥金淫胜于上，则木受气克，故草木生荣俱晚"的表现。早期医家将面尘归为肝胆经的兼证和燥邪犯病的表现。清代何梦瑶的《医碥》指出"面尘（即晦暗），阳气郁滞则无光，水涸则不润，故晦暗如蒙尘土，宜疏肝、清肺、滋肾"，提到了疏肝清肺滋肾的治法。到了清代许克昌《外科证治全书》开始明确将"面尘"作为一独立病名，并描述之为"面尘，又名黧黑斑，又名黧黑。面色如尘垢，日久煤黑，形枯不泽。或起大小黑斑，与面肤相平。由忧思抑郁，血弱不化。内宜疏胆气兼清肺，加味归脾汤送六味地黄丸主之"。宋代《太平圣惠方》称为"皯"，"夫面皯者，由脏腑有痰饮，或皮肤受风邪，致令气血不调则生黑皯"，提出"气血不和"为面皯的病机。清代吴谦《外科心法要诀》说："皯如尘久煠暗，原于忧思抑郁成"，提出面皯与"忧思抑郁"的情志有关。

【病因病机】

1.黄褐斑的基本病因病机　黄褐斑的病因病机较为复杂，中医学认为，肝气郁结、郁久化火、灼伤阴血，瘀血阻络导致颜面气血失和；脾气虚弱、运化失健，不能化生精微，则气血不能润泽于颜面；肾阳不足、肾精亏虚等病理变化均可导致颜面发生黄褐斑，其病机关键为湿浊、瘀毒阻滞络脉。

（1）脾虚肝郁：凡饮食不节、劳倦过度、偏嗜五味者，使脾土输布失职。则脾运化水谷精微的功能减退，机体的气血生化不足，不荣于面，必然导致水液在体内的停滞，湿阻于内，气滞于中，影响肝气的疏泄，脾病及肝，痰聚气结而发病。

（2）情志不遂：情志的失调影响肝的疏泄功能，导致肝气郁结，气滞则血瘀，瘀久耗气，阴亦伤，气滞血瘀、血虚则生黄褐斑。

（3）精血受损：房事过度、不正常的孕育史或久病，导致肾气及肾阴的亏耗，肝肾同源，衰则同衰，精血同亏，水亏不能制火，虚火上炎，颜面不能荣润而发黄褐斑。

2.精神萎靡状态黄褐斑的病机　精神萎靡状态黄褐斑多见于育龄妇女，该年龄段的妇女由于事业、家务繁忙，加之孕育亏耗，使肝肾不足，气血不调，不能上荣于面；或肝气郁结，肝火亢旺而致火燥结滞于面，皆可形成黄褐斑。但肝肾不足、血虚血瘀是精神萎靡状态黄褐斑的主要病理特点，人体五脏六腑十二经脉，皆上于面，血行通畅则表里俱荣。若腠理受风，或痰浊内生，或血气不和，经脉涩滞，或脾胃受损，气血生化乏源，气虚血少，不能荣于皮肤，则易变生黄褐斑，本病的发生机制为血气不和，涉及血瘀和血虚，致使血泣经络，上不能荣于面，下不能充盈血海，故临床常见本病同时伴月经失调。

【证候特点】

1. 黄褐斑的基本证候特点　皮损为淡褐色、深褐色或黑褐色斑片，其边界清晰，边缘常不整，形如地图或蝴蝶，对称分布于额、眉、颊、鼻、上唇等处，亦能使整个面部受累及。褐斑表面光滑，无鳞屑，无自觉症状。黄褐斑患者常有肝郁、肝热、血瘀，或表现为脾胃虚寒，或肾阳虚寒。肝郁气滞，肝失条达，郁久化热，灼伤阴血，使血液瘀滞于颜面；或因肝病及脾，脾失健运，导致清阳不升，浊阴下降，痰湿内停，晦浊之气循经络而上熏于面；或因肝郁化热，热灼肾阴，精不化血，血不养肝，导致肝肾同病，血虚不荣，火燥结滞而发病。

2. 精神萎靡状态黄褐斑的证候特点　精神萎靡状态黄褐斑多发于 30 岁左右的已婚妇女，但未婚妇女和男性也可见。损害为淡褐到淡黑色斑片，呈不规则形，表面光滑，无炎症及脱屑，对称分布于面部。面中型最为常见，损害分布于颊、额、上唇、鼻和颏部。颧型损害累及颊和鼻部。下颌型损害累及下颌支部。局部无炎症及鳞屑，缺乏自觉症状，损害随季节、日晒、内分泌变化等因素而减轻或加重，但大多经久不退呈慢性病程。精神萎靡状态黄褐斑由于萎靡不振，情志不遂，肝气郁结，郁久化热，灼伤阴血使面部气血失和而造成；或气郁化火，耗伤肝肾之阴，而致水色上泛而发生该斑。精神萎靡不振常同时影响正常睡眠，故精神萎靡既是形成本病的重要原因，又是加重病情的条件，很容易因情绪不良造成黄褐斑的发生，生成此斑以后不良的精神情绪反过来又会加重病情，如此形成恶性循环。

**【精神萎靡状态黄褐斑与普通黄褐斑的区别】**

肝藏血，喜条达而恶抑郁，若精神萎靡长期情志不遂，肝失条达，或阴血暗耗，或生化之源不足，均可导致肝气郁结不舒。郁久化热，灼伤阴血，致使颜面气血失和而发病。肾藏精、为水，水亏则火旺，津血暗耗，出现尺脉枯涩，细，颜面失于濡润而枯萎发斑。脾虚不能健运，气虚生化乏源，以致气血不足，不能上荣于面，发生黄褐斑，脉象可见细，弱，迟。

综上所述，伴随时代变迁、社会转型、生活节奏的不断加快，生存竞争日益激烈，社会变革深刻而急剧，人群产生的心理问题纷繁复杂。许多人长期处于超负荷运行与紊乱状态中，体力和精力的慢性消耗得不到恢复，完全背离了"志闲而少欲，心安而不惧，形劳而不倦"的恬淡状态，演变为精神萎靡的"亚健康"、抑郁或疲劳综合征等身心疾病。机体处于抑郁、焦虑、紧张、易激惹的状态长期不能缓解，导致陷入精神萎靡不振状态，神气不足，神用烦乱，整体精神状态低靡不振，自身调节能力和控制力严重不足。关于包括精神萎靡在内的"心理紊乱状态"的研究，注重整体观思想，持续性观察机体特定时间段内的变化反应，于中医传统脏腑气血辨证思维是有益的探索，更适合当代社会人群的心理研究，同时也为中医心理学和中医辨证论治打开了新的思路。上面列举的精神萎靡常见病证是比较典型的紧扣病机主题的常见病证，临证注意举一反三，灵活运用。

# 参考文献

［1］周仲瑛.中医内科学［M］.北京：中国中医药出版社，2007.

［2］李曰庆.中医外科学［M］.北京：中国中医药出版社，2008.

［3］张玉珍.中医妇科学［M］.北京：中国中医药出版社，2007.

［4］蒋雨平.临床神经病学［M］.上海：上海医科大学出版社，1999.

［5］张慧.痿证论治，重在脾胃—胡建华临床经验［J］.上海中医药杂志，1998（7）：7-9.

［6］于晓.胃脘痛病证的古今文献研究与学术源流探讨［D］.北京：北京中医药大学，2008.

［7］耿学英，赵炳南中医皮肤科学术渊源及学术特点研究［D］.北京：北京中医药大学，2009.

［8］韩旭，刘福明，赵惠.李七一教授治疗心血管疑难病症举隅［J］.中医学报，2012，27（12）：1587-1589.

［9］王建华，张哲，肖蕾，等.舌脉指标在心病、脑病、心脑合病痰瘀互结证中的分布研究［J］.中华中医药学刊，2013，31（11）：2400-2403.

［10］刘延颖，满斌，颜红.中医心理治疗学渊源与中西医结合治疗心理疾患之展望［J］.天津中医药，2013，30（8）：479-481.

［11］郑盛惠，郑生智，吴玉娟，等.长蛇灸治疗脾肾两虚型慢性疲劳综合征临床疗效及对细胞因子的影响［J］.中华中医药学刊，2013，31（11）：2555-2557.

［12］万苗坚，张其亮.黄褐斑患者皮损区微生态改变的探讨［J］.临床皮肤科杂志，1997（2）：8-11.

［13］王禄.乳腺增生病的因证论治［J］.河南中医学院学报，2005（4）：45-46.

# 第四章 精神萎靡状态的临床辨证论治

## 第一节 中医治疗法则

### 一、治疗总则

"精神萎靡状态"的形成有饮食失宜、情志失调、劳欲过度、久病体虚及个性、体质等原因，病位在脑，涉及心、肝、脾、肾等多个脏腑，与精神神志有关，病理因素不外乎外邪、痰湿、水饮、火邪等，与脏腑气血、阴阳功能紊乱密切相关，其病机复杂，但中医辨证应以虚证为主。上述的这些因素最终导致的病理结果是气血亏虚、神机失用。围绕这一最终的结果，我们将精神萎靡状态的治疗总原则确立为：和气血，精充神自旺；安神志，神健形复强。

#### （一）和气血，精充神自旺

中医理论认为，气血是构成人体、维持生命活动的最基本要素。它来源于呼吸之气和水谷之气的化生与脏腑之气的推动与激发，既是构成脏腑的基本物质，也是产生脏腑经络功能活动的动力和脏腑功能活动的产物。气血是人体生命活动的重要物质基础。《素问·八正神明论》说："血气者，人之神。"《素问·移精变气论》云："得神者昌，失神者亡。"《素问·调经论》曰："人之所有者，血与气耳。"《灵枢·本脏》曰："人之血气精神者，所以奉生而周于性命者。"因此只有当气血两者保持和谐的状态才能维持机体正常运转。若气血失和则百病生，因此《素问·调经论》指出："血气不和，百病乃变化而生。"当这种动态平衡遭到破坏，就可出现气血关系失调，严重者可发展为气血逆乱、气血亏虚。气血亏虚机体不养则出现懈怠劳倦，心神不养则神昏愦，最终会导致精神萎靡。因此对于精神萎靡患者，和气血刻不容缓，和气血的作用尤为重要。

和，就是要达到一种和谐的状态。和气血，简而言之就是使气血达到一种和谐的状态，针对气血的偏颇进行纠正，补其不足，泻之有余。气虚则补气以使之和；气机失调则根据不同的情况区别对待，气滞则行气，气逆则降逆，气陷则升提，气闭者则通闭，气脱者则补气固脱等。和血的方法也是如此，通过补其不足，调其不通或者祛除外因使达到和谐的状态。此外，气血的相互关系也是不容忽视的，和气、和血是分不开的，需要兼顾彼此才能真正达到和的状态。

（二）安神志，神健形复强

机体功能的正常运行都离不开气血的作用，气血的作用不能正常发挥，神志就会一直处于不安的状态，人正常的学习工作也就不能很好地进行。气的太过或者不足会直接影响到神的情况，使之亢奋或者萎靡；没有血的正常濡养与化生，不仅会出现各种体表、体内及肢体的改变，还会出现各种精神情志方面的病症，如精神疲惫、失眠多梦、健忘心烦甚至精神恍惚等更为严重的症状。所以只有针对病因进行安神志，机体才能有真正好的体魄。

神不安则心神不宁、心悸怔忡、失眠健忘、烦躁惊狂，随着时间的推移逐渐影响日常生活，进而终日惶惶，学习、生活、工作质量下降，整日处于萎靡状态。心理上的疾病往往会导致身体上的失衡，久之造成恶性循环。因此安神志的重要性也是不言而喻的。所以要根据不同原因选择安志法，对于痰火扰神者清热化痰、镇心安神；痰湿蒙蔽神窍者利湿祛浊，化痰通窍；正虚内扰者补虚安神，做到审证求因、辨证论治。

精神萎靡状态不是由于某一点或者某一方面的原因造成的，因此需要靠中医的整体辨证思维来考虑，在临床治疗时将和气血与安神志结合起来，互相配合，全面调理，共同达到和、安的状态，使精充神旺，神健形强。

## 二、辨证治疗

### （一）安神志

神的层次性表现为广义之神对五脏神运动规律的统帅，五脏神各有不同的内容表现。其中，心所藏之神，既能主宰人体整个生命活动，又可统领感知意识、精神思维情志，故称心为"五脏六腑之大主，精神之所舍也"（《灵枢·邪客》）。心神可总领魂魄，并赅意志，统制七情五志，可见心所藏之神在人体之神中的重要性。《古今医统大全·病机·梦为神不守舍》曰："心为栖神之所，凡思虑过多，则心血亏耗，而神游于外……"即是说用心思虑过度，则耗费心神，神不守舍，而出现相应的神用不及的症状。又如《灵枢·本神》称"心怵惕思虑则伤神"，即是说心神因思虑过度而受到损害。神机不用而精神不振，则表现为一系列精神萎靡的症状，因此对于精神萎靡的患者安神益志也必不可少。常用药物有酸枣仁、茯神、远志、首乌藤等。

### （二）升举阳气

气陷是较为常见的病理变化，多在气虚的基础上出现。机体由于气陷而失却营精的充养，则见神疲乏力、形体消瘦、头晕、耳鸣、目眩、精神萎靡不振等。气陷有虚实之分，应根据不同的病机而选择不同的升举阳气的药物。实者则为湿热下注、相火妄动而致；虚者则为肾气不足或中气下陷而致。治湿热下注常用药有半夏、竹茹、苍术、茯苓、荷叶等；治相火妄动常用药有葛根、升麻、防风、荆芥、川芎、黄芩等；治肾气不足常用药有黄芪、人参、升麻、柴胡、防风、山萸肉、五味子等；治大气下陷常用药有山药、白扁豆、莲肉、白术、玉竹等。

（三）益气

气是运行在人体内的一种精微物质，具有极强的能量和活力，能激发和推动机体器官的功能活动，分为五脏之气和经脉之气，同时也是产生人类特有高级精神思维活动的物质基础，故《素问·八正神明》曰："血气者，人之神。"《气血论》曰："神为气之主""神依气亦住，神往气亦往。神安则气正，神乱则气乱。精神内守，则气流布周身而不已。"又说："神寓于气，气以化神。气盛则神旺，气衰则神病，气绝则神亡。"气虚日久不能濡养精神，导致精神萎靡不振，此时可予以补气的药物，常用药物有甘草、人参、白术、山药、大枣、黄芪等。

（四）养血

"血脉和利，精神乃居"（《灵枢·平人绝谷》），说明血是机体精神活动的主要物质基础，血脉调和流利，则人的精神充沛，神志清晰，感觉灵敏。若血虚不能濡养机体，导致整个精神状态疲惫，表情淡漠，少言寡笑，这是精神萎靡状态的临床表现，患者对外界事物漠不关心，反应迟钝，目视茫茫。因此养血在治疗精神萎靡中至关重要。常用药物有熟地黄、白芍、当归、龙眼肉等。

（五）养阴

养阴当然离不开精、血，精、血是神志活动的物质基础。《素问·金匮真言论》言："夫精者，身之本也。"我们常说的精主要是指肾精，肾为水之源，只有肾精充足机体才能有足够的阴精来维持正常的活动，年少早婚或房事不节，劳倦过度，伤及肾元，真精不足，阴阳俱亏，则阴精无力支持阳的活动。血的濡养作用也是必不可少的。阴精不足，阳气不能内敛，阳气不能纳入阴，则使精神萎靡和不寐同时出现。常用药物为石斛、山茱萸、百合、沙参、麦冬等。

## 第二节 方药辑要

### 一、古今中药辑要

1. 太子参（《中药药用植物志》）

［**简述**］为石竹科植物异叶假繁缕的块根。主产于江苏、安徽、山东等省。夏季茎叶大部分枯萎时采挖，除去须根，置沸水中略烫后晒干或直接晒干，生用。

［**性味归经**］甘、微苦，平。归脾、肺经。

［**功效主治**］补气健脾，生津润肺。

治脾肺气阴两虚证。本品能补脾肺之气，兼能养阴生津，其性略偏寒凉，属补气药中的清补之品，宜用于热病之后，气阴两亏，倦怠自汗，饮食减少，口干少津，而不宜温补者。因其作用平和，多入复方作药后调补之药。治疗脾气虚弱、胃阴不足所致食少倦怠，口干舌燥，宜与山药、石斛等益脾气、养胃阴之品同用；本品亦用于心气与心阴两虚所致心悸不眠，虚热汗多，宜与五味子、酸枣仁等养心安神敛汗之品同用。

［**历代论述**］

《本草征要》："益气健脾，生津养肺。气血不足，病后虚羸。倦怠乏力，自汗萎靡。食少心悸，口干液亏，用以调补，能使春回。此药力薄，须持续服用，其效始著。"

《中国药用植物志》："治小儿出虚汗为佳。"

《江苏药材志》："补肺阴，健脾胃。治肺虚咳嗽，心悸，精神疲乏等症。"

［**评述**］本药治疗脾气虚弱、胃阴不足所致的食少倦怠，口干舌燥，宜与山药、石斛等益脾气、养胃阴之品同用；用于心气与心阴两虚所致的

心悸不眠，虚热汗多，宜与五味子、酸枣仁等养心安神敛汗之品同用。现代研究发现其可降糖、改善记忆、改善慢性心衰、抗氧化等。本药表实邪盛者不宜用。

2. 人参（《神农本草经》）

[**简述**] 为五加科植物人参的根。多年生草本植物，喜阴凉、湿润的气候，多生长于昼夜温差小的海拔 500~1 100 米山地缓坡或斜坡地的针阔混交林或杂木林中。由于根部肥大，形若纺锤，常有分叉，全貌颇似人的头、手、足和四肢，故而称为人参。古代人参的雅称为黄精、地精、神草。人参被人们称为"百草之王"，主产于吉林、辽宁、黑龙江，多于秋季采挖，洗净。园参经晒干或烘干称生晒参；鲜根以针扎孔，用糖水浸后晒干称糖参；山参经晒干称生晒山参；蒸制后干燥称红参。红参：用高温蒸汽蒸 2 小时直至全熟为止，干燥后除去参须，再压成不规则方柱状。

[**性味归经**] 甘、微苦，微温。归肺、脾、心、肾经。

[**功效主治**] 大补元气，复脉固脱，补脾益肺，生津养血，安神益智。

本品能大补元气，复脉固脱，为拯危救脱要药。适用于因大汗、大泻、大失血或大病、久病所致的元气虚极欲脱、气短神疲、脉微欲绝的重危证候。气虚欲脱兼见汗出、四肢逆冷者，应与回阳救逆之附子同用，以补气固脱与回阳救逆，如参附汤（《正体类要》）。若气虚欲脱兼见汗出身暖，渴喜冷饮，舌红干燥者，本品兼能生津，常与麦冬、五味子配伍，以补气养阴，敛汗固脱。

本品补脾益肺为补肺要药，可改善短气喘促、懒言声微等肺气虚衰的症状。本品亦为补脾要药，可改善倦怠乏力、食少便溏等脾气虚衰的症状。因脾虚不运常兼湿滞，故常与白术、茯苓等健脾利湿药配伍，如四君子汤（《太平惠民和剂局方》）。

本品又能补益心气，安神益智，可改善心悸怔忡、胸闷气短、脉虚等心气虚衰的症状，并能安神益智，治疗失眠多梦，健忘。常与酸枣仁、柏子仁等药配伍，如天王补心丹（《摄生秘剖》）。

本品还有补益肾气的作用，不仅可用于肾不纳气的短气虚喘，还可用于肾虚阳痿。治虚喘，常与蛤蚧、五味子、胡桃等药同用；治肾阳虚衰，肾精亏虚之阳痿，则常与鹿茸等补肾阳、益肾精之品配伍。

本品能生津止渴，治热病气虚之津伤口渴及消渴证。热邪不仅容易伤津，亦会耗气，对于热病气津两伤，口渴，脉大无力者，本品既能补气，又能生津。

[**用法用量**] 煎服，3~19 g；挽救虚脱可用 15~30 g。宜文火另煎分次兑服。野山参研末吞服，每次 2 g，日服 2 次。

[**用药禁忌**] 实证、热证而正气不虚者忌服。反藜芦、畏五灵脂、恶皂荚，应忌同用。

[**历代论述**]

《神农本草经》："人参，味甘，微寒。主补五脏，安精神，定魂魄，止惊悸，除邪气。明目、开心、益智。久服，轻身、延年。一名人衔，一名鬼盖。生山谷。"

《本草经集注》："……开心益智，治肠胃中冷，心腹鼓痛，胸胁逆满，霍乱吐逆，调中，止消渴，通血脉，破坚积，令人不忘……"

《本草乘雅半偈》："人参功力，安定精神魂魄意志，于仓忙纷乱之际，转危为安，定亡为存。生处背阳向阴，当入五脏，以类相从也。人身卫气，日行于阳道则寤，夜入于五脏则寐。则凡病剧张惶，不能假寐者，人参入口，便得安寝，此即入藏养阴，安精神，定魂魄之外征矣。"

《名医别录》："疗肠胃中冷，心腹鼓痛，胸胁逆满，霍乱吐逆，调中，止消渴，通血脉，破坚积，令人不忘……一名神草，一名人微，一名土精，一名血参，如人形者，有神。生上党及辽东。二月、四月、八月上旬，采根。竹刀刮，曝干，无令见风。"

[**评述**] 可改善短气喘促、懒言声微等肺气虚衰症状。治肺气咳喘、痰多者，常与五味子、紫苏子、杏仁等药同用，如补肺汤能补益心气，可改善心悸怔忡、胸闷气短、脉虚等心气虚衰症状，并能安神益智，治疗失眠多梦，健忘。常与酸枣仁、柏子仁等药配伍，如天王补心丹。用于治疗糖尿病、阳痿、休克、肺心病、白细胞减少、慢性肝炎、病毒性心肌炎、

肿瘤等多种疾病。本药不宜与藜芦同用。

3. 大枣（《神农本草经》）

[**简述**] 为鼠李科植物枣的成熟果实。主产于河北、河南、山东等地。秋季果实成熟时采收，晒干，生用。

[**性味归经**] 甘，温。归脾、胃、心经。

[**功效主治**] 补中益气，养血安神。

治疗脾虚证。本品甘温，能补脾益气，适用于脾气虚弱、消瘦、倦怠乏力、便溏等症。单用有效。若气虚乏力较甚，宜与人参、白术等补脾益气药配伍。

治疗脏躁，失眠症。本品能养心安神，为治疗心失充养，心神无主而脏躁的要药。单用有效，如《证治准绳》治脏躁自卑自哭自笑，以红枣烧存性，米饮调下。因其证多与心阴不足，心火亢盛有关，且往往心气亦不足，故常与浮小麦、甘草配伍，如甘麦大枣汤（《金匮要略》）。《千金方》还用本品治疗虚劳烦闷不得眠者。

[**用法用量**] 劈破，煎服，6~15 g。

[**历代论述**]

《神农本草经》："主心腹邪气，安中养脾，肋十二经，平胃气，通九窍，补少气、少津液、身中不足，大惊，四肢重，和百药。久服，轻身、长年。叶覆麻黄，能令出汗。"

《名医别录》："补中益气，强力，除烦闷。"

《吴普本草》："枣主调中，益脾气，令人好颜色，美志气。"

《本草新编》："大枣，味甘，气温；无毒，阳也，降也。入五脏。通九窍，和百药，养肺胃，益气，润心肺，生津，助诸经，补五脏。惟中满及热疾忌食，齿疼并风疾禁尝。乃调和之品，非补益之味。"

《神农本草经读》："气味甘、平；无毒。主心腹邪气，安中，养脾气，平胃气，通九窍，助十二经，补少气、少津液，身中不足，大惊，四肢重，和百药。久服轻身延年。"

《神农本草经疏》："味甘，平；无毒。主心腹邪气，安中养脾，助十二经，平胃气，通九窍，补少气、少津液、身中不足，大惊，四肢重，和百药，补中益气强力，除烦闷，疗心下悬，肠澼。久服轻身延年，不饥神仙。疏：大枣纯得土之冲气，兼感天之微阳以生。《本经》曰：味甘，气平；无毒。东垣、孟诜言温，气味俱厚，阳也。入足太阴、阳明经。经曰：里不足者，以甘补之。又曰：形不足者，温之以气。甘能补中，温能益气，甘温能补脾胃而生津液，则十二经脉自通，九窍利，四肢和也。正气足则神自安，故主心腹邪气，及大惊。中得缓则烦闷除，故疗心下悬急，及少气。脾得补则气力强，肠胃清，故主身中不足及肠澼。甘能解毒，故主和百药。脾胃足，气血充，后天生气借此而盈溢，故久服轻身长年，不饥神仙也。然亦指辟谷修炼者言之，非恒人所能耳。"

[评述]本品能养心安神，为治疗心失充养，心神无主而脏躁的要药；《千金方》还用本品治疗虚劳烦闷不得眠者。常用于治疗过敏性紫癜、泻痢、再生障碍性贫血、白细胞减少症、慢性萎缩性胃炎、小儿哮喘、更年期综合征等患者。脾虚湿滞，腹满便溏者不宜使用。

4.巴戟天（《本草经集注》）

[简述]为茜草科植物巴戟天的根。主产于广东、广西、福建、江西、四川等地。全年均可采挖。去须根略晒，压扁晒干。用时润透或蒸过，除去木质心，切片或盐水炒用。

[性味归经]辛、甘，微温。归肾、肝经。

[功效主治]补肾助阳，祛风除湿。

用于阳痿遗精，宫冷不孕，月经不调，少腹冷痛，风湿痹痛，筋骨痿软。

[用法用量]煎服，5~15 g。

[历代论述]

《神农本草经》："主大风邪气，阴痿不起，强筋骨，安五脏，补中，增志，益气。"

《本草备要》："强阴益精，治五劳七伤，辛温散风湿，治风湿脚气水肿。"

[评述]本药常与肉苁蓉、杜仲、菟丝子等同用，治肾虚骨痿，腰膝

酸软，如金刚丸；配羌活、杜仲、五加皮等同用治风冷腰胯疼痛、行步不利，如巴戟丸。常用于治疗肾病综合征、特发性水肿，调节免疫功能，调节甲状腺功能，抗衰老及抗疲劳等。阴虚火旺及有热者不宜服。

5. 甘草（《神农本草经》）

［**简述**］为豆科植物胀果甘草或光果甘草的根及根茎。主产于内蒙古、新疆、甘肃等地。春、秋采挖，以秋采者为佳。除去须根，切厚片，生用或蜜炙用。

［**性味归经**］甘，平。入心、脾、肺、胃经。

［**功效主治**］补益中气，清热解毒，润肺祛痰，缓和药性，缓急止痛。

临床用于脾胃虚弱及气血不足等症。常与党参、白术、茯苓等补气健脾药配伍应用。

［**用法用量**］煎服，1.5~9 g。生用性微寒，可清热解毒；蜜炙药性微温，并可增强补益心脾之气和润肺止咳的作用。

［**历代论述**］

《名医别录》："主温中，下气，烦满，短气，伤脏，咳嗽，止渴，通经脉，利血气，解百药毒，为九土之精，安和七十二种石，一千二百种草。"

《本草汇言》："和中益气，补虚解毒之药也。健脾胃，固中气之虚羸，协阴阳，和不调之营卫。故治劳损内伤，脾气虚弱，元阳不足，肺气衰虚，其甘温平补，效与参、芪并也。"

《本草经集注》："主治五脏六腑寒热邪气，坚筋骨，长肌肉，倍力，金疮尰，解毒。温中下气，烦满短气，伤脏咳嗽，止渴，通经脉，利血气，解百药毒，为九土之精，安和七十二种石，一千二百种草。久服轻身，延年。"

［**评述**］本药治脾虚肝旺的脘腹挛急作痛或阴血不足之四肢挛急作痛，均常与白芍同用，即芍药甘草汤；用于气血两虚，宜与补气养血之品如阿胶、生地黄等配伍，如炙甘草汤。

现代运用甘草治疗婴幼儿腹泻、消化道溃疡、抑郁障碍、食物中毒、急性乳腺炎、尿崩症、银屑病、痤疮及外治冻伤、皮肤破裂、手足癣等疾病。不宜与京大戟、芫花、甘遂同用。本品有助湿壅气之弊，湿盛胀满、水肿者不宜用。大剂量久服可导致水钠潴留，引起浮肿。

6. 熟地黄（《本草拾遗》）

[性味归经] 甘，微温。归肝、肾经。

[功效主治] 补血养阴，填精益髓。

治阴虚血少，腰膝痿弱，劳嗽骨蒸，遗精，崩漏，月经不调，消渴溲数，耳聋目昏。

[用法用量] 煎服，10~30 g。

[历代论述]

《神农本草经》："主折跌、绝筋、伤中，逐血痹，填骨髓，长肌肉。作汤除寒热积聚，除痹；主男子五劳七伤，女子伤中、胞漏下血；破恶血，溺血。利大小肠，去胃中宿食，饱力断绝，补五脏内伤不足；通血脉，益气力，利耳目。生者，尤良。得清酒、麦门冬，尤良。"

《医学启源》："熟地黄……补血虚不足，虚损血衰之人须用，善黑须发。"

《本草乘雅半偈》："主伤中，逐血痹，填骨髓，长肌肉，作汤除寒热积聚，除痹，疗折跌绝筋。"

《本草纲目》："填骨髓，长肌肉，生精血，补五脏内伤不足，通血脉，利耳目，黑须发，男子五劳七伤，女子伤中胞漏，经候不调，胎产百病。"

《药品化义》："藉酒蒸熟，味苦化甘，性凉变温，专入肝脏补血。因肝苦急，用甘缓之，兼主温胆，能益心血，更补肾水。凡内伤不足，苦志劳神，忧患伤血，纵欲耗精，调经胎产，皆宜用此。安五脏，和血脉，润肌肤，养心神，宁魂魄，滋补真阴，封填骨髓，为圣药也。"

[评述] 心血虚心悸怔忡，可与远志、酸枣仁等安神药同用；常与山药、山茱萸等同用治疗肝肾阴虚之腰膝酸软、遗精、盗汗、耳鸣、耳聋及消渴等，可补肝肾，益精髓，如六味地黄丸。常用于治疗高血压，降低血清胆固醇和三酰甘油；治男性不育症。本品性质黏腻，较生地黄更甚，有碍消化，

凡气滞痰多、脘腹胀痛、食少便溏者忌服。重用或久服宜与陈皮、砂仁等同用，防止黏腻碍胃。

7. 山药（《神农本草经》）

［**简述**］为薯蓣科植物薯蓣的根茎。主产于河南省，湖南、江南等地亦产。世人习惯认为河南（怀庆府）所产者品质最佳，故有怀山药之称。霜降后采挖，刮去粗皮，晒干或烘干，为"毛山药"，或再加工为"光山药"。润透，切厚片，生用或麸炒用。

［**性味归经**］甘，平。归脾、肺、肾经。

［**功效主治**］补脾养胃，生津益肺，补肾涩精。

治脾虚泄泻，久痢虚劳咳嗽，消渴，遗精、带下，小便频数。

［**用法用量**］煎服，15~30 g。麸炒可增强补脾止泻作用。

［**历代论述**］

《本草乘雅半偈》："主伤中，补虚羸，除寒热邪气，补中益气力，长肌肉。久服耳目聪明，轻身不饥，延年。"

《本草纲目》："益肾气，健脾胃。"

《景岳全书》："第其气轻性缓，非堪专任，故补脾肺必主参、术，补肾水必君茱、地，涩带浊须破故同研，固遗泄仗菟丝相济。"

［**评述**］本品既补脾肺肾之气，又补脾肺肾之阴，常与黄芪、天花粉、知母等品同用，如玉液汤；加人参、白术治疗脾虚之食少便溏，如参苓白术散。现代运用于小儿秋季腹泻、消化不良、溃疡性口腔炎、湿疹等疾病。

8. 当归（《神农本草经》）

［**简述**］为伞形科植物当归的根。主产于甘肃省东南部的岷县（秦州），产量多，质量好。其次，陕西、四川、云南、湖北等省也有栽培。秋末采挖，除尽芦头、须根，待水分稍行蒸发后按大小粗细分别捆成小把，用微火缓缓熏干或用硫黄烟熏以防蛀防霉，切片生用，或经酒拌、酒炒用。

［**性味归经**］甘、辛，温。归肝、心、脾经。

［**功效主治**］补血调经，活血止痛，润肠通便。

用于血虚萎黄，眩晕心悸，月经不调，经闭痛经，虚寒腹痛，风湿痹痛，跌仆损伤，痈疽疮疡，肠燥便秘。

[**用法用量**] 煎服，5~15 g。

[**历代论述**]

《神农本草经》："主咳逆上气，温疟、寒热，洗在皮肤中（《大观本》），妇人漏下绝子，诸恶疮疡、金疮。"

《名医别录》："主温中，止痛，除客血内塞，中风痉，汗不出，湿痹，中恶，客气虚冷，补五脏，生肌肉。"

《本草经集注》："主治咳逆上气，温疟，寒热，洗在皮肤中，妇人漏下绝子，诸恶疮疡，金疮，煮饮之。温中止痛，除客血内塞，中风痉，汗不出，湿痹，中恶，客气虚冷，补五脏，生肌肉。"

《日华子本草》："主治一切风，一切血，补一切劳，破恶血，养新血及主癥癖。"

《医学启源》："当归，气温味甘，能和血补血，尾破血，身和血。"

《本草纲目》："治头痛，心腹诸痛，润肠胃筋骨皮肤，治痈疽，排脓止痛，和血补血。"

[**评述**]气血两虚，常配黄芪、人参补气生血，如当归补血汤；血虚萎黄、心悸失眠，常与熟地黄、白芍、川芎配伍，如四物汤；补血活血、散寒止痛，配桂枝、芍药、生姜等同用，治疗血虚血瘀寒凝之腹痛，如当归生姜羊肉汤。现代运用于治疗缺血性中风、血栓闭塞性脉管炎，曲池及足三里穴交替注射使血压有不同程度的下降，改善头晕、耳鸣、眼花、失眠等症状。湿盛中满、大便泄泻者忌服。

9. 龙眼（《本草拾遗》）

[**简述**] 为无患子科植物常绿乔木龙眼的假种皮。主产于广东、福建、台湾、广西等地。于夏秋果实成熟时采摘，烘干或晒干，除去壳、核，晒至干爽不黏，贮存备用。

[**性味归经**] 甘，温。归心、脾经。

[**功效主治**] 补益心脾，养血安神。

治思虑伤脾，头昏失眠，心悸怔忡，虚羸，病后或产后体虚，以及脾虚所致之下血、失血症。

[**用法用量**] 煎服，10~25 g；大剂量 30~60 g。

[**历代论述**]

《神农本草经》："主五脏邪气，安志厌食。久服，强魂、聪明、轻身、不老，通神明。"

《本草求真》："龙眼气味甘温，多有似于大枣，但此甘味更重，润气尤多，于补气之中，又更存有补血之力，故书载能益脾长智，养心保血，为心脾要药。是以心思劳伤而见健忘怔忡惊悸，暨肠风下血，俱可用此为治。"

[**评述**] 本药用于思虑过度，劳伤心脾，而致惊悸怔忡，失眠健忘，食少体倦，以及脾虚气弱，便血崩漏等。本品能补心脾、益气血、安神，与人参、当归、酸枣仁等同用，如归脾汤。现代运用于治疗男性不育症、冠心病心绞痛有效，抗衰老、贫血、神经衰弱等。湿盛中满或有停饮、痰、火者忌服。

10. 白术（《神农本草经》）

[**简述**] 为菊科植物白术的根茎。主产于湖北、湖南、浙江等地，以浙江于潜产者最佳，称为"于术"。冬季采收，烘干、晒干，除去须根，切厚片，生用或土炒、麸炒用。

[**性味归经**] 甘、苦，温。归脾、胃经。

[**功效主治**] 健脾益气，燥湿利尿，止汗安胎。

曾被前人誉为"脾脏补气健脾第一要药"。用于脾虚食少，腹胀泄泻，水肿，自汗，胎动不安等。

[**用法用量**] 煎服，6~12 g。炒用可增强补气健脾止泻的作用。

[**历代论述**]

《神农本草经》："主风寒湿痹、死肌、痉、疸。止汗，除热，消食。作煎饵，久服，轻身、延年、不饥。"

《本草经集注》："治风寒湿痹，死肌，痉，疸，止汗，除热，消食。主大风在身面，风眩头痛，目泪出，消痰水，逐皮间风水结肿，除心下急满，及霍乱、吐下不止，利腰脐间血，益津液，暖胃，消谷，嗜食。作煎饵。久服轻身，延年，不饥。"

《本草择要纲目》："治四肢困倦，目不欲开，怠惰嗜卧，不思饮食，止渴，安胎。"

[评述] 本药治脾虚有湿，食少便溏或泄泻，常与人参、茯苓等品同用，如四君子汤；脾虚中阳不振，痰饮内停者，宜与温阳化气、利水渗湿之品配伍，如苓桂术甘汤；脾肺气虚，卫气不固，表虚自汗，易感风邪者，宜与黄芪、防风等补益脾肺、祛风之品配伍，以固表御邪，如玉屏风散。现代运用于治肝硬化腹水、耳源性眩晕、急性肠炎、白细胞减少症、慢性腰痛受寒湿或劳累加重、迁延性肝炎、便秘等疾病。本品性偏温燥，热病伤津及阴虚燥渴者不宜。

11. 石斛（《神农本草经》）

[简述] 为兰科植物环草石斛、马鞭石斛、黄草石斛、铁皮石斛或金钗石斛的茎。主产于四川、贵州、云南等地。全年均可采取，以秋季采收为佳。烘干或晒干，切段，生用。鲜者可栽于砂石内，以备随时取用。

[性味归经] 甘，微寒。归胃、肾经。

[功效主治] 益胃生津，滋阴清热。

用于热病津伤，口干烦渴，胃阴不足，食少干呕，病后虚热不退，阴虚火旺，骨蒸，劳热，目暗不明，筋骨痿软。

[用法用量] 煎服，6~12 g。鲜用，15~30 g。

[历代论述]

《神农本草经》："主伤中，除痹，下气，补五脏虚劳、赢瘦，强阴。久服，厚肠胃、轻身、延年。"

《名医别录》："主益精，补内绝不足，平胃气，长肌肉，逐皮肤邪热痱气，脚膝疼冷痹弱。久服定志，除惊。"

《证类本草》："味甘，平；无毒。主伤中，除痹，下气，补五脏，虚劳赢瘦，强阴，益精，补内绝不足，平胃气，长肌肉，逐皮肤邪热痱气，脚膝疼冷痹弱。久服厚肠胃，轻身延年，定志除惊。"

《本草纲目拾遗》："清胃，除虚热，生津，已劳损。"

《本草再新》："清胃火，除心中烦渴，疗肾经虚热。"

《神农本草经疏》："石斛禀土中冲阳之气，兼感春之和气以生，故其味甘平而无毒。气薄味厚，阳中阴也。入足阳明、足少阴，亦入手少阴。甘能除热，甘能助脾，甘能益血，平能下气，味厚则能益阴气，故主伤中，下气，补五脏虚劳羸瘦，强阴益精，补内绝不足，平胃气，长肌肉，久服厚肠胃，轻身延年。定志除惊者，以其入胃，入肾，入心、脾，补益四经，则四经所生病皆得治疗。盖皆益脾、益胃、益肾、益心之功力也。又主除痹逐肌肤邪热痱气，脚膝疼冷痹弱者，兼能除脾胃二经之湿故也。"

[评述]本药主治热病伤津，烦渴、舌干苔黑之证，常与天花粉、鲜生地、麦冬等同用；肾阴亏虚，目暗不明者，常与枸杞子、熟地黄、菟丝子等同用，如石斛夜光丸。抗衰老、抗肿瘤现代运用于治疗慢性咽炎、血栓闭塞性脉管炎、关节炎、皮肤化脓性感染等疾病。

12. 白芍（《神农本草经》）

[简述]为毛茛科芍药属植物芍药的根，主产于浙江、安徽、四川等地。夏秋季采挖，去净泥和支根，去皮，沸水浸或略煮至受热均匀，晒干。

[性味归经]苦、酸，微寒。归肝、脾经。

[功效主治]养血敛阴，柔肝止痛，平抑肝阳。

用于血虚萎黄，月经不调，自汗盗汗，胁痛腹痛，四肢挛痛，头痛眩晕。

[用法用量]煎服，5~15 g；大剂量 15~30 g。

[历代论述]

《本草经集注》："主邪气腹痛，除血痹，破坚积、寒热、疝瘕，止痛，利小便，益气。"

《名医别录》："通顺血脉，缓中，散恶血，逐贼血，去水气，利膀胱、大小肠，消痈肿，（治）时行寒热、中恶腹痛、腰痛。"

《药性论》："治肺邪气，腹中疛痛，血气积聚，通宣脏腑拥气，治邪痛败血，主时疾骨热，强五脏，补肾气，治心腹坚胀，妇人血闭不通，消瘀血，能蚀脓。"

《日华子本草》："治风补痨，主女人一切病，并产前后诸疾，通月水，退热除烦，益气，治天行热疾，瘟瘴惊狂，妇人血运，及肠风泻血，痔痿发背，疮疥，头痛，明目，目赤，胬肉。"

《医学启源》："安脾经，治腹痛，收胃气，止泻利，和血，固腠理，泻肝，补脾胃。"

《滇南本草》："泻脾热，止腹疼，止水泻，收肝气逆疼，调养心肝脾经血，舒经降气，止肝气疼痛。"

［评述］本药常与熟地黄、当归等同用，用治肝血亏虚，面色苍白，眩晕心悸，或月经不调，崩中漏下，如四物汤；常配柴胡、当归、白芍等，治疗血虚肝郁，胁肋疼痛，如逍遥散；若阴血虚，筋脉失养而致手足挛急作痛，常配甘草缓急止痛，即芍药甘草汤。现代运用于治疗面肌抽搐、肌肉性痉挛综合征、扩张冠状动脉、降低血压等。阳衰虚寒之证不宜用。反藜芦。

13. 合欢（《神农本草经》）

［简述］为豆科植物合欢的干燥树皮。全国大部分地区都有分布，主产于长江流域各省。夏、秋二季剥取，晒干，切断生用。

［性味归经］甘，平。归心、肝、肺经。

［功效主治］解郁安神，活血消肿。

治郁结胸闷，失眠健忘，风火眼疾，视物不清，咽痛痈肿，跌打损伤。

［用法用量］煎服，6~12 g。外用适量。

［历代论述］

《神农本草经》："主安五脏，利心志。令人欢乐无忧。"

《日华子本草》："煎膏，消痈肿，续筋骨。"

［评述］本品性味甘平，入心、肝经，善解肝郁，为悦心安神要药。适用于情志不遂、忿怒忧郁、烦躁失眠、心神不宁等症，能使五脏安和，心志欢悦，以收安神解郁之效。可单用或与柏子仁、酸枣仁、首乌藤、郁

金等安神解郁药配伍应用。现代运用于治疗肝脓肿、大叶性肺炎、肺脓疡、胸膜炎、健忘、失眠等。孕妇慎用。

14. 远志（《神农本草经》）

[**简述**] 为远志科植物远志或卵叶远志的干燥根。产于山西、陕西、吉林、河南、河北等地。春秋二季采挖，除去须根及泥沙，晒干。生用或炙用。

[**性味归经**] 苦、辛，温。归心、肾、肺经。

[**功效主治**] 安神益智，祛痰开窍，消散痈肿。

用于治疗失眠多梦，心悸怔忡，健忘，癫痫惊狂，咳嗽痰多，痈疽疮毒，乳房肿痛，喉痹。

[**用法用量**] 煎服，3~9 g。外用适量。化痰止咳宜炙用。

[**历代论述**]

《本草经集注》："主治咳逆伤中，补不足，除邪气，利九窍，益智慧，耳目聪明，不忘，强志，倍力。利丈夫，定心气，止惊悸，益精，去心下膈气、皮肤中热、面目黄。久服轻身，不老，好颜色，延年。"

《神农本草经疏》："远志感天之阳气，得地之芳烈而生，故无毒，亦阳草也。其菖蒲之流乎。其味苦温，兼微辛。为手少阴经君药，兼入足太阴经。苦能泄热，温能壮气，辛能散郁，故主咳逆伤中，补不足。养性全神明，故除邪气。阳主发散，故利九窍，心气开通则智慧自益。"

《本草蒙筌》："益精壮阳，强志倍力。辟邪气，去邪梦，定心气，安心神。增益智慧不忘，和悦颜色耐老。仍利九窍，亦补中伤。咳逆能驱，惊悸可止。治小儿惊痫客忤，疗妇人血禁失音。"

[**评述**] 心为君主之官，神明出焉。天君既定，五官自明，故耳目聪明，不忘强志。阳气盛则力增长，男子属阳，故利丈夫。定心气，止惊悸者，心脏得补而实，故心气定而惊悸止也。心火不妄动则阳不妄举，精不摇矣，故益精。心下膈气是心气郁而不舒也；皮肤中热面目黄者，湿热在上部也；苦以泄之，温以畅之，辛以散之，则二证自去矣。久服轻身不老，好颜色，延年者，心主血，心气足则血色华于面，君主强明则十一官皆得职，故延

年不老，阳气日积故身轻也。人之心肾，昼夜必交，心家气血旺盛，则肾亦因之而实，肾藏精与志，肾实故志强也。茎名小草，性味略同，功用相近。故亦主益精补阴气，止虚损梦泄。

同茯神、人参、地黄、酸枣仁、丹砂，为镇心定惊要药。同人参、白芍、酸枣仁、茯神、炙甘草、天竺黄、钩藤，治小儿心虚易惊；加白檀香，治一切惊及慢惊。同茯神、天竺黄、钩藤钩、丹砂、金箔、珍珠、琥珀、胆南星、犀角，治小儿急惊。同人参、柏子仁、酸枣仁、麦冬、五味子、当归身、茯神、茯苓、益智仁、生地黄、甘草、沉香，治心气弱，心血少，馁怯易惊，梦寐多魇，神不守舍，怔忡健忘，失志阳痿。同茯神、人参、白术、龙眼、酸枣仁、木香、炙甘草，能归脾益智。入当归六黄汤，能止阴虚盗汗；加甘草，治妇人口噤失音，小儿客忤。

15. 五味子（《汤液本草》）

[简述] 为木兰科植物五味子或华中五味子的成熟果实，前者习称"北五味子"，主产于东北；后者习称"南五味子"，主产于西南、长江流域及其以南各省。秋季果实成熟时采取、晒干。生用或经醋、蜜拌蒸晒干用。

[性味归经] 酸、甘，温。归肺、心、肾经。

[功效主治] 收敛固涩，益气生津，补肾宁心。

用于久嗽虚喘，梦遗滑精，遗尿尿频，久泻不止，自汗盗汗，津伤口渴，内热消渴，心悸失眠。

[用法用量] 煎服，3~6 g；研末服，1~3 g。

[历代论述]

《神农本草经》："主益气，咳逆上气，劳伤羸瘦。补不足，强阴，益男子精。"

《本草备要》："性温，五味俱全，酸咸为多，故专收敛肺气而滋肾水，益气生津，补虚明目，强阴涩精，退热敛汗，止呕住泻，宁嗽定喘，除烦渴。"

《医林纂要》："宁神，除烦渴，止吐衄，安梦寐。"

［评述］本药治肺虚久咳，可与罂粟壳同用，如五味子丸；治肺肾两虚喘咳，常与山茱萸、熟地黄、山药等同用，如都气丸；治脾肾虚寒久泻不止，可与吴茱萸同炒香研末，米汤送服，如五味子散。现代运用于治疗重度哮喘、慢性肝炎、急性肝炎、神经官能症、克山病、冠心病等疾病。凡表邪未解，内有实热，咳嗽初起，麻疹初期，均不宜用。

16. 益智仁（《本草拾遗》）

［简述］为姜科植物益智的成熟果实。主产于广东、广西、云南、福建等地。夏秋季间果实由绿转红时采收，晒干。砂炒后去壳取仁，生用或盐水微炒用。用时捣碎。

［性味归经］辛，温。归肾、脾经。

［功效主治］暖肾固精缩尿，温脾开胃摄唾。

用于胃腹冷痛，中寒吐泻，遗精崩漏，遗尿，尿频，多唾等症。

［用法用量］煎服，3~10 g。

［历代论述］

《得配本草》：“能于土中益火，兼治下焦虚寒。开郁散结，温中进食，摄唾涎，缩小便。治冷气腹痛，呕吐泄泻，及心气不足，泄精崩带。得茯神、远志、甘草，治赤浊。配乌药、山药，治溲数。配厚朴、姜、枣，治白浊腹满。同山药，补脾胃。”

《本草经疏》：“益智子仁，以其敛摄，故治遗精虚漏，及小便余沥，此皆肾气不固之证也。肾主纳气，虚则不能纳矣。又主五液，涎乃脾之所统，脾肾气虚，二脏失职，是肾不能纳，脾不能摄，故主气逆上浮，涎秽泛滥而上溢也，敛摄脾肾之气，则逆气归元，涎秽下行。”

《本草便读》：“补心脾，益火消阴，缩泉止唾，味辛苦，气香性热，固肾培元。暖胃祛寒，呕可平而痛可止。温中进食，滞能宣导郁能开。（益智仁，味苦辛，性热气香，入心脾肾。补火生土，能摄纳上下诸气，缩泉止唾。惟芳香之气，独喜归脾，故能启脾胃、进饮食、开郁结、散寒邪，而阴虚有火者为不宜耳）”

［评述］本品暖肾温脾开胃摄唾，常配川乌、干姜、青皮等同用，治

脘腹冷痛，呕吐泄利，如益智散；若中气虚寒，食少，多涎唾，可单用本品含之，或与理中丸、六君子汤等同用。现代运用于治疗遗尿、尿频。本品燥热，能伤阴动火，故阴虚火旺或热证尿频、遗精、多涎者忌用。

17. 沉香（《名医别录》）

[**简述**]为瑞香科植物沉香及白木香含有树脂的木材。沉香主产于东南亚、印度等地，白木香主产于海南、广东、云南、台湾等地。全年均可采收，割取含树脂的木材，除去不含树脂的部分，阴干，打碎或锉末。生用。

[**性味归经**]辛、苦，微温。归脾、胃、肾经。

[**功效主治**]行气止痛，温中止呕，纳气平喘。

用于胸腹胀闷疼痛，胃寒呕吐呃逆，肾虚气逆喘急。

[**用法用量**]煎服，1.5~4.5 g，宜后下；或磨汁冲服，或入丸、散剂，每次 0.5~1 g。

[**历代论述**]

《名医别录》："悉治风水毒肿，去恶气。"

《日华子本草》："沉香，味辛，热；无毒。调中，补五脏，益精壮阳，暖腰膝，去邪气，止转筋，吐泻，冷气，破症癖，冷风麻痹，骨节不任，湿风皮肤痒，心腹痛，气痢。"

《本草经疏》："沉香治冷气，逆气，气结，殊为要药。"

《本草通玄》："沉香温而不燥，行而不泄，扶脾而运行不倦，达肾而导火归元，有降气之功，无破气之害，洵为良品。"

《雷公炮制药性解》："味辛苦，性温无毒，入肾命门二经。主祛恶气，定霍乱，补五脏，益精气，壮元阳，除冷气，破癥癖，皮肤瘙痒，骨节不仁。忌见火，生磨用。"

[**评述**]本药常与乌药、木香、槟榔等同用，治寒凝气滞之胸腹胀痛，如沉香四磨汤；可与陈皮、荜澄茄、胡椒等同用，治寒邪犯胃，呕吐清水，如沉香丸；若脾胃虚寒，呕吐呃逆，经久不愈者，可与丁香、白豆蔻、柿蒂等同用。现代运用于治疗产后尿潴留、痛经等疾病。

18. 缩砂仁（《药性论》）

[**简述**] 为姜科植物阳春砂、绿壳砂或海南砂的干燥成熟果实。阳春砂主产于广东、广西、云南、福建等地；绿壳砂主产于广东、云南等地；海南砂主产于海南及雷州半岛等地。于夏、秋间果实成熟时采收，晒干或低温干燥。用时打碎生用。

[**性味归经**] 辛，温。归脾、胃、肾经。

[**功效主治**] 化湿行气，温中止泻，安胎。

用于腹痛痞胀，胃呆食滞，噎膈呕吐，寒泻冷痢，妊娠胎动。

[**用法用量**] 煎服，3~6 g，入汤剂宜后下。

[**历代论述**]

《药性论》："主冷气腹痛，止休息气痢，劳损，消化水谷，温暖脾胃。"

《本草征要》："芳香归脾，辛能润肾，为开脾胃之要药，和中气之正品，若肾虚气不归元，非此向导不济，结滞需通，胎喜疏利，故咸主之。"

《开宝本草》："治虚劳冷痢，宿食不消，赤白泻痢，腹中虚痛，下气。"

[**评述**] 湿阻中焦者，常与厚朴、陈皮、枳实等同用；若脾胃气滞，可与木香、枳实同用，如香砂枳术丸；若脾胃虚弱之证，可配健脾益气之党参、白术、茯苓等，如香砂六君子汤。现代运用于治疗乳腺炎、慢性粒细胞型白血病，贴敷于中脘、气海穴上治疗小儿厌食症等。阴虚血燥者慎用。

19. 木香（《神农本草经》）

[**简述**] 为菊科植物木香、川木香的根。木香产于印度、巴基斯坦、缅甸者，称为广木香，现我国已栽培成功。主产于云南、广西者，称为云木香；主产于四川、西藏等地者，称川木香。秋、冬二季采挖，除去泥沙及须根，切段，大的再纵剖成瓣，干燥后撞去粗皮。生用或煨用。

[**性味归经**] 辛、苦，温。归脾、胃、大肠、胆、三焦经。

[**功效主治**] 行气止痛，健脾消食。

用于胸胁、脘腹胀痛，泻痢后重，食积不消，不思饮食。

［**用法用量**］煎服，1.5~6 g。生用行气力强，煨用行气力缓而实肠止泻，用于泄泻腹痛。

［**历代论述**］

《名医别录》："治气劣，肌中偏寒，主气不足，消毒，杀鬼、精物、温疟、蛊毒，行药之精。久服轻身致神仙。"

《本草经集注》："主治邪气，辟毒疫温鬼，强志，主淋露。治气劣，肌中偏寒，主气不足，消毒，杀鬼精物、温疟、蛊毒，行药之精。久服不梦寤魇寐，轻身致神仙，一名蜜香。生永昌山谷。"

《日华子本草》："治心腹一切气，止泻、霍乱、痢疾，安胎，健脾消食，疗羸劣。膀胱冷痛，呕逆反胃。"

《本草纲目》："木香乃三焦气分之药，能升降诸气。"

《本草求真》："木香，下气宽中，为三焦气分要药。然三焦则又以中为要……中宽则上下皆通，是以号为三焦宣滞要剂。"

［**评述**］若脾虚气滞，脘腹胀满、食少便溏，可与党参、白术、陈皮等同用，如香砂六君子汤。现代运用于治疗慢性萎缩性胃炎、急性腹泻、结石、胆绞痛、无黄疸型肝炎、迁延型肝炎、胆囊炎、小儿肠炎、细菌性痢疾、肠绞痛、肠胀气、消化性溃疡、腹泻型肠道易激综合征。

20.陈皮（《神农本草经》）

［**简述**］为芸香科植物橘及其栽培变种的成熟果皮。橘，常绿小乔木或灌木，栽培于丘陵、低山地带、江河湖泊沿岸或平原。分布于长江以南各地区，主产于广东、福建、四川、江西等地，10~12月果实成熟时，摘下果实，剥取果皮，阴干或通风干燥，以陈旧者为佳，故称陈皮。广陈皮剥取时多割成3~4瓣。陈皮药材分"陈皮"和"广陈皮"。

［**性味归经**］本品辛、苦，温。归脾、肺经。

［**功效主治**］理气健脾，燥湿化痰。

用于脘腹胀满，食少吐泻，咳嗽痰多。

［**用法用量**］煎服，3~9 g。

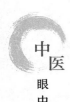

［**历代论述**］

《汤液本草》："主胸中痰热、逆气，利水谷。下气，止呕咳。除膀胱留热、停水、五淋，利小便。主脾不能消谷，气冲胸中，吐逆霍乱。止泻，去寸白虫。能除痰，解酒毒。海藏治酒毒，葛根陈皮茯苓甘草生姜汤。手太阴气逆，上而不下，宜以此顺之。"

《本草经解》："禀天春升之木气，入足厥阴肝经；味苦辛无毒，得地南西火金之味，入手少阴心经、手太阴肺经。气味升多于降，阳也。胸中者肺之分也。肺主气，气常则顺，气变则滞，滞则一切有形血食痰涎，皆假滞气而成瘕。瘕成则肺气不降而热生焉。陈皮辛能散，苦能泄，可以破瘕清热也。苦辛降气，又主逆气。饮食入胃，散精于肝。温辛疏散，肝能散精，水谷自下也。肺主降，苦辛下泄，则肺金行下降之令，而下焦臭浊之气，无由上升，所以去臭而下气也。心为君主，神明出焉。味苦清心，味辛能通，所以通神也。"

《本草经集注》："味辛，温；无毒。主胸中瘕热逆气，利水谷，下气，止呕咳，除膀胱留热、停水、五淋，利小便，主脾不能消谷，气冲胸中，吐逆霍乱，止泄，去寸白。久服去臭，下气通神，轻身长年。"

［**评述**］治疗中焦寒湿脾胃气滞所致的脘腹胀痛、恶心呕吐、泄泻等，常与苍术、厚朴等同用，如平胃散；治疗胸痹胸中气塞短气，可配伍枳实、生姜，如橘皮枳实生姜汤。现代运用于治疗胃炎、溃疡性结肠炎、急性乳腺炎、小儿喘息性支气管炎等疾病。

21. 生地黄（《本草经集注》）

［**简述**］为玄参科植物地黄的新鲜或干燥的块根。主产于河南、河北、内蒙古及东北地区。全国大部分地区有栽培，秋季采挖，去除芦头、须根及泥沙。鲜用，或将地黄缓慢烘焙到八成干。前者均称鲜地黄；后者均称生地黄。

［**性味归经**］甘、苦，寒。归心、肝、肾经。

［**功效主治**］清热凉血，养阴生津。

治疗热入营血，舌绛烦渴，斑疹吐衄。本品苦寒入营血分，为清热、凉血、止血之要药。又其性甘寒质润，能清热生津止渴，故常用治温热病热入营血，壮热烦渴，神昏舌绛者，多配玄参、连翘、丹参等药用，如清营汤（《温病条辨》）；若治血热吐衄，常与大黄同用，如大黄散（《伤寒总病论》）；若治血热便血、尿血，常与地榆同用，如两地丹（《石室秘录》）；若治血热崩漏或产后下血不止、心神烦乱，可配益母草同用，如地黄酒（《圣惠方》）。

治疗阴虚内热，骨蒸劳热。本品甘寒养阴，苦寒泄热，入肾经而滋阴降火，养阴津而泄浮热。治阴虚内热，潮热骨蒸，可配知母、地骨皮同用，如地黄膏（《古今医统》）；若配青蒿、鳖甲、知母等同用，可治温病后期，余热未尽，阴津已伤，邪伏阴分，症见夜热早凉、舌红脉数者，如青蒿鳖甲汤（《温病条辨》）。

治疗津伤口渴，内热消渴，肠燥便秘。本品甘寒质润，既能清热养阴，又能生津止渴。用治热病伤阴，烦渴多饮，常配麦冬、沙参、玉竹等药同用，如益胃汤（《温病条辨》）；治阴虚内热之消渴证，可配山药、黄芪、山萸肉同用，如滋膵饮（《医学衷中参西录》）；若治温病津伤，肠燥便秘，可配玄参、麦冬同用，如增液汤（《温病条辨》）。

［**用法用量**］煎服，10~15 g。鲜品用量加倍，或以鲜品捣汁入药。

［**历代论述**］

《神农本草经》："主折跌绝筋，伤中，逐血痹，填骨髓，长肌肉，作汤，除寒热积聚，除痹。生者尤良。"

《珍珠囊补遗药性赋》："味甘、苦，性寒，无毒。沉也，阴也。其用有四：凉心火之血热，泻脾土之湿热，止鼻中之衄热，除五心之烦热。"

《本经逢原》："干地黄，内专凉血滋阴。外润皮肤荣泽，病人虚而有热者宜加用之。戴元礼曰：阴微阳盛，相火炽强，来乘阴位，日渐煎熬，阴虚火旺之症，宜生地黄以滋阴退阳。浙产者，专于凉血润燥，病人元气本亏，因热邪团结，而舌干焦黑，大小便秘，不胜攻下者，用此于清热药中，通其秘结最佳，以其有润燥之功，而无滋腻之患也。"

《得配本草》："一切惊悸怔忡，掌中热，劳劣痿厥，吐衄、崩漏、便秘等症，均此治之。"

[评述] 治血热崩漏或产后下血不止、心神烦乱，可配益母草用，如地黄酒。本药现代常用于治疗原发性血小板减少性紫癜、功能性子宫出血、病毒性心肌炎、风湿及类风湿性关节炎、席汉综合征、湿疹、神经性皮炎、荨麻疹、便秘、传染性肝炎、糖尿病性神经病等患者。脾虚湿滞、腹满便溏者不宜使用。

22. 云母（《新修本草》）

[释名] 一名云珠，色多赤。一名云华，五色具。一名云英，色多青。一名云液，色多白。一名云沙，色青靡。一名磷石，色正白。生太山山谷、齐山、庐山，及琅琊北定山石间，二月采。

[性味归经] 味甘，平；无毒。

[功效主治] 纳气坠痰，止血敛疮。

用于虚喘眩晕，惊悸，癫痫，寒疟久痢，金创出血，痈疽疮毒。

[用法用量] 泽泻为之使，畏鮀甲，反流水，恶徐长卿。

[历代论述]

《名医别录》："无毒。下气坚肌，续绝补中，治五劳七伤，虚损少气，止痢；久服悦泽不老，耐寒暑，志高神仙。"

《神农本草经》："云母，味甘，平。主身皮死肌，中风寒热，如在车船上，除邪气，安五脏，益子精，明目。久服轻身延年。"

《证类本草》："味甘，平；无毒。主身皮死肌、中风寒热，如在车、船上，除邪气，安五脏，益子精，明目，下气，坚肌，续绝，补中，疗五劳七伤，虚损少气，止痢。久服轻身延年，悦泽不老，耐寒暑，志高神仙。"

《神农本草经疏》："味甘，平；无毒。主身皮死肌。中风寒热，如在车船上。除邪气，安五脏，益子精。明目，下气坚肌，续绝补中，疗五劳七伤，虚损少气，止痢。久服轻身延年，悦泽不老，耐寒暑，志高神仙。疏：云母《本经》载其味甘，气平，详其主治亦应有温。韩保升曰：云母色白而主肺，此石药中温良之品也。以其法金，故主身皮死肌，及中风寒热，如在车船上。甘能缓，温能和，故除邪气。石性镇坠，能使火下，火下则水上，是既济之象也，故安五脏，益子精，明目，久服轻身延年。《别录》主下气，坚肌，续绝补中，疗五劳七伤，虚损少气，久服悦泽不老，耐寒暑，志高神仙，皆此意也。其曰止痢者，久痢则肠胃俱虚，甘温足以回其虚，下坠足以去其积，故亦主之也。"

23. 柏实（《神农本草经》）

[**性味归经**] 味甘，平；无毒。

[**功效主治**] 安五脏，益气，除风湿痹。

治惊悸恍惚、虚损，呼吸历节，腰中重痛，益血，止汗。久服令人润泽美色，耳目聪明，不饥，不老，轻身，延年。

[**历代论述**] "甘，平；无毒。主惊悸，安五脏，益气，除风湿痹。疗恍惚、虚损，吸吸历节，腰中重痛，益血，止汗。久服令人润泽、美色，耳目聪明，不饥、不老，轻身、延年。生太山山谷。柏叶尤良。柏叶，味苦，微温；无毒。主吐血、衄血、痢血、崩中、赤白，轻身益气，令人耐风寒，去湿痹，止饥。四时各依方面采，阴干。柏白皮，主火灼，烂疮，长毛发。牡蛎、桂、瓜子为之使，恶菊华、羊蹄、诸石及曲。柏叶、柏实亦为服食所重，炼饵别有法。柏处处有，当以太山为佳，并忌取冢墓上也。虽四时俱有，而秋夏为好，其脂亦入用。此云恶曲，人有以酿酒无妨，恐酒米相和，异单用也。[谨案] 柏枝节，煮以酿酒，主风痹、历节风。烧取，疗疥及癞疮尤良。今子仁唯出陕州、宜州为胜。太山无复采者也。"

24. 菖蒲（《神农本草经》）

[**简述**] 为天南星科植物石菖蒲的干燥根茎，我国长江流域及其以南各省均有分布，主产于四川、浙江、江苏等地。秋、冬二季采挖，除去须根及泥沙，晒干。生用。

[**性味归经**] 辛、苦，温。归心、胃经。

[**功效主治**] 开窍醒神，化湿和胃，宁神益志。

治癫痫，痰厥，热病神昏，健忘，气闭耳聋，心胸烦闷，胃痛，腹痛，风寒湿痹，痈疽肿毒，跌打损伤。

[**用法用量**] 煎服，3~9 g。鲜品加倍。

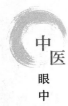

［历代论述］

《神农本草经》："主风寒湿痹，咳逆上气，开心孔，补五脏，通九窍，明耳目，出音声。久服，轻身、不忘、不迷惑，延年。"

《本草纲目》："治中恶卒死，客忤癫痫，下血崩中，安胎漏，散痈肿。"

《本草从新》："辛苦而温，芳香而散，开心孔，利九窍，明耳目，发声音，去湿除风，逐痰消积，开胃宽中，疗噤口毒痢。"

［评述］治劳心过度、心神失养引发的失眠、多梦、心悸怔忡，常与人参、白术、龙眼肉及酸枣仁、茯神、朱砂等配伍，如安神定志丸；治心肾两虚、耳鸣耳聋、头昏、心悸，常与菟丝子、女贞子、墨旱莲及丹参、首乌藤等配伍，如安神补心丸。本药常用于治疗肺性脑病、脑梗死、癫痫、神经性呕吐、脑震荡后遗症、神经衰弱、心肌梗死、失音、慢性咽喉疾患等。

25. 茯苓（《神农本草经》）

［简述］本品为多孔菌科真菌茯苓的干燥菌核。寄生于松科植物赤松或马尾松等树根上，主产于云南、安徽、湖北、河南、四川等地，多于7~9月采挖。挖出后除去泥沙，堆置"发汗"后，摊开晾至表面干燥，再"发汗"，反复数次至出现皱纹、内部水分大部散失后，阴干，称为"茯苓个"；或将鲜茯苓按不同部位切制，阴干，分别称为"茯苓皮"及"茯苓块"。

［性味归经］甘、平，淡，归心、脾、肺、肾经。

［功效主治］利水渗湿，健脾，化痰，宁心安神。

用于水肿尿少，痰饮眩悸，脾虚食少，便溏泄泻，心神不安，惊悸失眠。

［用法用量］煎服，9~15 g。

［历代论述］

《神农本草经》："主胸胁逆气，忧恚，惊邪恐悸，心下结痛，寒热烦满咳逆，口焦舌干。利小便。久服，安魂、养神，不饥、延年。"

《本草经集注》："味甘，平；无毒。主治胸胁逆气，忧恚，惊邪恐悸，心下结痛，寒热，烦满，咳逆，止口焦舌干，利小便。止消渴唾，大腹淋沥，膈中痰水，水肿淋结，开胸腑，调脏气，伐肾邪，长阴，益气力，保神守中。久服安魂魄，养神，不饥，延年。"

《世补斋医书》："茯苓一味，为治痰主药，痰之本，水也，茯苓可以行水。痰之动，湿也，茯苓又可行湿。"

［评述］本品善渗泄水湿，使湿无所聚，痰无由生，可治痰饮之目眩心悸，配以桂枝、白术、甘草同用，如苓桂术甘汤；能健脾补中，常配以人参、白术、甘草，治疗脾胃虚弱，倦怠乏力，食少便溏，如四君子汤。常用于治疗产后尿潴留、斑秃、小儿秋季腹泻、内耳眩晕症、精神分裂症等患者。虚寒精滑或气虚下陷者忌服。

26. 肉桂（《神农本草经》）

［简述］樟科植物肉桂的干燥树皮。主产于广东、广西、海南、云南等地。多于秋季剥取，刮去栓皮，阴干。

［性味归经］辛、甘，大热。归心、脾、肾、肝经。

［功效主治］补火助阳，散寒止痛，温经通脉，引火归原。

用于阳痿宫冷，腰膝冷痛，肾虚作喘，虚阳上浮，眩晕目赤，心腹冷痛，虚寒吐泻，寒疝腹痛，痛经经闭。

［用法用量］煎服，1~4.5 g。宜后下或焗服；研末冲服，每次 1~2 g。

［历代论述］

《神农本草经》："主上气咳逆，结气，喉痹吐吸。利关节，补中益气。久服通神、轻身、不老。生山谷。"

《新修本草》："主温中，利肝肺气，心腹寒热，冷疾，霍乱，转筋，头痛、腰痛，出汗，止烦，止唾、咳嗽、鼻衄，能堕胎，坚骨节，通血脉，理疏不足，宣导百药，无所畏，久服神仙，不老。"

《证类本草》："主上气咳逆，结气，喉痹，吐吸，心痛，胁风胁痛，温筋通脉，止烦出汗，利关节，补中益气。久服通神，轻身不老。生南海山谷。"

《本草求真》："大补命门相火，益阳治阴。凡沉寒痼冷、营卫风寒、阳虚自汗、腹中冷痛、咳逆结气、脾虚恶食、湿盛泄泻、血脉不通、死胎不下、目赤肿痛、因寒因滞而得者，用此治无不效。"

［**评述**］本品治元阳亏虚、虚阳上浮的面赤、虚喘、汗出、心悸、失眠、脉微弱者，常与山茱萸、五味子、人参、牡蛎等同用；与附子、干姜、川椒等同用，可治胸阳不振、寒邪内侵的胸痹心痛，如桂附丸。本药常用于治疗小儿腹泻、小儿口角流涎、支气管哮喘、老年性支气管肺炎、狭窄性腱鞘炎等。有阴虚火旺，里有实热，血热妄行出血倾向者及孕妇慎用，不宜与赤石脂同用。

27. 柴胡（《神农本草经》）

［**简述**］该品为伞形科植物柴胡或狭叶柴胡的干燥根或全草。按性状不同，前者习称"北柴胡"，后者称"南柴胡"。主产于湖北、四川等地，春、秋二季采挖，除去茎叶及泥沙，切段，晒干。全草则在春末、夏初拔起。

［**性味归经**］苦、辛，微寒。归肝、胆经。

［**功效主治**］解表退热，疏肝解郁，升举阳气。

用于寒热往来之感冒，胸胁胀痛，月经不调，子宫脱垂、脱肛。

［**用法用量**］煎服，3~9 g。解表退热宜生用，且用量宜稍重，疏肝解郁宜醋炙，升阳可生用或酒炙，其用量均宜稍轻。

［**历代论述**］

《名医别录》："主除伤寒，心下烦热，诸痰热结实，胸中邪逆，五脏间游气，大肠停积水胀，及湿痹拘挛，亦可作浴汤。"

《新修本草》："主心腹，去肠胃中结气，饮食积聚，寒热邪气，推陈致新。除伤寒心下烦热，诸痰热结实，胸中邪逆，五脏间游气，大肠停积水胀，及湿痹拘挛，亦可作浴汤。"

《本草衍义》："《本经》并无一字治劳，今人治劳方中鲜有不用者。呜呼！凡此误世甚多。尝原病劳，有一种真脏虚损，复受邪热，邪因虚而致劳，故曰劳者牢也。当须斟酌用之，如《经验方》中，治劳热青蒿煎丸，用柴胡正合宜耳，服之无不效。热去，即须急已。若或无热，得此愈甚，虽至死，人亦不怨，目击甚多。《日华子》又谓补五劳七伤。《药性论》亦谓治劳乏羸瘦。若此等病，苟无实热，医者执而用之，不死何待！注释本草，一字亦不可忽，盖万世之后，所误无穷耳。苟有明哲之士，自可处治。中下之学，不肯考究，枉致沦没，可不谨哉？可不戒哉！如张仲景治寒热往来如疟状，用柴胡汤，正合其宜。"

《医学启源》："柴胡，少阳、厥阴引经药也。妇人产前产后必用之药也。善除本经头痛，非此药不能止。治心下痞、胸膈中痛……引胃气上升，以发散表热。"

《本经逢原》："柴胡，小儿五疳羸热，诸疟寒热，咸宜用之。痘疹见点后有寒热，或胁下疼热，于透表药内用之，不使热留少阳经中，则将来无咬牙之患。"

[**评述**] 本品治疗肝失疏泄，气机郁阻所致的胸胁或少腹胀痛、情志抑郁、妇女月经失调、痛经等症，常与香附、川芎、白芍同用，如柴胡疏肝散；若肝郁血虚，脾失健运，妇女月经不调，乳房胀痛，胁肋作痛，神疲食少，脉弦而虚者，常配伍当归、白芍、白术、茯苓等，如逍遥散。现代常用于治疗高脂血症、梅尼埃病、功能性水肿、消化性溃疡、病毒性肝炎、酒精性脂肪肝、急性和慢性胆囊炎、胰腺炎、癫痫、慢性疲劳综合征、精神分裂症等多种病症。柴胡其性升散，古人有"柴胡劫肝阴"之说，阴虚阳亢、肝风内动、阴虚火旺及气机上逆者忌用或慎用。

28. 半夏（《神农本草经》）

[**简述**] 半夏为天南星科多年生草本植物的块茎。全国大部分地区均产，主产江西、四川、甘肃、湖北、安徽、江苏、河南等地，7~9月间采挖，洗净泥土，除去外皮，晒干或烘干。取原药材，除去杂质，洗净，干燥，用时捣碎。有毒，多外用，以消肿止痛。

[**性味归经**] 辛，温；有毒。归脾、胃、肺经。

[**功效主治**] 燥湿化痰，降逆止呕，消痞散结。

治湿痰冷饮、呕吐、反胃、咳喘痰多、胸膈胀满、痰厥头痛、头晕不眠。外消痈肿。

[**用法用量**] 煎服，3~10 g。一般宜炙过用。炮制品种有姜半夏、法半夏等，其中姜半夏长于降逆止呕，法半夏长于燥湿且温性较弱，半夏曲

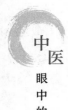

则有化痰消食之功，竹沥半夏能清热化痰，主治热痰、风痰之证。

［**历代论述**］

《神农本草经》："主伤寒寒热，心下坚，下气，喉咽肿痛，头眩胸胀，咳逆肠鸣，止汗。"

《名医别录》："消心腹胸膈痰热满结，咳嗽上气，心下急痛坚痞，时气呕逆；消痈肿，堕胎，疗痿黄，悦泽面目。生令人吐，熟令人下。"

《药性论》："消痰涎，开胃健脾，止呕吐，去胸中痰满，下肺气，主咳结。新生者摩涂痈肿不消，能除瘤瘿。气虚而有痰气，加而用之。"

《本草经集注》："主治伤寒寒热，心下坚，下气，喉咽肿痛，头眩，胸胀，咳逆，肠鸣，止汗。消心腹胸中膈痰热满结，咳嗽上气，心下急痛坚痞，时气呕逆，消痈肿，胎堕，治痿黄，悦泽面目。"

［**评述**］本品治湿痰上犯清阳之头痛、眩晕，甚则呕吐痰涎者，则配天麻、白术以化痰息风，如半夏白术天麻汤；痰饮内盛，胃气失和而夜寐不安者，配秫米以化痰和胃安神。现代常用于治疗病毒性心肌炎、颈部淋巴结炎、急性中耳炎等。不宜与乌头类药材同用。其性温燥，阴虚燥咳、血证、热痰、燥痰应慎用。

29. 川芎（《神农本草经》）

［**简述**］为伞形科植物川芎的根茎。主产于四川、贵州、云南，以四川产者质优。系人工栽培。5月采挖，除去泥沙，晒后烘干，再去须根。用时切片生用或酒炙。

［**性味归经**］辛，温。归肝、胆、心包经。

［**功效主治**］活血行气，祛风止痛。

用于月经不调，经闭痛经，癥瘕腹痛，胸胁刺痛，跌扑肿痛，头痛，风湿痹痛等。

［**用法用量**］煎服，3~9 g。

［**历代论述**］

《神农本草经》："主中风入脑，头痛，寒痹，筋挛缓急，金疮，妇人血闭无子。"

《本草汇言》："川芎，上行头目，下调经水，中开郁结，血中气药。尝为当归所使，非第治血有功，而治气亦神验也……味辛性阳，气善走窜而无阴凝黏滞之态，虽入血分，又能去一切风，调一切气。"

《本草新编》："川芎……血闭者能通，外感者能散，疗头风其神，止金疮疼痛。此药可君可臣，又可为佐使，但不可单用……倘单用一味以补血，则血动，反有散失之忧。若单用一味以止痛，则痛止，转有暴亡之虑。"

《日华子本草》："能除鼻洪、吐血及溺血，破症结宿血，养新血。易老云：上行头目，下行血海，故清神、四物汤所皆用也。入手足厥阴经。"

《本草衍义》："头面风不可缺也，然须以他药佐之，若单服久服，则走散真气，即使他药佐之，亦不可久服，中病即便已。东垣云：头痛甚者，加蔓荆子；顶与脑痛，加川芎；若头痛者，加藁本；诸经若头痛，加细辛。若有热者，不能治。别有青空之剂，为缘诸经头痛，须用四味。"

[评述]本品治风寒头痛，配羌活、细辛、白芷，如川芎茶调散；配当归、白芍，取本品祛风止痛之功，可治血虚头痛，如加味四物汤；治血瘀头痛，可配赤芍、麝香，如通窍活血汤。现代常用于治疗冠心病心绞痛、缺血性中风急性期、功能性子宫出血等。阴虚火旺，多汗，热盛及无瘀之出血证和孕妇慎用。

## 二、古今方剂辑要

通过检阅中医经典著作及古籍文献，笔者发现历代医家对"少神""倦怠""懈怠"的病因病机及治疗原则各有见解，但总体以益气养血、调畅情志为主要的治疗方法。"精神萎靡状态"即"少神"，又称为"神气不足"，是指患者的整个精神状态疲惫，表情淡漠，少言寡笑，对外界事物漠不关心，反应迟钝，目视茫茫，是轻度失神的表现，与失神状态只是程度上的区别，介于"得神"与"失神"之间。可见于病情较轻或者恢复期的患者，也可见于身体虚弱、劳累过度和郁证的患者。因此对于精神萎靡的患者，调节精神情绪是治疗的关键。

笔者通过对搜集到的文献资料进行整理，并挖掘其中相关原文的含义，发现古代文献中的"精神困倦""少神""倦怠""少气""恍惚""懈怠""昏愦"等有精神萎靡不振之含义。本书以"萎靡""少神""少气""懈怠""倦""昏愦""惰""劳损""颓"等关键词为线索，搜集到有关萎靡的文献资料，现将历代文献中部分较常用的方剂辑述。方剂来源：《奇效良方》《圣济总录》《小品方》《太平圣惠方》《医方考》《太平惠民和剂局方》《医方集解》《外台秘要》《备急千金要方》《幼幼新书》《重订严氏济生方》《世医得效方》《普济方》《古今医统大全》《寿世保元》《古今医鉴》《杂病广要》《医方考》《太医院秘藏膏丹丸散方剂》《鸡峰普济方》《杂病源流犀烛》《证治准绳》等。

（一）理气

1.六和汤（《太平惠民和剂局方》）

［组成］缩砂仁、半夏（汤炮七次）、杏仁（去皮、尖）、人参、甘草（炙）各一两，赤茯苓（去皮）、藿香叶（拂去尘）、白扁豆（姜汁略炒）、木瓜各二两，香薷、厚朴（姜汁制）各四两。

［用法］上锉。每服四钱，水一盏半，生姜三片，枣子一枚，煎至八分，去滓，不拘时候服。

［功效］调理心脾，舒畅气机。

［主治］治心脾不调，气不升降，霍乱转筋，呕吐泄泻，寒热交作，痰喘咳嗽，胸膈痞满，头目昏痛，肢体浮肿，嗜卧倦怠，小便赤涩，并伤寒阴阳不分，冒暑伏热烦闷，或成痢疾，中酒烦渴畏食。

［历代论述］《医方考·卷一·暑门第四》："夏月病人霍乱转筋，呕吐泄泻，寒热交作，倦怠嗜卧；伏暑烦闷，小便赤涩，或利或渴；中酒胎产，皆可服之。六和者，和六腑也；脾胃者，六腑之总司，故凡六腑不和之病，先于脾胃而调之。"

［评述］本方为治疗由于心脾不调，气不升降导致的气机失调。临床上常以脾胃功能失调，酒后不适，舌红，苔黄厚腻，脉滑数为辨证要点。

转筋明显则酌加木瓜用量；呕吐痰涎多者酌加竹茹；中酒者酌加葛花。本方常用于溃疡性结肠炎、急性胃肠炎、酒后头昏沉、小便灼热涩痛等属心脾气机不和者。

2. 苏子降气汤（《太平惠民和剂局方》）

[组成] 紫苏子、半夏（汤洗七次）各二两半，川当归（去芦）两半，甘草（爁）二两，前胡（去芦）、厚朴（去粗皮，姜汁拌炒）各一两，肉桂（去皮）一两半 [有版本为陈皮（去白）一两半]。

[用法] 上为细末。每服二大钱，水一盏半，入生姜二片，枣子一个，紫苏五叶，同煎至八分，去滓热服，不拘时候。常服清神顺气，和五脏，行滞气，进饮食，去湿气。

[功效] 降气疏壅，引火归原，祛痰止咳。

[主治] 治男、女虚阳上攻，气不升降，上盛下虚，膈壅痰多，咽喉不利，咳嗽，虚烦引饮，头目昏眩，腰疼脚弱，肢体倦怠，腹肚疞刺，冷热气泻，大便风秘，涩滞不通，肢体浮肿，有妨饮食。

[历代论述]

《证治准绳·类方·第二册·气》："治虚阳上攻，气不升降，上盛下虚，痰涎壅盛，胸膈噎塞，并久年肺气至效。"

《血证论·卷二·咯血》："气即水也，水凝则为痰，水泛则为饮，痰饮留滞，则气阻而为喘咳。苏子、生姜、半夏、前胡、陈皮宣除痰饮，痰饮去而气自顺矣。然气以血为家，喘则流荡而忘返，故用当归以补血；喘则气急，故用甘草以缓其急；出气者肺也，纳气者肾也，故用沉香之纳气入肾，或肉桂之引火归元为引导。"

[评述] 本方为治疗痰涎壅盛，上实下虚之喘咳的常用方。临床应用以胸膈满闷，痰多稀白，苔白滑或白腻为辨证要点。若痰涎壅盛，喘咳气逆难卧者，可酌加沉香以加强其降气平喘之功；兼表证者，可酌加麻黄、杏仁以宣肺平喘，疏散外邪；兼气虚者，可酌加人参等益气。常用于慢性支气管炎、肺气肿、支气管哮喘等上实下虚者。本方药性偏温燥，以降气祛痰为主，对于肺肾阴虚的喘咳以及肺热痰喘之证，均不宜使用。

3.分心气饮（《太平惠民和剂局方》）

[**组成**]木香（不见火）、桑白皮（炒）各半两，丁香皮一两，大腹子（炮）、桔梗（去芦，炒）、麦门冬（去心）、草果仁、大腹皮（炙）、厚朴（去粗皮，姜汁制）、白术、人参（锉）各半两，香附子（炒，去毛）、紫苏（去梗）、陈皮（去白）、藿香各一两半，甘草（炙）一两。

[**用法**]上咀。每服二钱，水一盏，入生姜三片，枣子一个，擘破去核，及灯心十茎，煎至七分，去滓温服，不拘时候。

[**功效**]消滞降气，调顺三焦，和脾进食。

[**主治**]治男子、妇人一切气不和，多因忧愁思虑，怒气伤神，或临食忧戚，或事不随意，使郁抑之气留滞不散，停于胸膈之间，不能流畅，致心胸痞闷，胁肋虚胀，噎塞不通，噫气吞酸，呕哕恶心，头目昏眩，四肢倦怠，面色萎黄，口苦舌干，饮食减少，日渐羸瘦，或大肠虚秘，或因病之后，胸膈虚痞，不思饮食，并皆治之。

[**历代论述**]

《普济方·卷一百八一·诸气门》："治男子妇人，一切气不和。多因忧愁思虑怒气伤神，或临食忧戚，或事不遂意，使郁抑之气，留滞不散，停于胸膈之间不能流畅，致心胸痞闷、胁肋虚胀、噎气不通、噫气吞酸、呕哕恶心、头目昏眩、四肢倦怠、面色痿黄、口苦舌干、饮食减少。日渐羸瘦，或大便虚秘，或因病之后胸膈虚痞。不思饮食、并皆治之。常服升降阴阳，温和脾胃，顺三焦，进饮食。"

《仁斋直指方论·卷之五·诸气》："治忧思郁怒诸气，痞满停滞，通利大小便。"

[**评述**]本方为治疗忧愁思虑，怒气伤神的常用方。临床应用以心胸痞闷，胁肋虚胀，面色萎黄，口苦舌干，舌红苔黄腻，脉弦为辨证要点。若肝气不舒，胀气明显可酌加柴胡、白芍以疏肝理气；兼纳差，可酌加内金以消食和胃；兼吐酸明显，可酌加龙牡以中和胃酸。常用于食欲不振、胃痛、胃酸、胃胀等由于肝气不舒所致者。本方药物以疏理气机为主，对于肺脾肾气虚所致的纳差、懒言等证，均不宜使用。

（二）补益

1. 菟丝子丸（《太平惠民和剂局方》）

［**组成**］菟丝子（净洗，酒浸）、泽泻、鹿茸（去毛，酥炙）、石龙芮（去土）、肉桂（去粗皮）、附子（炮，去皮）各一两，石斛（去根）、熟干地黄、白茯苓（去皮）、牛膝（酒浸一宿，焙干）、续断、山茱萸、肉苁蓉（酒浸，切，焙）、防风（去苗）、杜仲（去粗皮，炒）、补骨脂（去毛，酒炒）、荜澄茄、沉香、巴戟（去心）、茴香（炒）各三分，五味子、桑螵蛸（酒浸，炒）、芎䓖、覆盆子（去枝、叶、萼）各半两。

［**用法**］上为细末，以酒煮面糊为圆，如梧桐子大。每服二十圆，温酒或盐汤下，空心服。如脚膝无力，木瓜汤下，晚食前再服。

［**功效**］补肾益气，壮阳生精。

［**主治**］治肾气虚损，五劳七伤，少腹拘急，四肢酸疼，面色黧黑，唇口干燥，目暗耳鸣，心松气短，夜梦惊恐，精神困倦，喜怒无常，悲忧不乐，饮食无味，举动乏力，心腹胀满，脚膝痿缓，小便滑数，房事不举，股内湿痒，水道涩痛，小便出血，时有余沥，并宜服之。

［**历代论述**］《普济方·卷十七·心脏门·心健忘》："治心气不足、肾经虚损、思虑太过，精神恍惚，及真阳耗竭、腰重脚弱、元气衰微。常服固真补髓添精壮阳。如无子嗣者，宜服此药。令妇人服蟫斯丸。数月之后，能令成孕。"

［**评述**］本方以菟丝子为主药，取其补肝肾、固下元的作用。主治肾气虚弱所致的小腹冷痛、腰膝酸软、小便频数、尿有余沥等证。夜间小便频影响患者睡眠，使其情绪不稳定，心神不宁，故加用养心安神之远志、酸枣仁、茯神等药，诸药配合，共同达到补肾固摄、养心安神的功效。

本方为治疗焦虑不安，夜不能寐的常用方。临床应用以腰酸腿软，面色黧黑，夜梦惊恐，精神困倦，舌淡苔白，脉沉细为辨证要点。若少腹拘急明显可酌加白芍以柔肝止痛；阳事不举可酌加淫羊藿以温肾壮阳；小便带血者可酌加小蓟炭。常用于耳鸣、眩晕、失眠、盗汗等由于肾阴阳俱虚所致者。药物以补益为主，对于由于体内实邪偏盛所表现出的虚象均不宜使用。

2. 小菟丝子丸（《太平惠民和剂局方》）

［组成］石莲肉二两、菟丝子（酒浸，研）五两、白茯苓（焙）一两、山药（内七钱半打糊）二两。

［用法］上为细末，用山药糊搜和为圆，如梧桐子大。每服五十圆，温酒或盐汤下，空心服。如脚膝无力，木瓜汤下，晚食前再服。

［功效］补益肾气，聪耳明目。

［主治］治肾气虚损，五劳七伤，少腹拘急，四肢酸疼，面色黧黑，唇口干燥，目暗耳鸣，心忪气短，夜梦惊恐，精神困倦，喜怒无常，悲忧不乐，饮食无味，举动乏力，心腹胀满，脚膝痿缓，小便滑数，房事不举，股内湿痒，水道涩痛，小便出血，时有遗沥，并宜服之。

［历代论述］《景岳全书·卷之五十九宙集·古方八阵·古阵》："治肾气虚损，目眩耳鸣，四肢倦怠，夜梦遗精。"

［评述］本方与菟丝子丸有异曲同工之妙，应用也是大同小异，临床可灵活应用，本方亦可填骨髓，续绝伤，补五脏，去万病，明视听，益颜色，轻身延年，聪耳明目。

3. 小安肾丸（《太平惠民和剂局方》）

［组成］香附子、川乌、川楝子各一斤，用盐四两，水四升同煮，候干，锉，焙。熟地黄八两、茴香十二两、川椒（去目及闭口者，微炒出汗）四两。

［用法］上六味为细末，酒糊为圆，如梧桐子大。每服二十圆至三十圆，空心卧服，盐汤、盐酒任下。常服补虚损，益下元。

［功效］补虚损，益下元。

［主治］治肾气虚乏，下元冷惫，夜多旋溺，肢体倦怠，渐觉羸瘦，腰膝沉重，嗜卧少力，精神昏愦，耳作蝉鸣，面无颜色，泄泻肠鸣，眼目昏暗，牙齿蛀痛，并皆治之。

［评述］本方为补虚逐冷之剂，为风寒袭肾齿痛之专方。临床应用以

腰膝沉重，嗜卧少力，精神昏愦，耳作蝉鸣，面无颜色，泄泻肠鸣，舌淡苔白，脉沉细为辨证要点。若服药不能耐受可酌加泽泻、茯苓、牡丹皮之类。常用于耳鸣、眩晕、失眠、盗汗等由于肾阴阳俱虚所致者。

本方药物以辛热药物为主，临床运用需谨慎使用，非真寒之象切勿乱用。

4. 沉香荜澄茄散（《太平惠民和剂局方》）

［**组成**］附子（炮，去皮、脐）四两，沉香、荜澄茄、葫芦巴（微炒）、肉桂（去粗皮）、茴香（舶上者，微炒）、补骨脂（微炒）、巴戟天（去心）、木香、川楝（炮，去核）各一两，川乌（炮，去皮、脐）半两，桃仁（去皮、尖，麸炒）二两。

［**用法**］上同为细末。每服二钱，水一大盏，入盐末少许，煎八分，去滓，稍热服之。如盲肠、小肠一切气痛，服之有效，空心，食前服。

［**功效**］温肾阳，补下元。

［**主治**］治下经不足，内挟积冷，脐腹弦急，痛引腰背，面色萎黄，手足厥冷，胁肋虚满，精神困倦，脏腑自利，小便滑数。

［**历代论述**］《博济方·卷二·诸气》："治一切冷气不和，及膀胱小肠气疾，常服即大妙，能补护，四十岁以上者宜服之。"

［**评述**］本方为治疗肾阳不足，下元虚衰之方。临床应用以脐腹冷痛，面色萎黄，手足厥冷，胁肋虚满，精神困倦，脏腑自利，小便清长频数，舌淡苔白，脉沉紧为辨证要点。若疼痛难忍可酌加醋延胡索以暂缓其痛。常用于腹痛、尿频、尿失禁等由于肾阳虚衰，肾气不固所致者。

本方亦以辛热药物为主，主治肾阳不足，内挟积冷，脐腹弦急，面色萎黄，手足厥冷，胁肋虚满，痛引腰背，精神困倦的精神萎靡患者。

5. 人参丸（《太平圣惠方》）

［**组成**］人参一两（去芦头），茯神一两半，龙齿一两（细研如粉），白术半两，防风三分（去芦头），金银箔各五十片（细研），麦门冬半两（去心，焙），甘草半两（炙微赤，锉），熟干地黄一两。

［**用法**］上件药，捣罗为末，入研了药令匀，炼蜜和捣三二百杵，丸

如梧桐子大。每服不计时候，以荆芥汤嚼下十丸。

[**功效**] 补脾益气，养心安神。

[**主治**] 治心脏风虚，心忪惊悸，或因忧虑之后，时有恍惚，心神不安。

[**历代论述**]

《圣济总录·卷六》："治中风口眼㖞斜，手足无事，语不謇涩，止缘坐卧处，对耳有窍，为风所中，筋牵过一边，连眼皆紧，睡著一眼不合者。服此药二十日内，眼口皆正。"

《普济方·卷二十一·脾脏门·肉极》："治肉极虚寒，四肢怠惰，咳引胁肋下满痛，手足厥冷不嗜食。"

《玉机微义·卷五十·灸癖积法·治咳嗽之剂》："治小儿咳嗽有痰，气急恶心。"

[**评述**] "神寓于气，气以化神。气盛则神旺，气衰则神病，气绝则神亡。"因此，本方治疗气虚所致的精神萎靡患者。

6. 土瓜根丸（《太平圣惠方》）

[**组成**] 土瓜根三分，瓜蒌根一两，麦门冬一两（去心），知母三分，苦参一两（锉），石膏一两（细研），鸡䏶胵七枚（微炒），子芩三分，铁粉一两（细研），川大黄一两（锉碎微炒），龙齿三分，大麻仁一两（研如膏），金箔五十片（细研），银箔五十片（细研），泽泻三（二）分。

[**用法**] 上件药，捣罗为末，入研，药令匀，炼蜜和捣三五百杵，丸如梧桐子大，每于食后，煎竹叶小麦汤下三十丸。

[**功效**] 滋阴安神。

[**主治**] 治消渴，饮水过度，烦热不解，心神恍惚，眠卧不安。

[**历代论述**]

《脉经·卷九》："妇人带下，经水不利，少腹满痛，经一月再见。"

《太平圣惠方·卷第五十五》："治黄疸，其小便自利，白如泔色，此状得之因酒过伤宜服。"

《金匮玉函经二注·卷二十二》："土瓜根者，能通月水，消瘀血，生津液，津生则化血也；芍药主邪气腹痛，除血痹，开阴寒；桂枝通血脉，引阳气；䗪虫破血积，以消行之，非独血积冲任者有是证，肝藏血，主化生之气，与冲任同病，而脉循阴器，任、督脉亦结阴下，故皆用是汤治之。"

［评述］本方为治疗消渴的常用方。临床应用以多饮、烦热、失眠、舌红苔少或剥，脉弦数为辨证要点。烦渴明显饮水不解者可酌加玄参、生地黄。常用于糖尿病、糖尿病早期等由于体内热邪所致烦躁失眠者。此方多用重金属，临床使用酌情加减。

7. 补骨脂丸方（《太平圣惠方》）

［组成］补骨脂（微炒）五两，雄雀儿粪（头尖者是）二两，熟干地黄三两，木香三两，安息香（以胡桃仁捣熟）一两，硫黄（细研水飞过）二两。

［用法］上件药，捣罗为末，炼蜜并安息香同和，捣三五百杵，丸如梧桐子大，每日空心，以温酒下三十丸。

［功效］温阳益气，补精填髓。

［主治］治男子五劳七伤，久虚积冷，腰胯疼，行履无力，脾胃不调，或时自泻，肾气乏弱，梦泄盗汗，终日恍惚，情常不乐，风温外伤，阳道衰绝。久服强力壮气，轻身明目，补填精髓，润泽颜色。

［历代论述］

《太平圣惠方·卷第九十八·补益方序》："治脏腑久冷，腰膝疼痛，脾胃虚弱，荣卫不调，四肢无力。"

《圣济总录·卷第五十二》："治肾藏虚冷，气攻心腹疼痛，脐下刺，腰膝沉重，行步无力，不思饮食。"

［评述］本方为治疗男子五劳七伤，阳事不举的常用方。临床应用以遗精盗汗、神不守舍、阳事不举，舌红苔少或剥，脉沉细数为辨证要点。本方补中强志，助力充肌，主脏腑久冷，腰膝疼痛，脾胃虚弱，荣卫不调，四肢无力的精神萎靡患者。如怕冷明显可酌加附子、干姜以温阳；小便不利可酌加泽泻以利水，常用于男子阳痿、早泄等由于房劳过度而致肾精不

足者。本方中含有硫黄，用量不宜过多，酌情应用。

8.柏子仁丸（《验方新编》）

[**组成**] 柏子仁（去油）、牛膝（酒炒）、卷柏各五钱，泽兰、续断各二两，熟地一两。

[**用法**] 共研末，蜜为丸，米汤送下。

[**功效**] 补虚助脾，益气养血。

[**主治**] 治经行复止，血少神衰，或忧思伤心，心伤则不能生血，血少则肝无所养，故经闭。

[**历代论述**]

《太平圣惠方·卷第七十·治妇人虚损补益诸方》："治妇人风虚劳损，下焦伤冷，膈上风痰，头目旋眩，或时吐逆，心胸烦躁，不思食。"

《普济方·卷三百二十三·妇人诸疾门·风虚劳冷》："治妇人风虚劳冷，脾胃乏弱，四肢赢困、不欲饮食，宜服。补虚助脾，思饮食、强气力。"

[**评述**] 本方为治疗女子经亏血少的常用方。临床应用以经行复止，血少神衰，或忧思伤心，脉细为辨证要点。本方治劳欲过度，心血亏损，精神恍惚，夜多怪梦，怔忡惊悸，健忘遗泄，常服则宁心定志，补肾滋阴。如见血块偏多可酌加活血之品如当归、川芎；若气滞可酌加香附以行气。本方常用于闭经、月经不调、不孕等气血不足者。本方为丸剂，见效需要一段时间，亦可作汤剂。

（三）祛痰

1.辰砂天麻丸（《太平惠民和剂局方·卷之一·治诸风》）

[**组成**] 川芎二两半，麝香（研）、白芷各一两一分，辰砂（研飞，一半入药，一半为衣）、白附子（炮）各五两，天麻（去苗）十两，天南星（用汁浸，切，焙干）二十两。

[**用法**] 上末，面糊圆如梧桐子大。每服二十丸，温荆芥汤下，不拘时。

[**功效**] 除风化痰，清神思，利头目。

[**主治**] 治诸风痰盛，头痛目眩，眩晕欲倒，呕哕恶心，恍惚健忘，

神思昏愦，肢体疼倦，颈项拘急，头面肿痒，手足麻痹。常服除风化痰，清神思，利头目。

［**历代论述**］《圣济总录·卷第五诸风门·心中风》："镇养心神，擒截诸风，和流营卫，滋润筋络，开通关膈，肥密表腠。"

［**评述**］本方镇养心神，擒截诸风，和流荣卫，滋润筋络，开通关膈，肥密表腠。含有麝香孕妇禁用，朱砂、南星使用亦需严格按照用法、剂量要求使用。

2. 石膏丸（《御药院方·卷一·治风药门》）

［**组成**］石膏（另研）、白附子（炮）、半夏（汤洗七次）、川芎、天南星（炮）、白僵蚕（炒去丝）、菊花（拣净）、陈皮（去白）、旋覆花、天麻各一两，全蝎（炒）半两。

［**用法**］上件一十一味为细末，生姜汁浸，炊饼为丸，如梧桐子大。每服五十丸，渐加一百丸，食后生姜汤下。忌黏滑生硬等物。

［**功效**］祛风除痰，定悸止痛。

［**主治**］治诸风痰涎，头痛目眩，眩欲晕倒，心忪悸动，恍惚不宁，神思昏愦，肢体倦疼，颈项强硬，手足麻痹。常服则除偏正头痛。

［**评述**］本方为治疗风痰上扰的常用方。临床应用以诸风痰涎，头痛目眩，眩欲晕倒，心忪悸动，恍惚不宁，神思昏愦，肢体倦疼，颈项强硬，手足麻痹，舌淡苔厚腻或黄，脉滑为辨证要点。

头昏沉明显可酌加泽泻、白术。常用于偏头痛、眩晕等由于风痰上扰所致者。忌黏滑生硬等物。

（四）解表

1. 防风丸（《太平惠民和剂局方》）

［**组成**］防风（洗）、川芎、天麻（去苗，酒浸一宿）、甘草（炙）各二两，朱砂（研，为衣）半两。

［**用法**］上为末，炼蜜为丸，每两作十丸，以朱砂为衣。每服一丸，荆芥汤化服，茶、酒嚼下亦得，不拘时候。

［**功效**］祛风止痛。

［**主治**］治一切风及痰热上攻，头痛恶心，项背拘急，目眩眩晕，心怔烦闷，手足无力，骨节疼痹，言语謇涩，口眼动，神思恍惚，痰涎壅滞，昏愦健忘，虚烦少睡。

［**历代论述**］

《圣济总录·卷第五·诸风门》："治肾中风腰胯重疼，脚膝无力，胸中气满，两胁膨胀。"

《普济方·卷十六·心脏门》："治脉虚调中，脉虚惊跳不定，乍来乍去，主小肠腑寒。"

《张氏医通·卷十五·夫人门上》："治风入胞门，崩漏下血，色清淡者。"

［**评述**］本方为治疗外风所致的项背拘急疼痛、眩晕的常用方。临床应用以头痛恶心，项背拘急，目眩心悸，舌淡苔厚腻或黄，脉滑为辨证要点。头昏沉明显可酌加泽泻、白术；如抽动明显可酌加牡蛎等祛风之品。本方常用于偏头痛、眩晕等由于风痰上扰所致者。应注意朱砂使用的量。

2. 天麻防风丸（《太平惠民和剂局方》）

［**组成**］白僵蚕（去丝、嘴，炒）、干蝎（炒）各半两，天麻（去苗）、防风（去苗）、人参各一两，朱砂（研飞）、雄黄（研）、麝香（研）、甘草（炙）各一分，牛黄一钱。

［**用法**］上为细末，炼蜜为丸，如梧桐子大。每服一丸至二丸，薄荷汤化下，不拘时候。

［**功效**］祛风镇惊。

［**主治**］治一切惊风，身体壮热，多睡惊悸，手足抽掣，精神昏愦，痰涎不利，风温邪热，并宜服之。

［**历代论述**］

《普济方·卷一百五·诸风门》："（一名灵砂丹）治一切风气。"

《幼幼新书·卷第十三·中风涎潮第六》："治小儿风壅涎实，中风，痫疾，筋脉紧急，精神昏塞，或时惊叫，眠睡不稳方。"

《医林绳墨大全·卷五》："风湿麻痹，肢节走痛、注痛，中风偏枯，或内外风热壅滞，昏眩。"

［评述］本方为治疗小儿惊风的常用方。临床应用以身体壮热，多睡惊悸，手足抽掣，精神昏愦，痰涎不利，风温邪热，舌红苔厚腻或黄，脉弦滑为辨证要点。如有壮热可酌加石膏以清热。常用于小儿惊风、抽搐等由于风热上扰所致者。僵蚕、全蝎、天麻镇肝息风，麝香、牛黄开窍醒神，此方见效即可，不建议长期服用。

（五）清热

1. 半夏汤（《圣济总录》）

［组成］半夏（汤洗七遍去滑，焙）三两，生地黄五两，远志（去心）、赤茯苓（去黑皮）各二两，黄芩（去黑心）一两，酸枣仁（生用）一两半。

［用法］上六味。锉如麻豆，每服先以长流水三盏，入秫米半合，煎取一盏半，去米扬之千遍，入药五钱匕，煎取八分，去滓温服。

［功效］清胆除热，下气安神。

［主治］论曰：胆热多睡者，胆腑清净，决断所自出。今肝胆俱实，营卫壅塞，则清净者浊而扰，故精神昏愦，常欲寝卧也。治胆热精神不守，昏困多睡。

［历代论述］

《普济方·卷十四·肝脏门》："治肝劳实热，闷怒精神不守，恐畏不能独卧，目视不明，气逆不下，胸中满塞，下气除热。"

《外台秘要·卷第十·杂疗上气咳嗽方四首》："疗上气，五脏闭塞，不得饮食，胸中胁下支胀，乍去乍来，虚气结于心中，伏气住胃管，唇干口燥，肢体动摇，手足疼冷，梦寐若见人怖惧，此五脏虚乏诸劳气不足所致，并疗妇人方。"

《圣济总录·卷八十六》："主肝劳实热，闷怒，精神不守，恐畏不能独卧，目视不明，气逆不下，胸中满塞，下气除热。"

［评述］服用本方"新发病者，覆杯则卧，汗出而愈""久病者，三次饮服而愈"，可见疗效迅捷。

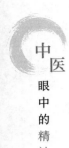

2. 葛粉索饼方（《太平圣惠方》）

[**组成**] 葛根（半斤捣取粉）四两，荆芥穗一握（锉），豉三合。

[**用法**] 上三味。先以水四升，煮豉并荆芥六七沸，去滓取汁，次将葛粉和作索饼，于二味汁中煮熟，每空腹少入滋味食之。

[**功效**] 除心脾热。

[**主治**] 治中风，心脾风热，言语謇涩，精神昏愦，手足不遂。

[**历代论述**]《圣济总录·卷第一百八十八·食治门·食治诸风》："治中风，心脾风热，言语謇涩，精神昏愦，手足不遂。"

[**评述**] 本方为治疗中风中经络的常用方。临床应用以心脾风热，言语謇涩，半身不遂，舌红苔厚腻或黄，脉滑为辨证要点。心火下移小肠者可酌加导赤散。常用于脑梗死等由于心脾郁热化风所致者。使用本方需有严格的辨证，以免贻误病情，影响恢复。

3. 羚羊角散方（《太平圣惠方》）

[**组成**] 羚羊角屑一两，防风半两（去芦头），枳壳三分（麸炒微黄），半夏半两（汤洗七遍，去滑），茯神一两，白芷半两，甘草半两（炙微赤），附子三分（炮裂，去脐），芎劳三分。

[**用法**] 上为粗散。每服三钱，以水一中盏，煎至六分，去滓，入地黄汁半合，更煎一沸，食后温服。

[**功效**] 平肝息风，清热定惊。

[**主治**] 涎潮忽仆，目吊口噤，角弓反张，子痫。

[**历代论述**]

《圣济总录·卷第五·诸风门·肺中风》："治肺中风，项背强直，心胸烦满，冒闷汗出，语声嘶塞，少气促急。"

《医方简义·卷五·子痫》："子痫者，妊妇血虚受风。口噤、角弓反张、不省人事、痰涎上潮，名曰子痫。其症暴而且危。"

《普济方·卷十四·肝脏门》："治肝劳实热。两目赤涩，烦闷宛转，热气壅滞，胸里炎炎。"

《圣济总录·卷第一百二·眼目门·肝实眼》："治肝脏实热，眼目昏暗，时多热泪。"

［评述］羚羊角气味辛、咸、微寒，入足厥阴；茯神气味甘、平，入心；芎劳气味辛、温，入肝、胆；防风气味辛、甘、平，入手太阳；半夏气味辛、温，入胃；白芷气味辛、温，入足阳明；甘草气味甘、平，入太阴；枳壳气味苦、寒，入脾；附子气味辛、咸、大热，入手足少阴；佐以生姜之达表。因此风邪乘于阳位，窃据清虚之府，使阳气不能流行，阴寒之气结聚而不化，故辛散之药少佐以辛热温通之品，则结聚者开，而阳气得行，风无不去矣。

4.龙齿散（《太平圣惠方》）

［组成］龙齿半两（细研），朱砂一两（细研如粉），牛黄一分（研入），细辛一两，龙脑一分（细研），犀角屑一两，防风一两（去芦头），羌活一两，荆芥一两，枳壳一两（麸炒微黄，去瓤），天竺黄一两（细研），茯神一两，沙参一两（去芦头），天麻一两，川升麻一两，子芩一两，麦门冬一两（去心焙），羚羊角屑（一两），甘草半两（炙微赤锉），甘菊花半两。

［用法］上件药，捣细罗为散，入研了药，令匀。每服，食后煎竹叶汤，调下一钱。

［功效］清热安神。

［主治］治心脏风热，心神恍惚，烦躁多惊，不得眠卧。

［历代论述］

《圣济总录·卷第二十八·伤寒发狂》："治伤寒心热狂妄，精神不安。"

《普济方·卷七十·牙齿门》："治牙齿根宣露挺出。烂肉、黑血不止。疼痛摇动、臭气、欲脱落。"

［评述］本方治疗气血不足导致的精神萎靡，其君药为龙齿，可治疗精神恍惚多忘，癫痫狂乱，属气血不足者，可配人参、当归、酸枣仁、远志等补气养血以安神，现代常用本品合麦冬、地黄、酸枣仁等治疗神经衰弱之失眠、惊悸、梦遗等证。

5.犀角散（《太平圣惠方》）

［**组成**］犀角屑半两，茵陈三分，茯神二两，赤芍药（一两）、栀子仁（半两），麦门冬一两（去心），生干地黄二两，人参一两半（去芦头），白鲜皮一两。

［**用法**］上件药。捣筛为散。每服五钱，以水一大盏，入叶三七片，煎至五分，去滓。不计时候，温服。

［**功效**］清心除烦，安神定志。

［**主治**］治热病。伏热在心，精神恍惚，发狂，不得睡卧。

［**历代论述**］

《奇效良方·疮诊论卷之六十五·疮疹论药方·疮疹出太盛解毒第九》："治小儿疮疹，不恶寒，但烦躁，小便赤涩，多渴，或赤斑点者。"

《圣济总录·卷第一十九·诸痹门·心痹》："治心痹精神恍惚，恐畏闷乱，不得睡卧，志气不定，言语错误。"

《圣济总录·卷第二十七·伤寒发斑》："治伤寒毒气外攻皮肤，发狂躁热。"

《圣济总录·卷第二十七·伤寒咽喉痛》："治伤寒咽喉痛，口中干燥不止。"

《圣济总录·卷第三十三·伤寒后脚气》："治伤寒后脚气，两胫肿满，心中烦闷。"

《圣济总录·卷第四十一·肝脏门》："治肝元虚损上攻，口内生疮，饮食不进。"

《普济方·卷十九·心脏门·心劳》："治心劳。或风热，心神不安、少得睡卧。"

《普济方·卷二十·脾脏门·脾实热咽喉不利》："治脾实热。舌本强、唇口肿、咽喉窄塞、心神烦热。"

《普济方·卷八十二·眼目门·坠睛》："治坠睛。眼时发疼痛、视物散乱。"

［**评述**］犀角具有清热、凉血、定惊、解毒的功效。加入麻黄、羌活、

附子等中药材可用于治疗中风、口噤不语；加入人参、黄芪具有镇惊的作用，可用于治疗小儿惊热。

（六）安神

1. 平补镇心丹（《太平惠民和剂局方》）

[组成] 酸枣仁（去皮、隔纸炒）二钱半，车前子（去土，碾破）、白茯苓（去皮）、五味子（去枝、梗）、肉桂（去粗皮，不见火）、麦门冬（去心）、茯神（去皮）各一两二钱半，天门冬（去心）、龙齿、熟地黄（洗，酒蒸）、山药（姜汁制）各一两半，人参（去芦）半两，朱砂（细研为衣）半两，远志（去心）、甘草（炙）一两半。

[用法] 上为末，炼蜜丸，如梧桐子大。每服三十丸，空心，饭饮下，温酒亦得，加至五十圆。常服益精髓，养气血，悦色驻颜。

[功效] 益精生髓，定志安神。

[主治] 治丈夫、妇人心气不足，志意不定，神情恍惚，夜多异梦，怔悸烦郁，及肾气伤败，血少气多，四肢倦怠，足胫酸疼，睡卧不隐，梦寐遗精，时有白浊，渐至羸瘦。

[历代论述]

《证治准绳·类方·第五册·惊》："治心血不足，时或怔忡，夜多异梦，如堕崖谷。常服安心肾，益荣卫。"

《古今医统大全·卷之六十二·耳证门·治法耳聋治法·宜泻南方补北方》："忧愁思虑则伤心，心虚血耗必致耳聋、耳鸣。房劳过度则伤肾，肾虚精竭亦必致耳聋、耳鸣。药宜泻南方补北方，滋阴降火为主。心虚当宁心顺气。"

2. 禹余粮散方（《太平圣惠方》）

[组成] 禹余粮一两半（烧醋淬三遍），白芍药一两半，石膏一两半，牡蛎一两半（烧为粉），秦艽一两半（去苗），桂心、防风（去芦头）、远志（去心）、独活、甘草（炙微赤，锉）、人参（去芦头）、麦门冬（去心，焙）、菖蒲、茯神、铁粉（细研）、朱砂（细研如粉）、雄黄（细研如粉）各一两，蛇蜕皮一尺（烧为灰）。

［用法］上件药，捣细罗为散，都研令匀。每服不计时候，以麦门冬汤调下一钱。

［功效］安神定志。

［主治］治心脏风邪气，神思不安，悲啼歌笑，志意不定，精神恍惚。

［历代论述］

《圣济总录·卷第一百一十四·耳门·耳聋有脓》："治耳聋有脓。"

《普济方·卷三百三十一· 妇人诸疾门·赤白带下》："治妇人带下五色，脐腹冷痛，渐加黄瘦，四肢少力。"

［评述］本方主治气血亏虚所致的精神萎靡，尤其是针对妇科疾病下血不止，月水不断，面色萎黄，四肢少力，精神困倦。

3. 宁志膏（《太平惠民和剂局方》）

［组成］酸枣仁（微炒，去皮）、人参各一两，辰砂（研细水飞）半两，乳香（以乳钵坐水盆中研）一分。

［用法］上四味研和停，炼蜜丸，如弹子大。每服一粒，温酒化下，枣汤亦得，空心临卧服。

［功效］宁心定志。

［主治］治心脏亏虚，神志不守，恐怖惊惕，常多恍惚，易于健忘，睡卧不宁，梦涉危险，一切心疾，并皆治之。

［历代论述］

《世医得效方·卷第七·大方脉杂医科·漩浊·心浊》："治心脏亏虚，神志不守，恐怖，赤浊，常多恍惚，易于健忘，睡卧不宁，梦涉危险，一切心疾，并皆治之。"

《女科证治准绳·卷之二·杂症门上·惊悸》："治妇人因失血过多，心神不安，言语失常，不得睡卧。"

《校注妇人良方·卷三·妇人失血心神不安方第十三》："治失血心神不安，言语失常，不得安睡等症。"

《证治准绳·杂病·第五册·神志门·健忘》："有因精神短少者。"

［评述］《本事方释义》："人参气味甘温，入脾胃；枣仁气味苦平，

入心；辰砂气味苦温，入心；乳香气味辛微温，入手足少阴。以薄荷汤送药，乃手太阴之引经药也；甘温护持中土，佐以苦味入心，辛香开窍，使以轻扬为引，表里皆得安妥矣。"

4. 远志丸（《太平惠民和剂局方》）

［**组成**］远志（去心，姜汁炒）、牡蛎（煅，取粉）各二两，白茯苓（去皮）、人参、干姜（炮）、辰砂（别研）各一两，肉苁蓉（净洗，切片，焙干）四两。

［**用法**］上为细末，炼蜜为丸，如梧桐子大。每服三十丸，空心，食前，煎灯心盐汤下，温酒亦可。

［**功效**］益心肾，聪明耳目，定志安神，滋养气血。

［**主治**］治丈夫、妇人心气不足，肾经虚损，思虑太过，精神恍惚，健忘多惊，睡卧不宁，血气耗败，遗沥泄精，小便白浊，虚汗盗汗，耳聋或鸣，悉主之。

［**历代论述**］

《太平圣惠方·卷第二十八·治虚劳惊悸诸方》："治虚劳惊悸，神气不足，多忘不安。"

《圣济总录·卷第四十三·心脏门·心健忘》："治精神恍惚，坐卧不宁，镇心安神。"

《普济方·卷三百五十一·产后诸疾门·语言妄乱》："治产后血虚，或因惊恐神志不宁，语言谬错，妄有所见。"

［**评述**］本方主治心神惊悸，虚劳，神气不宁。远志为君，安神益智，治疗失眠多梦，神志恍惚，心悸怔忡，健忘，志意不安，夜不安卧等。

5. 定神汤（《辨证奇闻》）

［**组成**］人参、黄芪各一两，茯神、白术、丹参、生枣仁各五钱，当归五钱，远志、丹砂末、柏子仁、甘草各一钱，巴戟、山药各三钱，白芥子二钱。

［**功效**］定志安神。

［**主治**］心思虑太过，精神恍惚，语言倦怠，忽忽若失，腰脚沉重，

肢体困惫，人谓祛成，谁知心劳伤神乎。心藏神，神久安于心者，心血旺也。思虑无穷，劳其心矣。心劳则血沸，沸则血渐耗，耗则神无所养，恍惚无定。但神宜静不宜动，神动心更动，心动血益亏，血亏神愈动，虽肾水资，血不能滋，肝木养，液不能入，寡弱之君，势将出亡，将相辅佐无权，望强健不得，故腰膝肢体沉重困惫。

[**历代论述**]《辨证奇闻·卷八》："一用心思虑太过，精神恍惚，语言倦怠，忽忽若失，腰脚沉重，肢体困惫，人以为怯症之成也，谁知心劳伤神乎。心藏神，神久安于心者，心血旺也，思虑无穷劳其心矣，心劳则血沸，沸则血渐耗，耗则神无所养，恍惚无定。今脾、胃、肺、肝同治，则扶助有力，心神自旺，劳伤自愈。"

[**评述**]用心太过，思虑过度，以至精神恍惚，语言倦怠，忽忽若有所失，腰脚沉重，肢体困惫，本方安神补虚。

## 三、方药运用规律探讨

基于对古代精神萎靡状态用药及方剂的查阅和整理，齐向华教授及其系统辨证脉学研究团队经过多年的理论和临床研究，形成了针对精神萎靡状态的独特治疗体系。其中的选方用药规律是在古代医家用药的基础上，经过反复临床实践总结而成的，包括五神紊乱用药规律、气机紊乱用药规律、凭脉辨证用药规律以及对药的应用规律。

### （一）五神紊乱用药规律

古代文献中已记载较多萎靡与五神关系的论述，如《灵枢·大惑论》所言："神劳则魂魄散，志意乱。"志意乱则会出现心烦乱、健忘、精神迷惑等诸多症状。《类经·三卷·藏象类·天年常度》曰："朱子曰：魂神而魄灵，魂阳而魄阴，魂动而魄静。""阴主藏受，故魄能记忆在内。阳主运用，故魂能发用出来，二物不相离。"《灵枢·本神》曰："怵惕思虑者则伤神，神伤则恐惧流淫而不止。因悲哀动中者，竭绝而失生。喜乐者，神惮散而不藏。愁忧者，气闭塞而不行。盛怒者，迷惑而不治。恐惧者，神荡惮而不收。""心怵惕思虑则伤神，神伤则恐惧自失，破䐃脱肉，毛悴色夭，死于冬。"五神的紊乱会影响机体精神的调摄，精神萎靡状态患者的五神病理变化为神少、神乱、魄弱、魂亡、意弱、志不坚；相应的治疗方法为益精、摄神、宁神、镇神、摄魄、敛魄、安魂、定魂、清魂、补意、升意、坚志、定志等。

1. 神少用药　神有广义与狭义之分。《灵枢·天年》说："帝曰：何者为神？岐伯曰：血气已和，荣卫已通，五脏已成，神气舍心，魂魄毕具，乃成为人。"又说："百岁，五脏皆虚，神气皆去，形骸独居而终矣。"《素问·上古天真论》说："故能形与神俱，而尽终其天年，度百岁乃去。"广义的神，指人的生命活力。狭义的神是各类心理活动的总称。《灵枢·邪客》亦说："心者，五脏六腑之大主也，精神之所舍也。"心作为君主之官，若不能"藏神"，其主"神明"的生理功能不能正常发挥作用，则会影响各种精神心理活动，日久导致患者出现神气不足，精力透支，做事提不起精神，瞻前顾后，缺乏信心，注意力不集中，思维迟钝，闷闷不乐等神用不及的表现。因此，临床常用益精、摄神的方法，常用的方剂为养摄定神散，常用药物为远志、天冬、石莲肉、薄荷等。

2. 神乱用药　肾藏精生髓通于脑，故《灵枢·海论》说："脑为髓之海。"肾精足，所化之气亦充足，又"精血同源"，精气血充沛则脑髓充，脑腑生理功能正常。精神互用，精化气生神，神控精驭气。故肾所藏之精和心所藏之神不充则神机不能运转灵活，出现精神萎靡状态。因此，临床常用方法有宁神、镇神。常用方剂为安神定志丸、人参远志丸。常用药物为人参、远志、白茯苓、黄芪、石菖蒲、酸枣仁等。

3. 魄弱用药　魄，属阴神，属精的表现，具有抑制性、被动性，是与生俱来的，本能性的，一旦形体出现便基本具备，具有"魄属形体""并精出入"等义，后世有"体魄"之说，即指的是"肺藏魄"。魄是较低级的神经精神活动，如新生儿啼哭等非条件反射动作和四肢运动、耳听、目视、冷热痛痒等感知觉及记忆等。因此若体魄不足则感觉、运动、反射本能活动驾驭不力，自身的潜意识稳定性差，常见于胆怯退缩、焦虑型等。因此临床常用方法有强魄、摄魄、敛魄。常用的方剂为强魄散。

常用药物为沙参、酸枣仁、茯苓、麦冬、紫石英、龙眼肉、党参、续断、龙骨等。

4.魂亢用药 魂，属阳神，必附着于神，属神的分支，是后天发展而成的，具有兴奋性、主动性，指一些非本能的、较高级的精神心理活动，是建立在神气活动基础上的，是逐步发展完善的，活跃的，故有"魂属精神""随神往来"等义，后世有"灵魂"之说，即"肝藏魂"。魂以魄的活动为基础，是比魄更高级的精神心理活动，类似所谓思维、想象、评价、决断和情感、意志等心理活动。《辨证论治研究七讲·藏象论》说："魂的作用就是人体在心的指挥下所表现出来的正常兴奋或抑制作用，"与精神情绪的调节有关。若魂不收则会有过度的抑制作用，而情绪低落，精神萎靡不振。《血证论》说："肝藏魂，人寤则魂游于目，寐则魂返于肝。"一般情况下"魂强者多寤，魄强者多寐"。因此临床常用方法有安魂、定魂、清魂、和魂。常用的方剂为镇魂方、安魂散。常用药物为牛黄、羚羊角、龙骨、琥珀、桑白皮、升麻、茯苓、木香等。

5.意弱用药 意，大多与注意、记忆、思维和推测等心理活动有关。其含义主要有记忆、注意、推测、臆度、分析之义等。如《灵枢·本神》曰："心有所忆谓之意"，《三因极一病证方论》曰："意者，记所往事"；《类经·藏象类》曰："一念之生，心有所向，而未定者，曰意"，《医宗金鉴》曰："意者，心神之机动而未行之谓也"；《黄帝内经》曰："脾藏意""脾在志为思""脾为谏议之官"，《三因极一病证方论》曰："脾主意与思，意者记所往事，思者兼心之所为也"。注意、记忆、思虑、推测与分析均属前后相贯的思维组成过程；然而意不仅是思维活动之不同过程，亦是情感欲念赖以萌生的前提，《云笈七签》曰："心有所从谓之情，情有所属谓之意"。因此，若意不坚则临床表现为精神行为的指向性、选择性差；注意力、记忆力不集中，精神倦怠不振；意伤则惋乱，出现心烦乱、善忘、记忆力减退、四肢运动不灵活等症状。因此，临床常用方法有补意、升意、强意，常用的方剂为升补意气方，常用药物有柴胡、淫羊藿、五加皮、柏子仁、柴胡、荆芥等。

6.志不坚用药　志，有广义与狭义之分。广义"志"，与神同义，泛指各种精神情绪活动。"心藏神""心主神志"，"五志"均与"神"同义。狭义"志"，主要含义可以说是有着明确目标的意向性心理过程，即动机和意志，亦与技巧有联系。《推求师意·卷上》曰："心以神为主，阳为用；肾以志为主，阴为用。阳者气也，火也；阴者精也，水也。凡乎水火既济，全在阴精上承以安其神，阳气下藏以定其志。"《本草通玄·卷上》曰："盖精与志皆肾所藏者，精不足则志衰，不能上交于心故善忘；精足志强则善忘愈矣。"《素问·灵兰秘典论》曰："肾藏志"，"肾者，作强之官，伎巧出焉。"《医经精义·下卷》曰："肾藏志，志定则足以御肾精，御心神，使不得妄动；志定则足以收肝魂，收肺魄，使不得妄越。"意即肾中精气充盈与否、肾志的强弱，与人的毅力、意志及动作行为的自觉调控都有关。志不定则出现精神迷惑、失去理智、近事记忆力下降、健忘、言语错乱、精神恍惚，闷闷不乐等明显的精神症状。因此，临床常用方法有坚志、定志，常用的方剂为坚志方，常用药物为五加皮、远志、山药、木香、茯神、天麻、苍耳子、乌头、大枣。

（二）气机紊乱用药规律

《素问·六微旨大论》说："出入废则神机灭，升降息则气立孤危。故非出入则无以生长壮老已；非升降，则无以生长化收藏。"《气血论》曰："神为气之主"，"神依气亦住，神往气亦往。神安则气正，神乱则气乱。精神内守，则气流布周身而不已。"又说："神寓于气，气以化神。气盛则神旺，气衰则神病，气绝则神亡。"因此，气机的紊乱会导致精神萎靡不振。造成气机紊乱的原因又有多种，如气虚、气结、气下、气逆、气陷。气机的紊乱又会演化出其他的病理产物，如痰湿、血瘀等。

1.气结、气下、气逆随症加减　精神萎靡状态主要造成的气运行障碍为气结、气下、气逆。风药与重镇潜敛药是调节气机升降出入的基本方药。精神萎靡状态下的气结、气下，需依赖气机的升、散、透、达来调节。而气机的升散透达主要依靠风药来实现。风药是指具有疏风发散功能的一类药，其性多辛，轻清上升，向外趋表，具有升、托、发、散化、达、窜、通等作用。也有人认为，风药是具有祛风、息风等作用的药物，主要治疗各种内外风证。风药临床运用较广，作用较多，如宣发、祛除内外之邪；升发脾阳；调理气机升降；升发肝胆之气；畅行经脉，调和气血；引经报使；固肾气、助气化。常用药物如防风、柴胡、紫苏叶、荆芥、白芷、蝉蜕、桂枝。

2. 虚损的随症加减　劳伤虚损的精神萎靡状态患者临床表现为记忆力减退、健忘、四肢乏力、面色发白无光泽、精神不振、思维迟滞、反应迟钝、倦怠、缺乏动力等症状，可根据患者气血阴阳亏虚的情况分而治之。气虚者多用人参、太子参、党参、黄芪，血虚者多用当归、龙眼肉、熟地黄、首乌藤，阴虚者多用百合、麦冬、石斛、玉竹、枸杞子、沙参，阳虚者多用阳起石、紫石英、巴戟天、杜仲、骨碎补、菟丝子、续断。

3. 内热的随症加减　气机郁而日久则会化火而见里热症状，临床上表现为情绪抑郁、烦躁易怒、胸胁胀闷、灼痛、口苦口干、舌红苔黄、脉弦数等常见症。临床常用药物为郁金、丹参、牡丹皮、栀子等，若属肝气郁结的里热证多用柴胡、檀香、木香、玫瑰花，湿热内生而致的里热多用黄连、黄芩、黄柏，心肝火盛所致的里热多用夏枯草、连翘、栀子、秦皮。

4. 痰湿的随症加减　痰作为一种病理产物可产生多种疾病，因此有"痰生百病""百病多有痰作祟"的说法。病理之痰可以影响气血的运行、蒙蔽心神，阻滞气机。湿属阴邪，常用祛痰药物有桔梗、竹茹、天竺黄、半夏、旋覆花等。湿邪作为六淫病邪之一，本身固有重浊、黏滞的特点，易侵犯机体的阳气，阻遏气机的运行，进而影响气血，久之发展成精神萎靡状态。常用药物如黄柏、白鲜皮、独活、威灵仙等。

5. 血瘀的随症加减　瘀血既是一种病理产物又是一种致病因素，既是气血失调导致的产物，也是进一步加重气血失调的原因，所以其间的作用是相互的。气滞日久，血行瘀阻，患者则表现为面色晦暗，表情淡漠，少言寡笑，针对这一情况的用药需要兼顾到气血，多以行气活血药物为主，如丹参、川芎、当归等。

（三）凭脉辨证用药规律

中医的脉诊是中医四诊的核心诊疗方法之一，具有客观性，不受患者的主观臆断或错误干扰，可以有效地反映患者的情况。临床上很多心理紊乱患者不能正确地表述自己的病情，或者只是陈述表象，然而揭示疾病的本质需要靠医生的临床经验。脉诊在这方面能起到事半功倍的作用。

齐向华教授基于古代传统脉象总结出了 25 对脉象要素，而精神萎靡状态的脉象则常见缓、进少退多、来徐去疾等。缓是机体整体或局部器官新陈代谢降低或机体邪气内聚，血液瘀滞不畅所致。若缓而有力并脉热，则表示机体内部邪气壅阻，阻滞气血运行，若缓而无力并脉凉，则表示正气亏虚无力行血。此类情况可用川牛膝、益母草、黄芪、党参等；进少退多，表示阳气沉降于下或气虚而下溜不升，多与寸凉尺热、寸细尺粗等脉象要素相联系；来徐去疾指来势冲上不及，而后又迅速地降下，是气虚下陷的特征，故出现乏力、恶风、精神萎靡或头痛、头晕等证。以上两种脉象多用升麻、柴胡、葛根等升提药物。

（四）对药的应用规律

对药又叫药对。对者，双也，配伍也。古人原以单味药立方，即谓之单方，后来体会到药物配合应用后，较单味疗效显著。关于药物两者相配的应用，始见于《黄帝内经》以半夏秫米汤治疗胃不和则卧不安之不寐证。对于精神萎靡患者可结合辨证施治的治疗原则，随症配伍应用。

1. 人参、茯苓

[**单味功用**] 人参甘、微苦，微温，归脾、肺经，有大补元气、复脉固脱、补脾益肺、生津、安神等功效，为拯危救脱之要药，适用于因大汗、大泻、大失血或大病、久病所致元气虚极欲脱，气短神疲，脉微欲绝的重危证候。茯苓甘、平，淡，归心、脾、肺、肾经，有利水渗湿、健脾、化痰、宁心安神之功效。淡而能渗，甘而能补，能补能泻，两得其宜之药也。利水湿以治水肿小便不利，化痰饮以治咳嗽、痰湿入络之症，健脾胃而能止泻止带，宁心神治惊悸失眠。

［**伍用功能**］异类相使。《薛氏医案》曰："人参但入肺经，助肺气而通经络活血，乃气中之血药也。"茯苓淡渗利水，健脾和胃，宁心安神。茯苓能养心安神，故可用于心神不安、心悸、失眠等症，为健脾安神之常品。《医学启源》曰："人参，善治短气，非升麻为引用，不能补上升之气，升麻一分，人参三分，可为相得也。若补下焦元气，泻肾中之火邪，茯苓为之使。"应用补益药物人参补益安神，应用利水药物茯苓健脾宁心神的作用，两者配伍则增强宁心安神的功效。

2. 白芍、当归

［**单味功用**］白芍苦、酸，微寒，归肝、脾经，有养血敛阴、柔肝止痛、平抑肝阳的作用，用于肝脾不和之胸胁脘腹疼痛或四肢挛急疼痛，肝血亏虚及血虚月经不调，肝阳上亢之头痛眩晕等诸症。当归甘、辛，温。归肝、心、脾经，可补血调经、活血止痛、润肠通便，用于血虚萎黄、心悸失眠，血虚、血瘀之月经不调、经闭、痛经，虚寒性腹痛、跌打损伤、痈疽疮疡、风寒痹痛、血虚肠燥便秘等。

［**伍用功能**］同类相从。当归味甘微辛，气香，液浓，性温，为生血、活血之主药，而又能宣通气分，使气血各有所归，故名当归。其力能升（因其气浓而温）能降（因其味浓而辛），内润脏腑（因其液浓而甘），外达肌表（因其味辛而温）。能润肺金之燥，故《神农本草经》谓其主咳逆上气；能缓肝木之急，故《金匮·卷下》之当归芍药散，治妇人腹中诸疼痛；能补益脾血，使人肌肤华泽；生新兼能化瘀，故能治周身麻痹、肢体疼痛、疮疡肿痛。养阴药物白芍养血敛阴；补血药物当归补血活血、调经，两者相配伍具有养血柔肝、敛阴的功效。

3. 防风、荆芥

［**单味功用**］防风辛、甘，温，入膀胱、肝、脾经，效祛风解表、胜湿止痛、止痉作用，用于风寒感冒、头痛、关节痛、皮肤瘙痒、荨麻疹、破伤风等。荆芥味辛，性温，入肺、肝经，可祛风解表、透疹消疮、止血。本品味辛芳香，性温不燥，气质轻扬，可疏解在上、在表之风寒，并能入血分，清散血分伏热，以引邪外透，为气中之血药。

［**伍用功能**］同类相从。风药外可以祛除风邪，内可以生发阳气，调畅气机血脉之运行。合补益药可增其补益之功，合安神药可增其效，合理气药可增强气机出入，合活血化瘀药可加大活血化瘀之功。《本草备要》云："荆芥最能散血中之风，荆芥功本治风，又兼治血者，以其入风木之脏，即是藏血之地也。风在皮里膜外，荆芥主之，非若防风能入骨肉也。"故防风、荆芥相须而用，二者的相关性明显，可谓对药。二者同为风药，相配伍则会增加升发阳气的功效。

4. 白芍、甘草

［**单味功用**］白芍苦、酸，微寒，归肝、脾经，有养血敛阴、柔肝止痛、平抑肝阳的作用，用于肝脾不和之胸胁脘腹疼痛或四肢挛急疼痛，肝血亏虚及血虚月经不调，肝阳上亢之头痛眩晕等诸症。甘草甘，平，入心、脾、肺、胃经，能补益中气、清热解毒、润肺祛痰、缓和药性、缓急止痛，用于脾胃虚弱及气血不足等症。常与党参、白术、茯苓等补气健脾药配伍应用。

［**伍用功能**］动静相随。《本草汇言》曰："甘草，和中益气，补虚解毒之药也。健脾胃，固中气之虚羸，协阴阳，和不调之营卫。"此药甘缓泻火解毒，缓和药性，且能和中，甘缓善守是为静药。白芍有滋阴敛肝的作用。虞天民曰："白芍不惟治血虚，大能行气。酸敛善行是为动药。古方治腹痛，用白芍四钱，甘草二钱，名芍药甘草汤。盖腹痛因营气不从，逆于肉里，白芍能行营气，甘草能敛逆气，又痛为肝木克脾土，白芍能伐肝故也。"养阴药物白芍养血敛阴，补益药物甘草益气和中，两者相配伍则增强补益气血的功效。

5. 升麻、柴胡

［**单味功用**］升麻辛、微甘，微寒，归肺、脾、胃、大肠经，能解表透疹、清热解毒、升举阳气。柴胡苦、辛，微寒，归肝、胆经，能解表退热、疏肝解郁、升举阳气。此药解表退热宜生用，且用量宜稍重；疏肝解郁宜醋炙，升阳可生用或酒炙，其用量均宜稍轻。

［**伍用功能**］引导作用。升麻以引阳明清气上行为主，柴胡以升少阳

清气上行为要。升麻、柴胡伍用，出自《脾胃论》补中益气汤、《医学衷中参西录》升陷汤。二者伍用之理，张锡纯说："柴胡为少阳之药，能引大气之陷者自左上升。升麻为阳明之药，有引大气之陷者自右上升。"升麻行气于右，柴胡行气于左。二药参合，一左一右，升提之力倍增。可以治疗清阳下陷所引起的泄泻，或中气不足、气虚下陷所引起的脱肛，子宫脱垂，胃下垂诸症。

6. 远志、石菖蒲

[单味功用]远志味苦、辛，性温，入肝、心经，能宁心安神、豁痰开窍，又能交通心肾。石菖蒲味辛，性温，入心、胃经。本品气味芳香，辛温行散之力较强，既能芳香化湿，醒脾健胃，又能化浊祛痰，开窍安神。

[伍用功能]异类相使。远志配石菖蒲，可健脑益肾聪智、开窍启闭宁神，主治头晕失眠，头脑不清，心神不宁，心烦意乱，表情淡漠，健忘，记忆力减退，舌强语涩等病症。临床研究表明，此药对于老年痴呆、记忆力减退、神经衰弱、亚健康状态以及抑郁障碍均有较好的疗效，对精神萎靡患者的疗效俱佳。

7. 酸枣仁、柏子仁

[单味功用]酸枣仁味甘、酸，性平，入心、脾、肝、胆经。本品能宣通肝、胆二经之滞，养心阴，益肝血，清肝胆虚热而宁心安神。柏子仁味甘、辛，性平，入心、肾、大肠经。本品辛甘平润，气香能通心脾，养心血而宁心安神，同时具有润肠通便的功效。

[伍用功能]同类相从。《医学衷中参西录》认为柏子仁具有补益五脏的功效，二者伍用，宁心安神之力更强，对于顽固性失眠以及老年痴呆患者具有良好的功效。临床观察表明，若顽固性失眠患者同时伴有心悸、善太息、脉弦细等症，属心肝血虚，肝气郁结，重用酸枣仁和柏子仁，辅以其他理气养血之品，对睡眠质量的改善起到事半功倍的作用。

8. 龙骨、牡蛎

[单味功用]龙骨味甘、涩，性微寒，入心、肝经。本品功专平肝潜阳，镇静安神，因具有翕收之力，故能收敛元气、镇安精神、固涩滑脱；本药

在收敛之中还具有开通之力。牡蛎味咸、涩，性微寒，入肝、肾经。本品为贝壳之属，质体重坠，能平肝潜阳、软坚散结。

［**伍用功能**］动静相随。龙骨益阴之中能潜上越之浮阳，牡蛎益阴之中能摄下陷之沉阴，故二药相伍，可益阴潜阳、镇静安神。张锡纯曾评价此二药"龙骨能安魂，牡蛎能强魄。魂魄安强，精神自足，虚弱自愈也。是龙骨、牡蛎，固为补魂精神之妙药也。"陈修园曰："痰，水也，随火而上升，龙骨能引逆上之火泛滥之水下归其宅，若与牡蛎同用，为治痰之神品，今人止知其性涩以收脱，何其浅也。"

## 第三节　非药物治疗

### 一、中医心理疗法

心理疗法又叫精神疗法，是应用心理学的原则和方法，通过治疗者与被治疗者之间相互反映与关系，治疗患者的心理、情绪、认知与行为有关的问题。它与化学药物、天然药物及物理治疗不同。此种疗法不仅能改变患者的心理功能，还能够影响其躯体功能。

中医心理疗法有着悠久的历史，具有中医学的理论体系和丰富的内容，在我国治疗心理疾病方面发挥了巨大的功效。中医学特别注重心理疗法在疾病治疗中的能动作用，《素问·汤液醪醴论》曰："精神不进，志意不治，故病不可愈。"这充分体现了精神疗法的重要性。《黄帝内经》提出了一系列治疗情志疾病的方法，如调理心神、改变志意、身心共治等。后世金元四大医家之一的张从正也精于中医的心理治疗，他在发挥《黄帝内经》中情态相胜的理论时说："悲可治怒，以怆恻苦楚之言感之，恐可以治喜，以恐惧死亡之言怖之。怒可以治思，以污辱欺罔之言触之；思可以治恐，以虑彼志此之言夺之。凡此五者，必诡诈谲怪，无所不至，然后可以动人耳目，易人听视。"

（一）语言疏导疗法

这种方法是指通过交流，用一些浅显易懂的道理，教育患者，解释病情，使患者能够发泄自己的不良情绪，主动解除患者消极心理状态的一种治疗方法。这也是一种言语开导法。在《黄帝内经》中就有关于这方面的记载，如《灵枢·师传》所谓："告之以其败，语之以其善，导之以其所便，开之以其所苦。"这种方法可治疗一些能够听从医生嘱咐，且相信医生的患者，使他们了解自己的病情，表达与释放内心的苦闷与压抑，解除他们的消极情绪，调理心神，改变意志，纠正行为，调整患者不良的心理状态，从而减轻患者痛苦。精神萎靡状态的患者可能在日常生活中遇到了大的灾难，而且对生活失去了信心，对这样的患者我们要聆听他的心声，耐心细致地询问病因病情，鼓励、引导患者吐露真情，这样才能够真正找到和解决患者问题的根源。

（二）顺志从欲疗法

顺志从欲疗法又叫顺意疗法，即是顺从患者意念、情绪，满足患者的心身要求，以释却患者心理病因的一种心理治疗方法。此种治疗方法主要适用于由情志意愿不遂所引起的心身疾病。《灵枢·师传》说："未有逆而能治之也，夫惟顺而已矣……百姓人民，皆欲顺其志也。"即说明当人的意愿、情感和生理需要等得不到满足时，就会产生异常的心理状态，设法满足患者的某种需求可以消除其心理障碍，进而治愈疾病。后世医家也有相关记载，如张景岳说的"以情病者，非情不解。其在子女，必得愿遂而后可释""若思虑不解而致病者，非得情舒愿遂，多难取效"。精神萎靡患者可能是由于自己的意愿得不到满足而产生心理紊乱状态，若能投其所好满足他们的需求就能消除其心理紊乱状态。

（三）修身养性

来自元代无名氏《博望烧屯》第一折："贫道本是南阳一耕夫，岂管尘世之事，只可修身养性，贫道去不的也。"修身：就是使自己的心灵得到净化、纯洁；养性：就是使自己的本性不受损害。通过自我反省体察，使身心达到完美的境界。中医学认为，心为一身之主，死生之本。《灵枢·邪客》说："心者，五脏六腑之大主也，精神之所舍也，其脏坚固，邪弗能容也；容之则心伤，心伤则神去，神去则死矣。"《素问·痿论》则指出："心主身之血脉。"人至老年往往出现心气衰，心脉和血的运行也随之发生改变，从而影响人的寿命。这和现代医学"人的寿命与其血管、特别是与其动脉及动脉分支的寿命相同"的认识有一致之处。脾胃为仓廪之官，水谷之海，后天之本，气血生化之源，人体生长发育、维持生命的一切物质，都靠脾胃供给。如果脾胃虚衰，后天化源匮乏，则无以奉养性命，养心养脾，确实是摄生之要。心动则五脏六腑皆动摇，这说明心理疗法对心理紊乱状态疾病的治疗至关重要。"静则神藏，躁则消亡。"正因如此，《素问·上古天真论》曰："恬淡虚无，真气从之，精神内守，病安从来。是以志闲而少欲，心安而不惧，行老而不倦，气从以顺，各从其欲，皆得所愿。"相反，如果精神不进，志意不治，则病不可愈。古代有所谓至人，他们在思想道德方面达到最高的境界，能够合阴阳之变化，顺时令之往来，心远世俗之纷杂，身离尘世之污染，所以能积精而全神，寿命长而强。精神萎靡是少神的表现，神犹火也，精犹油也，油尽则灯灭，精竭则神亡。清代尤乘《寿世青编·固精法》以"火"与"油"的关系，说明精与神之间的关系。油是火燃烧的物质基础，火是油燃烧的表现形式，火太旺则油易干。精是产生神的物质基础，神是人体生命活动的集中表现。从阴阳学说观点来看，人体生命活动属阳，产生生命活动的物质基础属阴。阳盛则阴衰，神用太过，则火旺耗油而精气易竭。养生重在保精，保精重在省神。宁心定志，怡情养性实是养生的第一要义。人生活在大千世界，不可能无欲，喜怒哀乐本是常情。但嗜欲不可过度，喜怒不能无节，此可谓养生之要。嗜欲过度，使心性受害，神气受损；喜怒不节，则情志失调，气机失常。节制嗜欲和喜怒，无论地位高下，都是可以做到的，重要的是做还是不做。智者贤者明而行之，愚者不肖者则昧而悖之。古代养生家强调"养生莫若养性"，这个"性"，主要是指道德修养。

总之，人若是太贪婪而不能够控制自己的欲望则会出现情志上的病变，对于一些因欲望达不到满足而出现精神萎靡的患者更应该去修身养性。

（四）暗示疗法

暗示疗法是利用语言或某种刺激物以含蓄、间接的方式对患者的心理状况施加影响，也可以结合其他治疗方法，使被治疗者在不知不觉中受到积极暗示的影响，从而不加主观意志地接受心理医生的某种观点、信念、态度或指令，以解除其心理上的压力和负担，实现消除疾病症状或加强某种疗效的目的。中医学中有很多以暗示为主要机制的心理治疗方法，关于暗示疗法的记载例如《素问·调经论》说："按摩勿释，出针视之，曰我将深之，适人必革，精气自伏，邪气自乱。"这是说，针刺时医生应按摩其深处，手不释散，并拿出针给患者看，然后对患者说，我将深而浅刺之，患者闻之则会身心忻悦，情必该异，忻悦则百体俱纵，精气潜伏于内，邪无所据，自被攻散，这就是针灸并用的暗示疗法。暗示既来源于人也来源于周围的环境，对于精神萎靡的患者应该进行一些积极的心理暗示，这样有利于患者看到生活的希望而不是整天闷闷不乐。对于因精神萎靡而导致失眠的患者，暗示疗法更起着至关重要的作用，很多失眠患者并不是真正的失眠而是过度关注自我导致的。

## 二、中医经络疗法

经络学说是中医学理论体系的重要组成部分之一。经络系统遍布全身各处，内联脏腑，外达四肢。经络是运行气血、联系脏腑和体表及全身各部的通道，是人体功能的调控系统。人体的不通畅多是由经络气血不畅或不足引起，《黄帝内经》有"经脉者，人之所以生，病之所以成，人之所以治，病之所以起""痛则不通，通则不痛"之说。经络的通畅与否决定着生命活动是否正常、疾病是否存在，也决定着疾病治疗的预后和转归。只有保证经络的通畅才能将精微物质输布到人体各部，发挥其濡养、温煦、防御、协调阴阳的作用，维持机体正常的生命活动。此外，经络又是人体的信息传导网，它能够接受和输出各种信息。

中医的经络疗法被广泛地用以指导临床各科的治疗，其治疗方法包括针灸、推拿、经络拍打、拔罐等。临床实践中发现精神萎靡状态致病具有多样性，其治疗也不单局限于服用药物这一种方法。经脉不通是万病的起源，所以治愈疾病必须从疏通经脉开始。精神萎靡状态的致病病位与经络有着密不可分的关系。

（一）经络拍打

经络拍打健身法是从古代流传的"拍击功""排打功""摇身掌"及按摩法等演化而来的，是属于传统按摩疗法中的一种常规手法，即以手指、掌、拳或者用槌、木棒或钢丝制成的拍子等进行轻重不同而有节奏的拍打穴位或患处的一种治疗方法，其轻者为"拍"，重者为"打"。《黄帝内经》曰："血气不和，百病乃变化而生。"《医宗金鉴》曰："气血郁滞，为肿为痛，宜用拍按之法，按其经络以通郁闭之气……其患可愈。"可见拍打疗法能达到疏通经络、舒筋活血、调和阴阳、消除疲劳、解痉镇痛、祛病防病和健康身心的效果。拍打疗法在临床应用中比较广泛，可治疗内、外、妇、儿等多科疾病。齐向华教授及系统辨证脉学研究团体在原拍打疗法的基础上继承和发扬，用于治疗五种心理紊乱状态的心理及躯体化疾病。精神萎靡状态的患者以精神不振、思维迟钝、寡言少语、卧寐异常等为临床表现，可通过脉症相应的方法找出疾病所在。如精神不振、昏昏欲睡者可拍打足部和头部的一些经络，有助于提神醒脑、振奋精神；失眠、情绪消沉者可拍打心经和心包经以达到振奋阳气的功效。

（二）针灸疗法

针灸疗法，即是利用针刺与艾灸进行治疗，此法起源于新石器时代，至今已发展成为一门相对独立的临床学科。祛瘀生新、调畅经络是针灸最基本最直接的治疗作用。《灵枢》记载："用针之类，在于调气""凡刺之道，气调而止"，即是说明针灸可通过调气以达到阴阳调和、治疗疾病的目的。笔者在临床中发现，运用针灸治疗精神萎靡状态需结合症状辨证施治，且某些穴位对精神萎靡有特定的治疗作用，如百会、四神聪、神门、三阴交就具有良好的醒脑开窍功效，同时在调节机体的阴阳平衡中起着重要的作用。

（三）推拿疗法

推拿疗法是医者用手在人体经络、穴位上用推、拿、提、捏、揉等手法进行治疗的一种方法。推拿又称为"按跷""跷引""案杌"等。推拿疗法的起源，可以追溯至远古时期，《素问·异法方宜论》载述按跷之法出自中国中州地区，由于该地区生活安逸，环境潮湿，民众"病多痿厥寒热，其治宜导引按跷"。它作为一种非药物的自然疗法、物理疗法，有疏通经络、调畅气血、祛邪扶正、调和阴阳等作用。清代医家王清任说："两耳通脑，听听之声归于脑。"认为耳与大脑是直接相通的。耳部的推拿按摩对于精神萎靡患者具有良好的治疗作用，可以起到清醒头脑、增进记忆、消除疲劳的作用。

## 三、音乐疗法

音乐治疗是集音乐、医学、心理学相结合的一种非药物疗法。中医的音乐疗法历史悠久，早在先秦时期《素问·阴阳应象大论》就有记载："人有五脏化五气，以生喜怒悲忧恐。"而五音与脏腑的五种情志变化具有"同声相因"的规律，即肝，在音为角，在志为怒；心，在音为徵，在志为喜；脾，在音为宫，在志为思；肺，在音为商，在志为忧；肾，在音为羽，在志为怒，以角调式、徵调式、宫调式、商调式、羽调式音乐的声波震荡作用，分别顺应木气生发、火气上升、土气平稳、金气清肃、水气潜降，根据五音的多与少、偏与正等属性来辨析身心特点。角、徵、宫、商、羽五个音阶以及它们各自为主谱写的调式或乐曲不仅具有不同的物理声学特征，而且可以引起人们不同的心理感受。音乐治疗对心理和生理均具有良好的调节作用，其中心理作用主要是通过艺术的感染力来影响人的生理节奏，尤其在心理和精神方面起到一定的医疗辅助作用。精神萎靡状态的患者情绪低沉，精神不振，乏力倦怠，应该选择能够振奋阳气、醒脑开窍、鼓舞人心的乐曲，如《义勇军进行曲》《欢乐颂》《国际歌》《黄河大合唱》《霹雳行》。

中医治疗疾病讲究辨证论治、整体统一的原则，音乐疗法也是不例外的。针对什么样的情志问题就要选择什么样的音乐来进行治疗，根据患者的年龄、职业、发病的季节、疾病的心理状态而选择不同的音乐。针对精神萎靡状态应该选择能够使人振奋、高亢激昂、曲调雄壮的音乐，以发挥激昂情绪、振奋精神的功效，这可以减轻患者的萎靡状态。

# 参考文献

［1］吕景山.施今墨对药研究［J］.陕西中医，2008，24（3）：31-36.

［2］张丽萍.现代中医情志学［M］.北京：中国医药科技出版社，2011：80-90.

［3］邢玉瑞.中医方法全书［M］.西安：陕西科学技术出版社，1997：751.

［4］董湘玉.中医心理学［M］.贵阳：贵州科技出版社，2001：106，109.

［5］李翠娟，禄颖.《黄帝内经》心理疗法初探［J］.现代中医药，2011，30（11）：85-90.

［6］刘文瑜.失眠症精神萎靡状态用药规律研究［D］.济南：山东中医药大学，2012.

［7］吕景山.施今墨对药临床经验集［M］.太原：山西人民出版社，1982.

［8］阎兆君.精神行为病中医论治［M］.北京：人民军医出版社，2008.

# 第五章 预防调护

《素问·四气调神论》说："圣人不治已病治未病，不治已乱治未乱，此之谓也。夫病已成而后药之，乱已成而后治之，譬犹渴而穿井，斗而铸锥，不亦晚乎！"由此可见，疾病的治疗固然重要，但要想未病先防、祛病延年，预防调摄才是根本。

预防调摄的基本原则是形神合一，也就是说，人的形体跟精神必须要结合统一起来。南北朝范缜在《神灭论》一书中提出"神即形也，形即神也。是以形存则神存，形谢则神灭也。"又称"形者神之质，神者形之用。"只有形体康健，神才有所依附。同时，精神的调摄对形体的保养也十分重要，正如《素问·上古天真论》所说："恬淡虚无，真气从之，精神内守，病安从来。"因此，形与神的调摄缺一不可，只有二者统一结合起来，才能真正做到预防调摄。根据预防调摄的基本原则，精神萎靡状态的预防调摄大致归纳为饮食有节、起居有常、精神调摄三个方面。

## 第一节　饮食有节

所谓饮食有节，是指饮食要有节制，不能随心所欲，要讲究吃的科学和方法。饮食有节主要有以下三种含义。

## 一、节制食欲

嵇康《养生论》说："饮食不节，以生百病。"肥甘厚腻之品吃得太多，肠胃饱满，日积月累，就会滋生百病。所以，李时珍《本草纲目·谷部》说："饮食不节，杀人顷刻。"清代曹庭栋《老老恒言·饮食》中解释"饮食有节"时说："食欲数而少，不欲顿而多。"就是要少食多餐。

## 二、节律饮食

节律饮食，要求吃饭有规律，形成良好的饮食习惯。一日三餐，食之有时，脾胃适应了这种进食规律，到时便会做好消化食物的准备。对饮食宜定时这一点，《尚书》早就指出了"食哉惟时"，意思是，人们每餐进食应有较为固定的时间，这样才可以保证消化、吸收正常地进行，脾胃活动时才能够协调配合、有张有弛。

## 三、饮食忌宜

对身体不需要的，对病情有害的，不清洁卫生的食品都要禁忌。《论语·乡党》说："食不厌精，脍不厌细。食饐而餲，鱼馁而肉败，不食。色恶，不食。臭恶，不食。失饪，不食。不时，不食，割不正，不食。不得其酱，不食。肉虽多，不使胜食气。惟酒无量，不及乱。沽酒市脯，不食。不撤姜食，不多食。"

以上是最基本的饮食禁忌，对于不同体质的人来说，饮食偏宜也各不相同：木形人可多服健脾养肝、补益肝肾之品，使脾胃健运，肝气顺达，以防肝旺克脾，在饮食上可多吃姜、葱、荞、竹笋、淮山、土豆、猪肉、鱼肉、蛋等；火形人可多吃健脾益肺、益肾养肝的食物或药食两用之品，如竹笋、蘑菇、薏仁、淮山、花生、土豆、杜仲、牛膝等；土形人要多进食疏肝健脾、益肾祛湿功效的食物或药食两用之品，如玫瑰花、淮山、砂仁、麦芽、芡实、益智仁等；金形人宜多进食具有健脾益肺、益肾养肝的食物或药食两用之品，如百合、淮山、沙参、白果等；水形人宜多进食具有健脾益肾，温中祛湿功

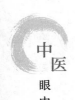
效的食物或药食两用之品，如砂仁、法半夏、白术、茯苓等。

处于健康状态下的不同体质之人，其饮食偏宜各不相同，而对于不同疾病的患者，适宜的饮食同样不同。从中医食疗学的角度来说，要做到"辨证施膳"，根据中医"虚者补之""实者泻之""热者寒之""寒者热之"的治疗原则，对虚证患者以其阴阳气血不同之虚，分别给予滋阴、补阳、益气、补血的食疗食品治之；对实证患者应根据不同实证的证候，给予各种不同的祛除实邪的食疗食品，如清热化痰、活血化瘀、攻逐水邪之类；对寒性病证，给予温热性质的食疗食品治之；对热性病证，给予寒凉性质的食疗食品治之。

精神萎靡之人由于身体长期处于功能低下状态，形体失养，同时肠胃较弱，因此要注意营养与吸收的均衡搭配，在保证每日所需营养物质的前提下，饮食要以清淡易消化为主；同时要保证每日三餐规律的进食时间，保证消化吸收的正常进行。脾为后天之本，是气血生化之源，顾护脾胃之气是养生的基础，对于精神萎靡状态的患者尤为重要。

## 第二节　起居有常

起居有常指在日常生活中的作息要顺应自然界的昼夜晨昏和春夏秋冬的变化规律并要持之以恒。

### 一、顺四时

一日之内随着昼夜晨昏、阴阳消长的变化，人体的阴阳气血也进行相应的调节而与之相适应。人体的阳气在白天运行于外，推动着脏腑器官进行各种功能活动，所以白天是学习或工作的最佳时机。夜晚人体的阳气内敛而趋向于里，则有利于机体休息恢复精力。一年四季具有春温、夏热、秋凉、冬寒的特点，生物体也相应具有春生、夏长、秋收、冬藏的变化。

人体在四季气候条件下生活，也应顺应自然界的变化而适当调节自己的起居规律。《黄帝内经》曰："春三月……夜卧早起，夏三月……夜卧早起，秋三月……早卧早起，冬三月……早卧晚起。"意思是说，四季的作息时间应有所不同，"春夏养阳"宜晚睡早起，而"秋冬养阴"则应"早卧早起"或"早卧晚起"。我们可以根据自己的具体情况对作息时间作适当调整。

顺应四时对于精神萎靡之人也极为重要，精神萎靡患者有一个很特殊的表现就是白日昏昏沉沉，夜间睡眠不安，即所谓"昼不精而夜不瞑"。其人阳气昼不能外出推动各脏腑器官进行正常活动，夜不能入里蛰伏休养生息，致使其一直处于一种虚性的亢奋状态。白日的些微兴奋不足以支持正常的生理活动，夜间却躁扰不宁，扰动心神，整个机体一直处于一种阴阳未分的混沌状态，阳不升，阴不降，与天地阴阳运行规律格格不入。因此，精神萎靡状态之人首先要顺应四时，与天地同进退，达到天人合一的境界，才能使阴升阳降，互根互用，使阳气得阴之制约，"阴平阳秘，精神乃治"。

## 二、适寒温

《吕氏春秋》云："天生阴阳、寒暑、燥湿、四时之化，万物之变，莫不为利，莫不为害。圣人察阴阳之宜，辨万物之利以便生，故精神安乎形，而年寿得长焉。"天产生阴阳，寒冷和暑热，干燥和潮湿，四季的交替，万物的变迁，没有不带来好处的，也没有一样不带来害处的。圣人能察觉阴阳变化的合适情况，辨明万物变化的好处以有利于生命，因此精神能够安然地存在于形体之内，并且寿命能够长久。

感受外邪为精神萎靡状态的重要病因,其中以寒邪危害最甚,寒易伤阳，阳气不足而不能内化精微濡养精神。肺气宣发肃降，包括对水液的调节和百脉的运行。其受邪之后累及水液代谢，若水液蓄积于体内，使机体水肿，出现倦怠嗜卧；富含清气的血脉不能濡养肌表、四肢百骸，也可致面色发白，肌肉痿软无力。气不足不能抗御外邪，如此恶性循环致使机体渐衰，精神不足而萎靡不振。因此，在精神萎靡状态的预防调护中，适寒温是非常重要的。

## 三、节劳逸

### （一）不妄作劳

1. 不妄劳力　《素问·举痛论》云："劳则气耗。"过度劳力而耗气，损伤内脏的精气，以致脏气虚少，正气不足，给邪以入侵的机会。劳力过度亦可积劳成疾，导致形体的损伤。适度劳动是可以的，而且还能锻炼身体，但要在身体可承受范围之内。

2. 不妄劳神　《素问·阴阳应象大论》云："怒伤肝……喜伤心……思伤脾……忧伤肺……恐伤肾。"七情的过激、过盛、过久，会使人体气机紊乱、脏腑阴阳气血失调，从而导致疾病的发生。只有保持愉悦安静、虚怀若谷的精神面貌，遇到意外事件才能正确对待，"自解""自语""自悟"，颐养真气，祛病增寿。

3. 不妄劳肾　就是要注意房事，不可太过。"醉以入房"会耗损真元，肾藏精为先天之本，房劳太过，消耗肾精则劳动先天，极易罹患疾病，愈后较差。

### （二）不宜过逸

《素问·宣明五气》云："久视伤血，久卧伤气，久坐伤肉，久立伤骨，久行伤筋。"流水不腐，户枢不蠹。安逸少动，可致人体气机不畅，升降出入功能异常，气不行则化热化寒，内生杂病，外易受邪。因此，要进行适当的活动，调动人体阳气使其周转流行，护卫全身，提高人体免疫力，预防疾病的发生。

## 第三节　精神调摄

自从人类文明进入信息化时代后，科学技术飞速发展，人们每日所接触到的信息量远超从前，海量的信息带来无限的机遇，也带给人们难以想象的压力。当今社会，最难以解决的医学问题莫过于心理问题，许多严重疾病的诱因皆为长期的心理压力。因此，在现代社会环境下，说起疾病的预防调摄，就不能忽视人的精神状态。精神萎靡状态是人长期处于心理紊乱状态之下神劳过度形成的一种慢性疲劳状态，对于它的预防，精神调摄尤为重要。

## 一、精神内守

指精神内存，即精无妄伤，神无妄动，以保持充沛的正气，从而抗拒病邪的伤害。《素问·上古天真论》曰："虚邪贼风，避之有时，恬淡虚无，真气从之，精神内守，病安从来。"精神内守是使人的思想保持在一种少思、少欲、淡泊宁静状态的养生方法。调神贵在一个"静"字。恬淡虚无，在传统的精神调养方法中占有主导地位，并且深受道教和佛教思想的影响。但中医学的调神与道家、佛家的去世离俗、无欲无求、修仙行佛的方法有着根本的区别。人有各种欲望是自然的，只是不可过度，所谓"恬淡"是针对心神的易"躁乱"而言。凡人不能无思，但要适度用神、善于用神，摒除各种妄念，不奢求浮荣，不为利欲所诱惑，而"以公义胜私欲"，使心神专注于事业和工作等方面，自能"独立守神，肌肉若一"。或者在工作学习之余，闭目定志，在一段时间里处于心静神清的状态，也有益于身心健康。

精神萎靡状态大多是由于患者长期处于各种心理紊乱状态迁延日久发展而来的，究其病因多是"心病"，患者心中杂念纷扰，思绪万千。处于这种状态下，无论外部给予什么治疗都犹如扬汤止沸，只有做到"精神内守"，才能从源头上消除病因，使患者真正从精神萎靡状态中解脱出来。

## 二、修德养性

修德养性是通过加强品德修养来保健防病的方法。一个人品德的高低与心性的豁达与否能直接影响情绪的变化，正所谓"君子坦荡荡，小人长戚戚"。大凡高寿者都性格开朗、情绪乐观，具有良好的品德修养。所以历代养生家都强调道德习性的涵养，如"修身以道，修道以仁""己所不欲，勿施于人""苟利国家，不求富贵""诚勤身心，常修善事"等。修德养性要通过自我反省体察，使身心达到完美的境界，始终用平常心去应对日常的烦恼和不幸，戒生气、戒自卑、戒嫉妒、戒诱惑、戒暴怒。"恬淡虚无""精神内守"，心喜宁静，心静则神安，神安则体内真气顺和，便可减少发病的机会。

### 三、陶冶情操

情操是以某一或某类事物为中心的一种复杂的、有组织的情感倾向，是以人的社会需要为中介，以某种思想和社会价值观念为中心的高级情感，它是由情绪、情感和思想观念等复杂心理成分综合形成的。情操与人的思想观念、理想、信念、世界观和个性密切相关，所以比一般的情感有更高的稳定性、概括性、复杂性和倾向性。高尚的情操是人的精神生活的重要内容之一，它对调整人的行为、指导人的行动有着重要的意义。高尚的情操是在环境、教育和实践等影响下逐渐形成的。陶冶良好的情操，有利于增强心理素质，预防情志疾病的发生。陶冶情操的方法是多种多样的，比如听音乐、阅读、旅游等。美妙的音乐可以抒发人的情感，拨动人的心弦，其中蕴含的力量可以抚慰杂乱的内心；深刻的散文、诗歌可以启发人的思想，培养人的品格，树立正确的人生观，使人面对诱惑不为所动，免于一些不必要的琐事；郊游可以使人与自然亲密接触，感受身体中本性的呼唤，放下平素的烦琐俗事，使自己从不健康的情绪中解脱出来。

预防调护在精神萎靡状态疾病的治疗过程中有重要的作用，通过合理饮食、适度劳逸、调节情志等，可使人始终保持良好的生理与心理状态，增强心理素质，提高自身适应能力与免疫力，降低患病概率，得以"形与神俱，而尽终其天年"。

# 参考文献

［1］黄帝内经素问［M］.北京：人民卫生出版社，2005.

［2］萧统.昭明文选［M］.合肥：黄山书社，2010.

［3］论语.中华书局［M］.北京：中华书局，2006.

［4］吕不韦.吕氏春秋［M］.北京：中华书局，2007.

［5］李时珍.本草纲目［M］.南京：江苏人民出版社，2011.

［6］曹庭栋.老老恒言［M］.北京：中华书局，2011.

# 第六章 精神萎靡状态病案分析

## 第一节 精神萎靡状态古代验案分析

章太炎说："中医之成绩，医案最著。"医案的重要性在于把理论、学说、方药融为一体，是将高深的理论与具体临床相结合的一座桥梁，集中地体现了中医治病的传统特色。医案是古代医家诊治疾病的重要资料，它详细记录了疾病的发生、发展过程及治疗流程。学习古代医案能加深对中医学理法方药的认识，提高临床辨证施治的水平，同时还可以学习各医家的独特诊疗经验，发现独特的治疗方药。在浩如烟海的古代病案中，蕴藏着众多关于精神萎靡状态的典型病案，笔者将其中典型者摘录出来，加以整理和分析，以期发掘、整理出古代医家对于精神萎靡状态相关疾病的认识和用药规律及特点。

### 一、心悸

病案1　太太，城内四牌楼，恒和号，毛凤州夫人。年高气弱，心志神劳，湿痰中阻，肝火耳鸣，怔忡惕之，心虚血少。

［治法］养神益志，平肝祛痰。

［处方］紫丹参一钱五分，抱茯神三钱，黑芝麻（炒）三钱，钩藤（后

入）四钱，代代叶二片，天竺黄一钱，灵磁石（煅）三钱，经桑叶一钱五分，炒黑远志炭六分，辰拌灯心二十根。

［分析］此人劳心过度，心血不足而致心悸怔忡；年高气弱，运化不及则湿痰中阻，又兼肝火亢盛，发为耳鸣，治宜养血安神，平肝祛痰。方中丹参、天竺黄、灯心草清心火，茯神、芝麻、远志炭、磁石养心血，安心神，钩藤、磁石、桑叶平肝降火。

［出处］《临诊医案》。

**病案2** 某，二一，诵读身静心动，最易耗气损营，心脾偏多，不时神烦心悸，头眩脘闷，故有自来也。调养溉灌营阴，俾阳不升越，恐扰动络血耳。

［治法］调营益阴，补益心脾。

［处方］淮小麦三钱，南枣肉一枚，炒白芍一钱，柏子仁一钱半，茯神三钱，炙草四分。

［分析］久虚不复谓之损，损极不复谓之劳，此虚、损、劳三者相继而成也。而虚劳的致病之由，原非一种，所以出现的症状往往多种多样，难以缕析。大凡因烦劳伤气者，先生用治上治中，所以有甘凉补肺胃之清，此老治虚劳之法，不外清肺养胃滋肾。该患者"诵读身静心动"，耗伤心神尤其严重，导致心脾营阴不足，出现各种躯体症状。在治疗上就应用柔剂养护心脾之营液，用酸枣仁汤之意培营阴，安心神；酸枣仁补中，益肝气，合茯神安心神；炙甘草补益脾胃，调和诸药；白芍益肝阴；柏子仁益心阴；淮小麦除虚烦。此方重在调心脾，使之恢复运养营阴之功，则症状皆除。

［出处］《临证指南医案·卷一·虚劳》。

**病案3** 程，操事劳心，神机曲运，心不生血，血不养肝，肝阳木火上逆，头眩，耳鸣，心悸，吞酸。寐则舌干咽痛，少阴阴乏，上承心脾，营血皆亏，病来由渐，愈亦未易也。

［治法］滋阴养血，清心安神。

［处方］人参、麦冬、枣仁、白芍、柏子仁、元参、生地、阿胶（蛤粉炒）、丹皮、牡蛎、人中白。

［分析］患者思虑过度，劳心伤神，阴血亏虚，虚火上炎，治宜滋阴养血、清心安神，方中麦冬、酸枣仁、白芍、柏子仁、玄参（元参）、生地黄、阿胶滋阴养血，丹皮、牡蛎、人中白凉血安神。

［出处］《沈菊人医案·卷下·三十八·虚损》。

**病案4** 马元仪治一人，患心悸症，肢体倦怠，或以阴虚治之不效。诊其脉浮虚无力，盖得之焦劳思虑伤心也。

［治法］补养心脾，气血双补。

［处方］黄芪、人参、白术、当归、甘草、茯神、远志、酸枣仁、木香、龙眼肉、生姜、大枣。

［分析］《黄帝内经》云："心痹者，脉不通，烦则心下鼓。"又《素问玄机原病式》云：水衰火旺，心胸躁动。其言脉不通者，正以焦劳太过，心脏之脉郁而不通也。郁则伤血而动君火，故悸动不宁也。心之下脾位，脾受心病，郁而生涎，精液不生，清阳不布，故四肢无气以动而倦怠也。法宜大补心脾，乃与归脾汤二十剂，即以此方作丸，服之全愈。

［出处］《续名医类案·卷二十一·惊悸》。

**病案5** 章氏妇，因失恃于归，劳心恺郁，形志倍伤，遂心悸恍惚，身体如在舟车云雾中，或与降气理痰之剂不应。诊之，两脉虚微，尺脉倍弱。

［治法］温阳健脾。

［处方］人参、白术、干姜、附子、炙甘草。

［分析］忧劳过度则脾损，脾虚必盗母气以自救，故心虚而悸。心藏神，为十二官之主，虚则无所听命而恍惚不安也。宜大培土气，则脾自复，不仰给于心，而心亦安，神亦守矣。与人参附子理中汤，一剂而安，四剂神气大复，脉和而愈。

［出处］《续名医类案·卷二十一·惊悸》。

**病案6** 安昌徐，水亏木旺，脉细劲，音低，心悸，寝寐恍惚，舌心微黄。

［治法］姑宜滋水涵木，佐以凝神。

［处方］生地四钱，阿胶珠钱半，桑叶三钱，远志肉八分，茯神四钱，石决明六钱，淮山药三钱，预知子三钱（即八月札），夜交藤三钱，炒枣

仁三钱，黄草石斛三钱（引），鸡子壳一枚。

［分析］少阴之脉，循喉咙，挟舌本。今以肾液未能上承，而致音低心悸，此方宗阿胶鸡子黄汤加减，俾心肾交合，阳和阴充，则少阴之火各归其部，而诸恙自除。

［出处］《医案·邵兰荪医案·卷二·心悸健忘》。

**病案 7** 一妇人惊悸怔忡，自汗盗汗，饮食不甘，怠惰嗜卧，用归脾汤而愈。至年余，怀抱郁结，患前症兼衄血、便血，仍用前汤而愈。

［治法］益气健脾，补血养心。

［处方］白术、当归、白茯苓、黄芪、龙眼肉、远志、酸枣仁、木香、甘草、人参。

［分析］患者长期处于惊悸不安状态，惊则气乱，人体长期处于气血功能紊乱状态，会导致气血内耗，日久则气血不足，心脾两虚，表现为自汗盗汗、不欲饮食、怠惰嗜卧，治宜补益气血，方用归脾汤，以黄芪、白术、甘草补气健脾；当归、龙眼肉补血养心，酸枣仁、茯苓、远志宁心安神；更以木香理气醒脾，以防补益气血之药腻滞碍胃。组合成方，心脾兼顾，气血双补。

［出处］《续名医类案·卷二十一·惊悸》。

**病案 8** 恍惚惊悸，眩晕怔忡，脉芤涩，形疲，色不华。

［治法］滋阴养血，宁心安神。

［处方］熟地黄、白芍、淮小麦、茯神、山药、甘草、南枣、牡蛎。

［分析］皆由心阴过亏，暗吸肾真，水不涵木，则无风而自动矣。治宜滋阴养血，宁心安神，方中熟地黄、白芍、淮小麦、山药滋阴养血，茯神、枣仁、牡蛎宁心安神。

［出处］《顾氏医案·四·肝火、肝风门》。

## 二、虚损

**病案 1** 心劳神损，脾劳食损。更加诵经吹乐，肺气复虚。

［治法］健脾化湿，补肺生津。

[处方]南北沙参、西洋参、甘草、茯苓、苡仁、扁豆衣、鲜石斛、晚米、玉竹、杏仁。

[分析]此患者过度劳心而致神伤，饮食失节而致脾胃受损，又兼诵经吹乐损伤肺气，治宜滋养肺胃之阴。方中杏仁润肺敛阴，甘草、茯苓、薏仁、扁豆衣、晚米（粳米）健脾，南北沙参、西洋参、石斛、玉竹滋养肺胃之阴。"五劳有三，倘能六根清静，或可带病延年。"

[出处]《江泽之医案·虚损》。

**病案2** 营液交虚，心阳飞越，上实下虚，易饥胆怯，延久不痊，神思倦怠，脉数无力。

[治法]甘温潜纳，补养气血，敛心安神。

[处方]炙黄芪二钱，麦冬三钱，茯神二钱，杞子三钱，新会红一钱，大熟地五钱，五味四分，枣仁三钱，牡蛎四钱（煅），龙眼肉二钱。

[分析]患者阴液亏虚，不能制约心阳，致使心阳动越，胆怯易惊，病情迁延日久而致精神萎靡状态。方中麦冬、枸杞子、熟地黄、黄芪、龙眼肉养血补气，五味子、酸枣仁、牡蛎、茯神敛心气，安心神，少佐橘红（新会红）通达气机，沟通上下。

[出处]《何澹安医案·肝风》。

**病案3** 周，诵读吟咏，劳神伤气。

[治法]调养心脾，兼固肾真。

[处方]党参三钱，怀药三钱，建莲（炒）三钱，红枣五个，熟地八钱。

[分析]此人因诵读而伤气，伤气而劳神。缘心阳过动，亦能吸肾阴也。治益调养心脾，方中党参、怀山药健脾益气，建莲肉、红枣、熟地黄滋养心血。形为神之宅，气盛血充则形体强健，神气自复。

[出处]《王乐亭指要·卷二·虚证》。

**病案4** 用心思虑太过，精神恍惚，语言倦怠，忽忽若失，腰脚沉重，肢体困怠。

人谓祛成，谁知心劳伤神乎。

[治法]安神健脾，补养肺肝。

［处方］人参、黄芪各一两，茯神、白术、丹参、生枣仁各五钱，当归五钱，远志、丹砂末、柏子仁、甘草各一钱，巴戟、山药各三钱，白芥子二钱。

［分析］此脾、胃、肺、肝同治。盖心为孤主，非强臣戴护，神必下堂。心藏神，神久安于心者，心血旺也。思虑无穷，劳其心矣。心劳则血沸，沸则血渐耗，耗则神无所养，恍惚无定。但神宜静不宜动，神动心更动，心动血益亏，血亏神愈动，虽肾水资，血不能滋，肝木养，液不能入，寡弱之君，势将出亡，将相辅佐无权，望强健不得，故腰膝肢体沉重困惫。今脾、胃、肺、肝同治，则扶助有力，心神自旺，劳伤自愈。

［出处］《辨证奇闻·卷八·虚》。

**病案5** 冯楚瞻治一壮年，作宦失意退居，抑郁成疾……其后气血日消，神不外扬，六脉弦细而涩，饮食入胃尽化为痰，必咳吐尽出乃能卧，津液内耗，肌表外疏，所以恶寒而瘦削。

［治法］补气养血，敛肺化痰。

［处方］人参、黄芪、当归、白术、麦冬、五味子、炙甘草、桂枝、麻黄、白芍、生姜、大枣。

［分析］《经》所谓常贵后贱，名曰脱营，常富后贫，名曰失精。治宜补气养血，敛肺化痰。方中以人参保元固中为君；黄芪助表达卫为臣；当归和养气血，白术助脾胜湿，麦冬保护肺中之气，五味收敛耗散之金，炙甘草和药性而补脾，并以为佐；桂枝辛甘之性，能调荣卫而温肌达表，麻黄轻扬力猛，率领群药，遍彻皮毛，驱逐阴凝之伏痰，化作阳和之津液，并以为使。但恐麻、桂辛烈，有耗荣阴，入白芍和肝，以抑二药之性，更加白术以固中，姜、枣以助脾生津。二三剂，脉气渐充有神，痰涩咳吐俱愈。继以十补丸及归脾养荣加减全愈。

［出处］《续名医类案·卷十·郁症》。

## 三、胃胀

**病案1** 王氏，病久怀抱悒郁，脉细涩少神，左尤甚。呕酸食胀，胃阳不舒，左耳项痛连发际。必致便秘经阻。

[治法] 疏肝健脾，温胃止呕。

[处方] 吴茱萸、人参、半夏、橘白、茯苓、枳壳、甘菊、钩藤、桑叶。

[分析] 此病久怀抱悒郁，虚阳上攻，胆气横溢，木郁土衰而然。用吴茱萸汤去姜、枣，加制半夏、橘白、茯苓、枳壳、甘菊、钩藤、嫩桑叶，三服甚适。去吴茱萸，加谷芽、益智、当归，又数服，诸症渐除。正如刘完素云："开发郁结，使气宣通。"

[出处] 《类证治裁·卷之三·郁症论治·郁脉案》。

**病案 2** 王映澄，年五旬有三。神劳不息，原气虚弱，湿痰蒙阻，胸脘不舒，得食即觉饱闷，大便欲解不解，中虚下陷，湿阻中州，耳鸣头胀，湿痰挟之肝火上升，脉象六阴，舌苔腻垢，中黄遍滑。

[治法] 开泄化痰，平肝理气，补中和脾。

[处方] 制冬术一钱五分，香谷芽三钱，橘白一钱，茯苓三钱，川石斛三钱，石决明（生打）四钱，池菊花一钱五分，制半夏一钱五分，钩藤后下，三钱，苡仁一钱，加二青竹茹二钱，扁豆衣三钱。

[分析] 此人神劳过度而致脾气虚弱，湿阻中州，致使胸脘不舒，得食即觉饱闷，中虚下陷，大便欲解不解；又加之肝火上逆，湿随火升，则耳鸣头胀。治宜平肝理气，健脾化痰，方中白术、谷芽、橘白、茯苓、半夏、薏苡仁、扁豆衣健脾化痰理气，菊花、钩藤、竹茹清肝泻火。

[出处] 《临证医案》。

**病案 3** 李（左）肝木不和，腹胀脘痞不纳，时发时止，甚则心神恍惚。脉左关独弦。此厥气失疏，风阳扰攘也。

[治法] 疏肝解郁，和胃安神。

[处方] 金铃子、白蒺藜、广郁金、广皮、砂仁、白芍、制香附、炒枳壳、朱茯神、炒枣仁、香橼皮。

[分析] 情怀抑郁，肝气不疏，横犯脾胃，上扰心神。治宜疏肝解郁，和胃安神。方中川楝子（金铃子）、白蒺藜、郁金、香附、香橼疏肝理气、行气解郁，白芍柔肝敛阴，砂仁、枳壳、陈皮理气和胃，朱茯神、枣仁养

心安神。

　　［出处］《张聿青医案·卷十一·痞气》。

　　**病案 4**　朱氏子未第时，患腹胀食少，倦怠自汗，呃逆口干。脉之，左得弦急，右见虚微。

　　［治法］大培中土，兼疏肝气。

　　［处方］人参、炒白术、干姜、肉桂、制附子、炙甘草、沉香。

　　［分析］此中虚肝盛，得之烦劳且怒也。烦劳则气分驰而脾胃损，郁怒则肝木横肆而脾胃伤，由是汗出不止，脾虚而腠理不固也。口中干燥者，脾虚而精液不升也；腹胀者，气虚而运化失常也；食少者，胃阳不化，健运失职也；呃逆者，五阳不布，阴气用事也。当用桂附理中汤，大培中土，土旺则不受制于木，且能生肺以制木也。服四剂，脉渐起，胀渐平。因停药数日，胀如故，与大剂桂附理中汤，少加沉香以和胃气而行肝气，调理一月而安。（病本多项，因呃逆为病之最，故入此。）

　　［出处］《续名医类案·卷十四·呃逆》。

## 四、发热

　　**病案 1**　一儒者怀抱郁结，复因场屋不遂，发热作渴，胸膈不利，饮食少思，服清热化痰行气等剂，前症更甚，肢体怠惰，心脾两脉涩滞。

　　［治法］健脾养心，益气补血。

　　［处方］白术、当归、白茯苓、黄芪、龙眼肉、远志、酸枣仁、木香、甘草、人参。

　　［分析］患者素有郁结，又遇事不顺，忧郁伤脾，致使肢体怠惰，脉象涩滞，迁延发展而成精神萎靡状态，此郁结伤脾之变症也。治以归脾汤补益气血，养心安神。方中以人参、黄芪、白术、甘草补气健脾；当归、龙眼肉补血养心；酸枣仁、茯苓、远志宁心安神；更以木香理气醒脾，以防补益气血之药腻滞碍胃。组合成方，心脾兼顾，气血双补。服药后饮食渐进，诸症渐退。

　　［出处］《薛案辨疏·卷下·脾肺肾亏损大便秘结等症》。

**病案 2** 一儒者怀抱久郁，先四肢如疬，恪祛风消毒，气血愈虚，延及遍身，寒热作渴，肢体倦怠，脉洪大而虚，谓余何也？

[治法] 补中益气，养血填精，引火归原。

[处方] 遂用补中益气汤，培补脾胃，升举元气；用归脾汤解郁火，生发脾血；更以六味丸益肾肝精血，引虚火归源。

[分析] 久郁伤脾，脾郁血虚，阴火妄动，后因药伤脾胃，元气下陷。治疗上用补中益气汤培补脾胃，升举元气；用归脾汤解郁火，生发脾血；更以六味丸益肾肝精血，引虚火归原，不两月诸病悉愈。

[出处] 《疬疡机要·上卷·类症治验》。

## 五、眩晕

**病案 1** 吴，四五，诊脉芤弱，痰多眩晕，心神过劳，阳升风动，不可过饮助升。

[治法] 健脾化痰，滋阴潜阳。

[处方] 九蒸白术、炒杞子、白蒺、茯苓、菊花炭。

[分析] 此患者由于神劳过度而耗伤阴血，肝阴不足，风阳内动，同时克伐脾土，脾虚生痰，痰随风动，蒙闭清窍而致眩晕。治宜滋阴潜阳，健脾化痰，方中枸杞滋肝阴，菊花平肝阳，白蒺藜息肝风，兼用白术、茯苓健脾化痰，共奏滋阴潜阳，健脾化痰之效。

[出处] 《临证指南医案·卷一·眩晕》。

**病案 2** 张，操觚莲幕，形逸心劳。肾水下亏不能上承于心，心阳内亢而反下趋于肾，即坎离之不交也。不交则诸病生，由是而下为淋浊尿血，宗筋绊痛；上为眩晕咳嗽，心中震跃，诊脉左小右大，内伤虚症何疑！

[治法] 清心泻火，滋养肾阴。

[处方] 马料豆、甘草梢、茯神、怀山药、麦冬、建莲肉、沙参、红枣、鲜藕、枇杷叶。

[分析] 患者形逸心劳，神劳过度，肾阴不足，心火下移小肠，发为淋浊尿血，宗筋绊痛；心阳内亢则眩晕咳嗽，心中震跃。治宜清心泻火，

滋养肾阴，方中马料豆（黑豆）、山药、麦冬、沙参滋肾阴，甘草梢、茯神、莲肉、鲜藕、枇杷叶清心安神。肾水足则心神安，心神安则诸病平。

［出处］《王旭高临证医案·卷之四·遗精淋浊门》。

**病案3** 刘，诵读身静心劳，劳伤营气，惊悸心忪，眩晕火升，虚里跳跃。

［治法］养血清热，镇惊安神。

［处方］党参、柏子仁、枣仁、菖蒲、龙眼肉、龟板、朱神、远志、龙齿、黑归脾丸（莲心汤送）。

［分析］久读伤神，劳伤阴血，心火亢盛而致惊悸眩晕，治益养血清热，镇惊安神，方中柏子仁、酸枣仁、龙眼肉、龟板滋阴养血，石菖蒲、远志醒神，龙齿、朱茯神镇惊，莲心清心火，党参、黑归脾丸健脾益气，养心安神。

［出处］《沈菊人医案·卷下·三十八·虚损》。

**病案4** 程……头眩，耳鸣，心悸，吞酸。寐则舌干咽痛。

［治法］滋阴养血，清心安神。

［处方］人参、麦冬、枣仁、白芍、柏子仁、元参、生地、阿胶（蛤粉炒）、丹皮、牡蛎、人中白。

［分析］操事劳心，神机曲运，心不生血，血不养肝，肝阳木火上逆；少阴阴乏，上承心脾，营血皆亏，病来由渐。治宜滋阴养血，清心安神，方中麦冬、酸枣仁、白芍、柏子仁、玄参、生地黄、阿胶滋阴养血，牡丹皮、牡蛎、人中白凉血安神。

［出处］《沈菊人医案·卷下·三十八·虚损》。

**病案5** 某情怀郁抑，元气内亏，心中难过，虚火肝风上逆，唇口肿痛，头眩耳鸣，食少无力，时常太息。

［治法］滋阴降火，清心安神。

［处方］羚羊角、沙苑子、川石斛、天竺黄、石决明、嫩钩藤、枣仁、甘菊花、元参、丹皮、灯心。

［分析］情怀抑郁，肝肾阴亏，肝火上炎而致头眩耳鸣、食少无力，治宜滋阴降火，清心安神，方中沙苑子、石斛、玄参滋养肝阴，羚羊角、石决明、钩藤、菊花平肝降火，天竺黄、牡丹皮、灯心草清心安神。并当"防

其痰火神蒙之变，非轻证也。"

［出处］《王旭高临证医案·卷之二·肝风痰火门》。

## 六、嗜睡

一武官江马氏直番江都，忽闻在乡老母病笃，焦虑太甚，夜不成眠，饮食减少，面色惨然，官暇不打话只打瞌睡。乞诊于予，诊之，左沉滑右沉紧，时一止。

［治法］行气解郁，健脾消食。

［处方］法当先以香砂平胃散倍加母姜煎成……晬时然后须以归脾六君子辈补益庶可也。

［分析］以脉论之，良因遥忆令堂病笃，心脾郁结不畅，官事犹冗，不免强餐而应役，早晚不自觉加餐，以故胃有食滞，气不畅达，而不能化也。法曰，伤食恶食，是以恶食而食减少矣。且下经曰，胃不和则卧不安，右脉沉紧，亦是食滞于胃也……法当先以香砂平胃散倍加母姜煎成，日饮数次，以至不恶食气乃停服，晬时然后须以归脾六君子辈补益庶可也。渠中心病快然从之，遂用前法。不月告瘳。

［出处］《北山医案·卷上》。

## 七、痿证

刘，七三，神伤思虑则肉脱，意伤忧愁则肢废，皆痿象也。缘高年阳明脉虚，加以愁烦，则厥阴风动，木横土衰，培中可效。若穷治风痰，便是劫烁则谬。

［治法］清肝养阴，健脾益气。

［处方］黄芪、白术、桑寄生、天麻、白蒺藜、当归、枸杞、菊花汁，加蜜丸。

［分析］此人思虑忧愁不解，迁延日久而致神气损伤，下焦肝肾阴亏，遇事烦扰则阴虚风动，克伐脾土，气血化源不足则四肢废萎。

［出处］《临证指南医案·卷一·中风》。

## 八、不寐

**病案 1** （某）夜不成寐，喜笑呓语，坐立偏倚。脉来沉细而弦。

［治法］清火化痰，镇惊安神。

［处方］北沙参四钱，大麦冬三钱，云茯神二钱，左牡蛎四钱，花龙齿二钱，炙鳖甲四钱，羚羊角五分，犀角尖五分，甜川贝三钱，薄橘红一钱，陈胆星五分，鲜竹沥二两，生甘草五分，灯心三尺。

［分析］"抑郁伤肝，火升无制，挟痰销铄心营，神魂飞越"，发为诸症，"入夜尤甚"。

［出处］《费绳甫先生医案·十一·情志》。

**病案 2** 徐孝廉室不得寐，不能食，心神恍惚，四肢微寒，手心热汗，至晚则喉间热结有痰，两耳时塞……诊之，六脉萦萦如蛛丝而兼弦数。

［治法］补气养血，引火下行。

［处方］人参、茯苓、白术、炙甘草、陈皮、当归、白芍、肉桂。

［分析］此中气久郁不舒，虚火上炎之候也。本当用归脾汤以补心脾之虚，奈素有虚痰阴火，不胜芪、圆之滞，木香之燥（用归脾之法）。遂以五味异功散，略加归、芍、肉桂以和其阴，导其火，不数剂而食进寝宁，诸症释然矣。

［出处］《续名医类案·卷十·郁症》。

## 九、中风

（某）精神昏愦，恍惚不宁，语言错乱，类中之象。今口角歪斜，精神清爽，脉象弦滑。

［治法］滋阴潜阳，解郁安神。

［处方］西洋参、麦冬、鲜生地、煅牡蛎、朱茯神、柏子仁、钩藤、姜半夏、城头菊、薄橘红，复加静养。

［分析］思虑过度，曲运神机，劳心伤肾，水不涵木，肝火上扰清窍，致使精神昏愦，恍惚不宁，治益滋阴潜阳、解郁安神，方中西洋参、麦冬、生地滋肝阴，煅牡蛎、钩藤、菊花平肝阳、清肝火，茯神宁心安神，半夏、

橘红解郁除虑。

［出处］《王九峰医案（二）·下卷·中风》。

## 十、头痛

钦差军事倥偬，劳心劳力，眠食无暇，感冒风邪，引动内风，犯胃凌上，半边头痛，呕吐黄水。

［治法］去外风以息内风，和胃气而化痰湿。

［处方］荆芥、秦艽、防风、天麻、石决明、陈皮、茯苓、白芷、甘菊、钩藤、半夏、竹茹、白蔻仁。

［分析］患者劳于军事，劳心伤神，又遇外感，引动内风，内风犯胃，上凌头面，治宜去外风，息内风，和胃化痰。方中荆芥、秦艽、防风、白芷疏散外风，天麻、钩藤、石决明、菊花平息内风，陈皮、茯苓、半夏、竹茹、白蔻仁健脾理气，和胃化痰。

［出处］《王旭高临证医案·卷之二·肝风痰火门》。

## 十一、郁证

**病案 1** 表嫂孀居二十年矣，右瘫不能举动，不出门者三年，今则神情恍惚，口乳语，常悲泣。诘其故，答曰：自亦不知为何故也。诊之两寸脉短涩。

予思仲景大枣小麦汤正与此对，即与服之，两帖而瘳。

［治法］养心安神，补脾和中。

［处方］方用大枣十二枚，小麦一合，大甘草炙过三寸，水煎饮之。

［分析］"此忧伤肺脏，脏寒故多泣也。"治宜养心安神，补脾和中。方中小麦善养心气，大枣、甘草甘润生阴，滋脏阴而止脏躁。

［出处］《孙文垣医案·卷四·新都治验》。

**病案 2** 一病妇咽间如一核所梗，咽吐不出，倦怠发热，先以四七汤治之而咽利，更以逍遥散。

［治法］理气解郁，疏肝健脾。

［处方］半夏、茯苓、紫苏叶、厚朴、大枣、当归、白芍、柴胡、白术、茯苓、甘草、生姜、薄荷。

［分析］思虑过度，气机郁结于咽部，自觉咽中如核所梗，咽吐不出；气机郁结，久则伤神损脾，则见倦怠发热。治宜理气解郁，疏肝健脾。治疗上用四七汤行气散结，解其郁滞，后用逍遥散疏肝补脾。

［出处］《续名医类案·卷十八·咽喉》。

## 十二、癫痫

某平昔操持，身心皆动，悲忧惊恐，情志内伤。渐渐神志恍惚，有似癫痫。其病不在一脏矣，医药中七情致损。二千年来，从未有一方包罗者，然约旨总以阴阳迭偏为定评，凡动皆阳，当宗静以生阴是议。阳乘于络脏阴不安，敛摄镇固，久进可效。家务见闻，必宜屏绝，百日为期。

［治法］滋阴潜阳，摄纳心神。

［处方］人参、廉珠、茯神、枣仁、炙草、生龙骨、萸肉、五味、金箔。

［分析］劳心太过，耗伤阴血，阴不敛阳，阳乘于络。治宜潜摄阳气，重镇安神。方中珍珠、龙骨、金箔摄纳镇潜，酸枣仁、茯神养心安神，山萸肉、五味子益阴敛神，人参、炙甘草兼补心气。

［出处］《临证指南医案·卷七·癫痫》。

## 十三、背疽

一女背结一核如钱大，不焮，但倦怠少食，日晡发热，脉软而涩，此虚劳气郁所致。予用益气养血开郁之药，复令饮人乳，精神稍健。彼不深信，又服流气饮，食遂少，四肢痿，其父悔，复请予，予谓决不起矣，果殁。

［治法］益气养血，开郁散结。

［分析］情怀抑郁，气机郁滞，结于背部，迁延日久，耗气损血，精神萎靡。治宜益气养血，开郁散结，补养气血为主，稍兼行气解郁。此人不遵医嘱，服用散气之药，耗散气血，虚上加虚，回天乏力。

［出处］《外科理例·卷五·背疽一百十六》。

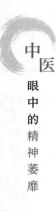

## 第二节　精神萎靡状态现代病案分析

在古代病案中虽然散在着相关的病案记载，但是多以病因的形式存在，并未形成系统的理论体系，况且现代与古代精神萎靡状态疾病也存在一定的差异。因此，笔者总结了在门诊或病房中精神萎靡状态的典型病案，通过客观记录、系统归纳、总结并分析具体的治法和用药规律，尽可能全面地还原疾病的整个诊疗经过，以期对临床精神萎靡状态病症的治疗和进一步深入、系统地研究有所贡献。

### 一、头昏

**病案1**　王某，男，22岁。2010年10月12日初诊。

［主诉］头昏、发紧2年余。

［现病史］患者自述2年前无明显原因出现头昏、发紧，头晕，伴见白日精力不佳，耳鸣，记忆力下降，乏力，性欲低，曾服草药（具体不详）治疗效果不明显。现症见：头昏胀、发紧，伴时有头晕，耳鸣，肢体困倦，好胡思乱想，记忆力下降，性欲低。无胸闷。眠浅易醒，醒后容易复睡，二便调。

［中医体征］舌红，苔黄微腻。

［系统辨证脉象］刚、动、敛、细。

［治法］解思定虑，发散气机。

［处方］白芷12 g，川芎15 g，羌活12 g，当归15 g，细辛3 g，薄荷（后下）9 g，荆芥12 g，防风15 g，黄芩12 g，苍术20 g，荷叶12 g。14剂，水煎服，每日1剂。

2010年10月27日二诊：服药后，患者头昏及头紧、肢体困倦较前明显减轻。现症见：轻微头昏，偶感头晕，无视物旋转，双耳阵发性耳鸣，安静时感觉尤为明显，肢体困倦，纳可，二便调。舌淡红苔薄，脉敛、细。

上方加天麻 20 g，合欢皮 20 g。14 剂，水煎服，每日 1 剂。后未来诊。

［分析］患者平素"好胡思乱想"，多思虑，思则气结于中，清气不能上充头部、旁达四肢髓海，则为"髓海不足"之证，表现为头昏、脑转眩冒、耳鸣、记忆力下降、胫酸、懈怠安卧等。舌红苔薄黄，为气机内结化为郁热、湿聚之征，脉弦紧为机体气机内结不能发散而然。治疗当解思定虑，发散气机，以充髓海，方选川芎茶调散。川芎茶调散虽疏散外风，治疗外感风寒之头痛，但方中尽为风药，皆具辛散之性，可鼓舞气机，使之向上、向外，正合本病之治疗大法。加黄芩、苍术清郁热、燥内生湿邪，荷叶升散，既可配合川芎茶调散方中诸药升散阳气，又具利湿健脾升阳之功，且荷叶清香，芳香利窍。诸药合用，共奏发散气机、疏利清窍之功。上药服用 14 剂，诸症明显减轻，可见药力达病所之神效。

**病案 2** 高某，男，42 岁。2010 年 11 月 2 日初诊。

［主诉］头昏沉 2 年。

［现病史］患者自述因压力大出现头昏沉不清，夜晚眠浅易醒，醒后不易入睡，梦多，曾服用中药治疗无效。现症见：头昏沉不清，伴见乏力，入睡可，易醒，偶胸闷，无背痛，耳鸣，多黏痰，纳可，二便调。

［中医体征］舌淡红，苔白厚。

［系统辨证脉象］短、虚、缓。

［治法］行气解郁，清热化痰。

［处方］葛根 30 g，蔓荆子 15 g，菊花 12 g，川芎 15 g，黄芩 12 g，浙贝母 20 g，天竺黄 12 g，石菖蒲 9 g，白芍 30 g，紫苏叶 15 g，半夏 9 g，厚朴 15 g，防风 15 g，甘草 6 g。3 剂，水煎服，每日 1 剂。

2010 年 11 月 5 日二诊：服药后患者自述头昏沉明显减轻。现症见：睡眠浅，易醒，多梦，项紧，目干乏力，时腹胀，无胸闷，嗝气，纳可，小便调，大便黏腻不畅。舌淡胖，苔薄，脉短滑。处方：藿香 15 g，佩兰 12 g，紫苏叶 15 g，防风 15 g，苍术 20 g，白芷 12 g，天麻（先煎）20 g，半夏 9 g，白芍 30 g，当归 15 g，川芎 12 g，陈皮 12 g，甘草 6 g。7 剂，水煎服，每日 1 剂。

[分析]患者长期处于工作压力之下，"生病起于过用"，心神疲乏，发为本病之"精神萎靡状态"，"昼不精"乏力疲劳，"夜不瞑"不能安卧。过度关注思虑，气机郁结，不能运化水湿，痰湿郁生痰热，上阻于胸中则胸中气机不利发为胸闷、黏痰、苔白厚；清气不能上达耳窍，发为耳鸣。脉短缓则为气机郁结不能透达而然。治疗当清热化痰，升扬气机，解思定虑，振奋精神。痰热内阻，黄芩、浙贝母、天竺黄、石菖蒲清热燥湿、化痰通窍；郁热内阻，升扬气机不可选用辛温之品，故用葛根、蔓荆子、菊花等辛凉之品配合应用川芎辛散透达；半夏厚朴汤辛散气机、解思定虑、振奋精神。服用药物之后，诸症明显减轻，说明药达病所。二诊时患者虽出现以上诸症状，但仍为精神萎靡状态不解，故仍用半夏厚朴汤加用藿香、佩兰芳香透达气机，半夏白术天麻汤燥湿化痰，四陈汤去熟地黄调和气血。诸药合用，共奏调和气机、振奋精神之效。但此患者出现以上病情，主要为过度关注工作的个性使然，若想从根本上治愈疾病，还须从改变患者个性入手，配合心理治疗，方可一劳永逸。

**病案3** 刘某，女，43岁。2011年1月18日初诊。

[主诉]头晕不伴视物旋转2天。

[现病史]患者自述平素多思虑，有事好放不下。近日因工作压力较大，2天前出现头晕，不伴视物旋转，头位变动时诱发，发作呈一过性，每于清晨发作，稍有恶心，未行诊疗。现症见：头晕，不伴视物旋转，头位变动时诱发，发作呈一过性，每于清晨发作，伴见稍有恶心，头痛，位置不固定，胸闷，自汗，乏力。纳眠可，二便调。

[中医体征]舌红，苔薄。

[系统辨证脉象]敛、细、软、来缓去缓。

[治法]行气散结，解思定虑。

[处方]紫苏梗15g，紫苏叶15g，防风15g，白芍20g，川芎15g，荆芥12g，香附15g，苍术15g，甘草6g，半夏9g，厚朴12g，黄芪30g。7剂，水煎服，每日1剂。

[分析]患者身形弱小，肤色皖白，脉形细软而敛，为金型人，体

质单薄，易虚易实，气血本就虚弱，复加喜思虑、有事好放不下的个性，遇事容易使本已虚弱之气血结聚，不能发散四末，从而引起诸窍精微不足，四肢不得水谷之气，精神、形体萎靡，在此患者表现为头晕不伴视物旋转，四肢乏力。思则气结，中焦胃气不降故而恶心，上焦气机不利故而胸闷，气血虚弱，故见自汗、乏力。治疗当首治其标，解思定虑，以半夏厚朴汤加减，紫苏梗、紫苏叶解中上二焦气结；防风、荆芥辛散芳香，透达气机；香附、苍术仿越鞠丸之意，枢转肝气，散气除湿；加一味黄芪，固本培元，升达气机。诸药合用，既能解思定虑，透达气机于外邦，又能固本培元，顾护先后天之生气。待头晕之标解除，复顾护气血之本。7剂后患者未复诊。

## 二、眩晕

**病案1** 吴某，男，52岁。2011年1月4日初诊。

［主诉］头晕20余年，加重15天。

［现病史］患者自述20余年前生气后突然出现头晕，伴视物旋转，呈一过性。当时未经诊疗，后逐渐加重，遇劳累或睡眠差可诱发，发作前耳鸣，发作时畏光，伴视物旋转、恶心呕吐。15天前无明显诱因出现头晕加重，视物旋转，呈阵发性，伴发作前耳鸣，发作时畏光，持续性腹鸣，乏力，精神不振，视物昏花，阴囊潮湿，下肢肿胀。眠浅易醒，醒后难再入睡，多梦，纳可，二便调。

［中医体征］舌瘀暗，苔薄。

［系统辨证脉象］细、涩、起始段无力、怠缓。

［既往史］高血压病史10年余，糖尿病史7年余。

［治法］升清降浊，安神定眩。

［处方］葛根30g，升麻15g，白芍30g，黄芩20g，黄连12g，苍术30g，白芷12g，郁金30g，川芎30g，菊花15g，牡丹皮15g，赤芍12g。7剂，水煎服，每日1剂。

［分析］患者已中年，房事不节，纵欲过度，时间既久，气血沉于下，

不能上养诸窍神志，发为精神萎靡状态。气血沉于下，头晕、耳鸣、视物昏花，阴囊潮湿，下肢肿胀；心神不得安养，则表现为精神不振，睡眠障碍。治疗当在节制性欲的基础上，升清降浊，振奋精神。方中葛根、升麻、川芎、白芷，其性上达，升发清气于中上二焦；川芎、白芍、郁金调达气血；黄芩、黄连、苍术、牡丹皮、赤芍，解气分湿热，清血分郁热。诸药共用，配合行为疗法，共达升清降浊、标本共治之效。

**病案 2**　常某，女，27 岁。2021 年 10 月 22 日初诊。

［主诉］阵发性头晕 2 年余，加重 1 周。

［现病史］患者 2 年余前无明显诱因出现头晕，予中药治疗后效可。1 周前因精神压力大及劳累后头晕加重，偶伴天旋地转、脚踩棉花感。现症见：头晕，不自主手抖，神疲乏力，情绪低落，偶心慌，心率加快，无耳鸣，无口干口苦。一般眠差，难入睡，多梦。纳可、二便调。

［中医体征］舌红，苔白厚，舌体胖大。

［系统辨证脉象］沉、细、弱、起始段无力、来怠去怠。

［既往史］2019 年颅脑 MRI 示：左侧顶叶异常信号，脱髓鞘改变。

［治法］补气养血，调养心脾。

［处方］龙眼肉 21 g，升麻 6 g，当归 12 g，炙黄芪 30 g，制巴戟天 9 g，人参片（另煎）10 g，柴胡 12 g，麸炒白术 12 g，炙甘草 6 g，炒酸枣仁 30 g，制远志 12 g，木香 6 g，茯苓 12 g。7 剂，水煎服，每日 1 剂。

［分析］患者青年女性，工作学习压力大，忧思劳倦，损伤脾胃，暗耗气血，气虚则清阳不升，血虚则清窍失养，故发生眩晕。如《景岳全书》所言："无虚不能作眩。"气血生化不足，心神失养，故情绪低落，久而变为精神萎靡状态。治当补气养血，调养心脾。方用自拟养心健脾振萎方加减。方中黄芪补脾益气；龙眼肉补脾养心；人参、白术皆为补脾益气之要药，与黄芪相伍，补脾益气之功益著；当归补血养心，酸枣仁宁心安神，二药与龙眼肉相伍，补心血、安神志之力更强。茯苓养心安神，远志宁神益智；木香理气醒脾，与诸补气养血药相伍，可使其补而不滞。炙甘草补益心脾之气，并调和诸药；加升麻升举阳气；又因"诸风掉眩，皆属于肝"，故

加柴胡疏肝理气。诸药共用，配合行为治疗，共达升清降浊、标本共治之效。

**病案3** 孙某，女，71岁。2021年9月15日初诊。

［主诉］头晕2个月余，加重5天。

［现病史］患者于2个月前无明显诱因出现头晕，右卧时加重，伴恶心、汗出、耳鸣、乏力，以"后循环缺血"收入院，好转后出院，继予中药汤剂口服，效可。5天前头晕加重，为求进一步治疗来诊。现症见：头晕，右卧、仰头、低头、行走时均有不同程度加重，恶心，反酸，午后心慌，排便费力，质干。

［中医体征］舌淡，苔薄白。

［系统辨证脉象］细、缓、脉来退多进少、来势不足。

［既往史］脑梗死病史16年，心肌梗死病史3年余。

［治法］益气补血，健脾养心。

［处方］白术15g，党参30g，黄芪30g，当归15g，炙甘草9g，茯神15g，远志9g，炒酸枣仁15g，木香6g，龙眼肉10g，白芍15g，麸炒山药15g，黄芩12g，炒桃仁9g，枳壳12g。7剂，水煎服，每日1剂。

［分析］患者老年女性，年老体虚，脾胃虚弱，运化无力，气血生化不足，气虚则清阳不升，血虚则清窍失养，发为眩晕。如《灵枢·口问》所说："上气不足，脑为之不满，耳为之苦鸣，头为之苦倾，目为之眩。"气血生化不足，不能上养头面诸窍，心神亦不得安养，久之则出现精神萎靡状态。治宜益气补血，健脾养心。方选归脾汤加减。方中党参、黄芪、白术甘温之品补脾益气以生血，使气旺而血生；当归、龙眼肉甘温补血养心；茯神、酸枣仁、远志宁心安神；木香辛香而散，理气健脾，与大量益气健脾药配伍，恢复中焦运化之功，又能防大量益气补血药滋腻碍胃，使补而不滞，滋而不腻；白芍柔肝养阴；山药健脾益气；黄芩清热泻火；桃仁化瘀通络；枳壳行气解郁；炙甘草调和诸药。诸药共用，配合行为治疗，共达升清降浊、标本共治之效。

## 三、头痛

**病案1** 鲁某，女，53岁。2022年2月15日初诊。

［主诉］头痛2个月余。

［现病史］患者2个月前无明显诱因出现头痛，头顶部明显，持续大约8分钟。晨起头痛加重，伴头晕，精神不振。眠差，易醒。纳差，伴消化不良。二便调。

［中医体征］舌淡红，苔薄白，边有齿痕。

［系统辨证脉象］沉、细、寸脉上、起始段怠缓、来势不足。

［治法］益气健脾，养心安神。

［处方］茯苓12g，木香6g，制远志12g，炒酸枣仁30g，炙甘草6g，麸炒白术12g，柴胡12g，党参15g，制巴戟天9g，炙黄芪30g，当归12g，升麻6g，龙眼肉21g。7剂，水煎服，每日1剂。

［分析］患者为中年女性，素体脾胃虚弱，运化无力，致清阳不升，浊阴不降，脑窍失养，不荣则痛。《古今医统大全·头痛大法分内外之因》曰："头痛自内而致者，气血痰饮，五脏气郁之病，东垣论气虚、血虚、痰厥头痛之类是也。"患者脾胃虚弱，气血生化不足，脑窍失养，则精神不振，眠差易醒，久之发为精神萎靡状态。治当健脾养心安神，方以自拟养心健脾振萎方加减，方中黄芪、柴胡、升麻合用益气升阳，当归养血活血止痛，白术、党参、茯苓健脾宁心益气，远志、酸枣仁、龙眼肉养心安神，炙甘草调和药性。

**病案2** 孔某，女，49岁。2021年10月19日初诊。

［主诉］头痛10余年，加重1个月余。

［现病史］患者10余年前因夜班时休息差而出现头痛，近1个月余发作频繁，头昏沉，钝痛，有戴帽感，休息后可减轻，未行治疗。现症见：头昏沉，钝痛，有戴帽感，时轻时重，健忘，多数经提醒可忆起，情绪低落。2019年9月至2021年1月服百忧解缓解症状，效可，停药后再次出现情绪低落，思虑多，呃逆，腹胀。纳一般，眠一般，小便频，大便干。

［中医体征］舌红，苔薄，边有齿痕。

［系统辨证脉象］虚、缓、关凸。

［既往史］慢性萎缩性胃炎1年余，桥本甲状腺炎10年。

［治法］疏肝解郁，健脾养心。

［处方］茯苓 12 g，巴戟天 9 g，炙甘草 6 g，柴胡 12 g，升麻 6 g，远志 12 g，当归 12 g，木香 6 g，酸枣仁 15 g，龙眼肉 20 g，黄芪 30 g，白术 12 g，人参（另煎）10 g。7 剂，水煎服，每日 1 剂。

［分析］患者中年女性，工作时有夜班，精神紧张，工作压力大，睡眠质量差，日久耗伤气血，心神失养，《素问·灵兰秘典论》说："心者，君主之官也，神明出焉。"心气虚则易健忘。思虑过多伤及脾胃，脾失健运，日久则气血无以生化，清阳不升，浊阴不降，不荣则痛，故头痛。气血虚弱无力充养心神，故出现精神萎靡之证，表现为情绪低落，多思多虑。治宜疏肝解郁，健脾养心。方选自拟养心健脾振萎方加减。方中黄芪、人参、白术补脾益气，龙眼肉补脾养心，当归补血养心，酸枣仁、茯苓、远志养心安神，柴胡疏肝解郁，木香行气健脾，巴戟天升举阳气，升麻引药上行，炙甘草调和诸药。

## 四、耳鸣

满某，女，40 岁。2011 年 1 月 18 日初诊。

［主诉］耳鸣 20 余年，加重 1 个月。

［现病史］患者自述 20 年前无诱因出现双耳耳鸣，近 1 个月劳累后耳鸣加重，呈持续性，未系统诊疗。现症见：耳鸣，呈持续性，伴见头晕，不伴视物旋转，心慌，受凉后胃脘部疼痛，可连及后背，休息后缓解，精力不佳，全身酸软不适，下肢水肿，按之凹陷。纳、眠可，二便调。

［中医体征］舌淡红，苔薄。

［系统辨证脉象］短、深，来缓去缓。

［治法］健脾益气，清热除湿。

［处方］黄芪 30 g，半夏 9 g，白术 15 g，天麻 20 g，党参 12 g，苍术 15 g，川芎 15 g，葛根 30 g，白芷 12 g，防风 12 g，白芍 30 g，当归 15 g，甘草 6 g，黄柏 12 g，麦冬 30 g。7 剂，水煎服，每日 1 剂。

［分析］患者工作认真负责，好思虑挂念，气结于中而伤于脾，长此

以往，饮食精微不归正化，反化湿邪；气血虚弱无力充养心神，出现精神、形体萎靡之征，表现为心理疲劳，精力不佳，全身酸软不适；脾脏伤无力升发清气，清气与湿邪俱沉于下焦，郁而化生湿热，表现为耳鸣、头晕、心慌、下肢水肿的症状。治疗当健脾益气养血，升清除下焦湿热，方选李东垣之半夏白术天麻汤。

### 五、肢体麻木

高某，女，44岁。2010年10月5日初诊。

[主诉]手足麻木震颤10天。

[现病史]患者自诉，平素好忧愁思虑。10天前无明显原因出现手足麻木、颤抖，持续1小时左右恢复正常，未作系统治疗。现症见：手足麻木震颤，持续1小时左右恢复正常。伴见头昏沉、全身乏力，恶心，两眼干涩，入睡困难，无头痛头晕。纳可，二便调。

[中医体征]舌暗红，苔薄。

[系统辨证脉象]左沉、枯、涩，右尺脉刚、直，起始段无力。

[既往史]2003年于当地医院行颅脑MRI示"脑供血不足"。

[治法]健脾化痰，养血安神。

[处方]半夏9g，白术20g，天麻（先煎）20g，黄芪30g，当归15g，白芍30g，川芎15g，防风12g，藿香12g，党参15g，蔓荆子9g，白芷12g。12剂，水煎服，每日1剂。

11月5日二诊：服用上药后，手足麻木震颤明显减轻，头昏沉减轻，睡眠好转，目干减轻，乏力减轻。现症见：轻微手足麻木感，头晕，无视物旋转，两眼干涩，纳少，二便调。舌暗红苔白厚，脉沉、涩、缓。上方加苍术20g，麦冬30g。7剂，水煎服，每日1剂。

[分析]患者"忧愁而不解"伤脾，脾伤则运化失利，气血生化乏源，不能荣养心神，长此以往，心神不能发挥正常的生理作用，神用不及，则入睡困难；脾伤精微物质不能正常化生气血，反生痰湿，《丹溪心法》云："痰之为物，随气升降，无处不到""凡痰之为患……为眩为晕……

或四肢麻痹不仁，皆痰饮所致"，故而手足震颤麻木、恶心、头晕等；清气不能上扬，故而两目干涩；《素问·太阴阳明论》云："脾病不能为胃行其津液，四肢不得禀水谷气，气日以衰，脉道不利，筋骨肌肉皆无气以生，故不用焉。"故而四肢怠惰疲乏无力；脉左枯涩，为真阴亏虚之征。治疗当健脾化痰除湿，益气养血安神。方选《医学心悟》之半夏白术天麻汤除脑窍四肢之风痰，加黄芪、党参健脾益气升提，四物汤去熟地养和气血，藿香、蔓荆子、白芷辛散气机，诸药合用，共奏正气充、邪气去、精神奋之目的。二诊患者明显减轻，原方加苍术燥湿化痰，麦冬养阴润燥，以求巩固疗效。

### 六、疲劳

王某，男，51 岁。2011 年 1 月 6 日初诊。

[主诉]易疲劳 2 年。

[现病史]患者自述 2 年来时感疲劳乏力，做事力不从心，伴见耳鸣，劳累时明显，未予系统治疗。现症见：容易疲劳乏力，做事力不从心，伴见耳鸣，劳累时明显。纳眠可，二便调。

[中医体征]舌暗红，苔薄黄。

[系统辨证脉象]短、来缓。

[治法]清肝泻火，滋阴潜阳。

[处方]天麻（先煎）20 g，钩藤（后下）30 g，川牛膝 20 g，杜仲 15 g，桑寄生 12 g，石决明 30 g，首乌藤 20 g，茯神 15 g，黄芩 12 g，益母草 12 g，栀子 9 g。7 剂，水煎服，每日 1 剂。

2011 年 1 月 12 日二诊：服用上药后，疲劳乏力及耳鸣症状减轻。现症见：偶有一过性发蒙，仍耳鸣，时口干，纳眠可，大便不成形，日行一次，小便时热。舌暗红苔薄黄，脉弦滑大。上方加夏枯草 12 g，赤芍 15 g，牡丹皮 20 g，大青叶 12 g。7 剂，水煎服，每日 1 剂。

[分析]询问患者为脑力工作者，平素性格急躁易怒，脑力工作者气机多郁结，性格急躁易怒者肝阳多亢盛，气机郁结既久则易生内热，

触动亢盛之肝阳，肝阳上亢；且患者为中年男性，阴气自半，下焦精血已亏，无力涵潜上亢之肝阳，而发为本病，呈现精神、形体萎靡状态。肝阳亢盛于上则耳鸣，"阳气者，烦劳则张"，故而劳累则耳鸣加重；阳气不能旁达四肢，则疲劳乏力。治疗当潜镇肝阳，顾护下焦，振奋精神，方选天麻钩藤饮加减。服药后患者疲劳乏力、头晕症状减轻，大便不成形，说明用药后药达病所，气机出现折亢之势，效不更方。但患者出现口干、小便热等下焦热象，故加夏枯草、赤芍、牡丹皮、大青叶清肝经、血分之热。

## 七、不寐与多寐

**病案 1**　刘某，男，34 岁。2012 年 8 月 14 日初诊。

[主诉]入眠难 1 年。

[现病史]患者自述平时工作压力较大，常思虑，1 年前逐渐出现入睡困难，有时长达 2 小时难以入睡，入睡后容易惊醒，醒后难以复睡。曾就诊于某医院，服用中成药（具体不详）无效。现症见：入睡困难，睡眠浅，入睡后容易惊醒，醒后难以复睡。伴见白日精力差，头昏，纳差，腹胀，口中气味大，小便黄，大便调。

[中医体征]舌红，苔前薄黄、根部厚腻。

[系统辨证脉象]右手脉关尺部紧、动，双寸脉弱，双尺脉强。

[治法]清心安神，解思定虑。

[处方]人参（另煎）12 g，黄连 12 g，知母 15 g，远志 12 g，朱砂（冲服）0.5 g，五加皮 20 g，木香 12 g，川芎 30 g，羚羊角粉（冲服）2 g，紫苏叶 15 g，厚朴 20 g。7 剂，水煎服，每日 1 剂。

1 周后复诊，自述入眠难得以改善，脉敛、下减轻，效不更方，继续服用。

[分析]患者常处于思虑过度状态，"思则气结于心而伤于脾"，思虑过度，暗耗气血，不能荣养心神，故见睡眠障碍，白日精力差；耗伤元气，大气下陷，不能升提，清气在下，浊气在上，故见上部精力差，头昏，下部之小便黄，舌象及脉象之双寸脉弱、双尺脉强亦为佐证；气机郁结于中，脾气失于运化，故见口味大、纳差、腹胀。右手脉关尺部紧、动，

表明患者处于志意持定之思虑状态。治疗当清心安神，解思定虑，益气升提。方用朱砂安神丸合半夏厚朴汤加减。服药 1 周后，诸症减轻，说明药达病所。

**病案 2** 倪某，女，17 岁。2010 年 10 月 20 日初诊。

［主诉］入睡困难 4 个月余。

［现病史］4 个月前出现入睡困难，未系统治疗。现症见：入睡困难，早醒，白天精力差，食欲不振，二便调。

［中医体征］舌红苔薄。

［系统辨证脉象］沉、敛、细。

［治法］疏肝解郁，宁心安神。

［处方］香附 20 g，苍术 20 g，白芍 20 g，当归 15 g，荆芥 12 g，防风 15 g，川芎 15 g，佩兰 15 g，合欢皮 30 g，黄芩 15 g，柴胡 15 g。16 剂，水煎服，每日 1 剂。

11 月 5 日二诊：服上方 16 剂，头脑较前清醒，现仍入睡困难，早醒，易急躁。舌暗红苔薄白，脉沉、敛、深。处方：苏叶 15 g，厚朴 12 g，半夏 9 g，云茯苓 20 g，防风 15 g，佩兰 15 g，白芍 30 g，当归 15 g，天麻（先煎）20 g，僵蚕 12 g，麻黄 6 g。7 剂，水煎服，每日 1 剂。

11 月 16 日三诊：服药后入睡困难、白天精力差、记忆力减退、思维迟滞等症明显减轻。现症见：入睡困难，口淡，纳差。舌红暗苔薄少，脉沉、敛。上方去天麻加香附 12 g，苍术 20 g，川芎 12 g。7 剂，水煎服，每日 1 剂。

［分析］询问家人，代述患者为高三学生，升学压力较大，且其家人对患者管教过多，患者处于青春期特有的叛逆时期，但性格内向，无力反抗，时间既久，形成消极、低迷的心理状态——精神萎靡状态。一诊时，根据患者脉象特征"沉敛细"，表明患者目前处于明显的郁闷不舒状态合并精神萎靡状态，治疗采用越鞠丸疏肝解郁，辛散气机，振奋精神。服用药物后，郁闷不舒状态逐渐解除，过度关注学习的脉象特征显现"脉沉敛深"，即思虑过度状态合并精神萎靡状态，治疗采用半夏厚朴汤加减，解思定虑，

振奋精神。三诊时患者症状明显减轻，加用香附、苍术、川芎，疏解肝气，调和气机，共奏振奋精神之效。

**病案3** 张某，女，45岁。2020年11月19日初诊。

[主诉] 睡后不解乏2个月余。

[现病史] 患者无明显诱因出现睡后疲劳不解，头昏沉，未予治疗。现症见：入睡可，多梦，眠浅易醒，每晚可睡6~7小时，醒后仍觉疲劳，头昏沉。白天精力差，胸闷，气短，咽中如有物梗阻，无心慌，时有头晕，右侧膝关节遇冷疼痛。纳可，小便黄，大便2~3天一行，常不成形。

[中医体征] 舌淡红，苔白。

[系统辨证脉象] 沉、敛，左寸沉、细。

[治法] 化痰理气，健脾燥湿。

[处方] 半夏9g，茯苓12g，厚朴9g，生姜15g，紫苏叶6g，香附20g，苍术20g，川芎30g，白芷12g，蔓荆子20g，党参12g。7剂，水煎服，每日1剂。

[分析] 患者为中年女性，体内素有痰湿，痰湿阻滞中焦，清阳不升，《素问·生气通天论》云"因于湿，首如裹"，故头昏沉，醒后疲劳不解；痰湿阻滞气机，故胸闷、气短；痰郁日久化火，故小便黄；痰湿困脾，脾运化无力，故大便不成形。外加患者睡时多梦，大脑处于被杂乱信息影响的状态，导致白天精神状态不佳，时感劳累，对事物失去兴趣，久之则精神萎靡。治法应化痰理气，健脾燥湿。方用半夏厚朴汤加减，加苍术、白芷燥湿，香附、川芎、党参理气宽中，蔓荆子清利头目。

**病案4** 衣某，女，44岁。2022年9月23日初诊。

[主诉] 睡眠障碍3年余。

[现病史] 患者3年前无明显诱因出现睡眠障碍，不易入睡，头昏沉，情绪低落，善悲易哭，多思多虑，易惊恐，四肢乏力。既往有抑郁病史，口服碳酸锂片治疗。纳差，二便调。

[中医体征] 舌淡，苔白。

[系统辨证脉象] 右尺脉刚、直，来缓去缓。

［治法］健脾养心，安神定志。

［处方］人参片（另煎）10 g，麸炒白术 12 g，炙黄芪 30 g，龙眼肉 21 g，炒酸枣仁 30 g，木香 6 g，当归 12 g，制远志 12 g，甘草 9 g，升麻 6 g，柴胡 12 g，茯苓 12 g，制巴戟天 12 g。7 剂，水煎服，每日 1 剂。

［分析］患者为中年女性，思虑过度，气结于中，耗伤心神，长此以往，饮食精微不归正化，气血虚弱无力充养心神，故情绪低落，善悲易哭，多思多虑，出现抑郁状态，并处于思虑过度状态合并精神萎靡状态；且患者易惊恐，恐则伤肾，又如《沈氏尊生书·不寐》云"心胆俱怯，触事易惊，梦多不祥，虚烦不眠"，故致不寐。治宜健脾养心，安神定志。方选自拟养心健脾振萎方加减。方中黄芪、人参、白术补脾益气，龙眼肉补脾养心，当归补血养心，酸枣仁、茯苓、远志养心安神，柴胡疏肝解郁，木香行气健脾，巴戟天升举阳气，升麻引药上行，甘草调和诸药。

**病案5** 杨某，女，16 岁。2021 年 6 月 7 日初诊。

［主诉］眠多 2 个月余。

［现病史］患者 2 个月前无明显诱因出现眠多，曾找心理咨询师治疗，效不佳，未服用药物治疗。现症见：眠多，一般睡 10 多个小时，平时不愿与人交流，不喜活动，活动后疲劳感加重。纳差，二便调。

［中医体征］舌淡红，少苔。

［系统辨证脉象］沉、细、短、深、动。

［治法］益气温阳，补益心脾。

［处方］人参（另煎）10 g，麸炒白术 10 g，茯苓 10 g，炙黄芪 30 g，龙眼肉 20 g，当归 10 g，制远志 12 g，甘草 9 g，升麻 6 g，柴胡 12 g，刺五加 10 g。7 剂，水煎服，每日 1 剂。

［分析］患者为学生，处于青春期特有的叛逆时期，学业压力大，又性格内向，内心压力无处排解，日久则形成消极、低迷的精神萎靡状态。患者不喜活动，久坐伤肉，久卧伤气，耗气伤神，则倦怠懒言，感到疲乏无力；日久伤阳，阳气不足，阳虚阴盛，则多寐，正如《灵枢·大惑论》所言："卫气……留于阴也久，其气不清则欲瞑，故多卧矣。"治宜益气

温阳，补益心脾。方选自拟养心健脾振萎方加减。方中黄芪、柴胡、升麻合用益气升阳，刺五加益气健脾，当归养血活血，白术、茯苓健脾宁心益气，甘草调和药性。

**病案6** 朱某，女，42岁。2021年12月29日初诊。

[主诉] 不寐2个月余，加重20天。

[现病史] 患者2个月前因工作原因引起情绪急躁，易怒，后出现夜间多梦易醒，就诊于自家门口诊所，口服中药治疗，效平。现症见：夜间思虑过度，入睡困难，睡后多梦易醒，偶有耳鸣，伴有头痛，情绪激动时更甚。左臂疼痛，后背部闷胀感，小腹绷紧疼痛，经期更甚。纳一般，二便调。

[中医体征] 舌红，苔薄。

[系统辨证脉象] 沉、敛、涩，起始段无力、急缓。

[治法] 健脾养心，养血安神。

[处方] 炙黄芪30g，当归12g，人参片（另煎）10g，炒酸枣仁30g，制远志12g，木香6g，茯苓12g，龙眼肉21g，炙甘草6g，巴戟天9g，柴胡12g，升麻6g，忍冬藤12g，莲子心12g。7剂，水煎服，每日1剂。

[分析] 患者中年女性，工作繁忙，压力大，夜间思绪紊乱，无法放松，致入睡困难，睡后多梦。思虑过度，思则伤脾，脾气虚弱，运化无力，气血生化乏源，以致心神失养而不寐。《景岳全书·不寐》云："劳倦、思虑太过者，必致血液耗亡，神魂无主，所以不寐。"心神失养加之不寐日久，致使气行不畅，郁于胸中，故情绪急躁易怒，久之则耗气伤神，出现精神萎靡。同时气血生化不足导致经脉空虚，不能上奉于耳，故患者偶有耳鸣。治宜健脾养心，养血安神。方选自拟养心健脾振萎方加减。方中黄芪、人参、补脾益气，龙眼肉补脾养心，当归补血养心，酸枣仁、茯苓、远志养心安神，炙甘草调和诸药，加柴胡疏肝解郁，木香理气健脾，巴戟天温补肾阳，升麻引药上行，莲子心清心安神；因患者左臂疼痛，故加忍冬藤通络止痛。

**病案7** 王某，女，29岁。2021年5月7日初诊。

[主诉] 眠差10年余。

[现病史] 患者于10年前因多思多虑、每与他人吵架后及经前期出现

入睡困难，每于春秋季节、经前期出现烦躁、多虑、易哭等，情绪不稳定，就诊于当地医院诊为"双相情感障碍"，予抗抑郁、疏肝解郁等药物治疗，效一般。为求进一步诊疗特来此诊。现症见：经期及经前期入睡困难，眠浅易醒，伴有噩梦，烦躁易哭，思维不连贯，反应能力下降，健忘，腹痛，全身乏力，头部不适，纳少，食欲差，小便时多时少，大便偏干。月经量少，色黑，有血块。

［中医体征］舌质暗红，苔厚。

［系统辨证脉象］沉、涩，来去怠缓。

［治法］疏肝解郁，活血化瘀。

［处方］桃仁12 g，红花9 g，当归9 g，生地黄9 g，牛膝9 g，川芎6 g，桔梗6 g，赤芍6 g，枳壳6 g，甘草6 g，柴胡3 g，防风20 g，荆芥12 g，徐长卿15 g，柏子仁15 g，牡丹皮20 g，黄芩15 g，独活12 g，蝉蜕6 g。7剂，水煎服，每日1剂。

［分析］患者多思多虑而伤脾，脾伤则运化失司，气血生化乏源，不能荣养心神，长此以往，心神不能发挥正常的生理作用，神用不及，故入睡困难、全身乏力、食欲差，久之则渐成精神萎靡状态。正如《素问·五运行大论》所说："中央生湿，湿生土……在藏为脾……在志为思，思伤脾，怒胜思。"又平素情志抑郁，肝气疏泄不畅，久则气机郁滞，血行不畅，故烦躁易哭，月经量少色黑有血块。治宜行气疏肝解郁，活血化瘀，方选血府逐瘀汤加减。方中桃仁破血行滞而润燥，红花活血祛瘀以止痛，共为君药。赤芍、川芎助君药活血祛瘀；牛膝活血通经，祛瘀止痛，引血下行，共为臣药。生地黄、当归养血益阴，清热活血；桔梗、枳壳，一升一降，宽胸行气；柴胡疏肝解郁，升达清阳，与桔梗、枳壳同用，尤善理气行滞，使气行则血行，以上均为佐药。桔梗并能载药上行，兼有使药之用；甘草调和诸药，亦为使药。合而用之，使血活瘀化气行，则诸症可愈，为治胸中血瘀证之良方。加防风、荆芥、徐长卿疏肝柔肝，柏子仁养心安神，牡丹皮活血化瘀。

## 八、情志不遂

**病案1** 陈某，男，17岁。2010年10月26日初诊。

[主诉] 精神紧张、乏力1个月余。

[现病史] 患者1个月前因学习压力大出现精神紧张、乏力，曾服中药无效。现症见：精神紧张，乏力，伴见项紧，唇干，平素急躁易怒，口唇周围容易生痤疮，纳眠可，二便调。

[中医体征] 舌红，苔薄。

[系统辨证脉象] 弦、细、动，来势不足。

[治法] 补气养血，宁心安神。

[处方] 党参15 g，白术20 g，云茯苓30 g，甘草6 g，薏苡仁20 g，石斛15 g，白扁豆12 g，山药20 g，芡实15 g，麦冬30 g，龙眼肉12 g，酸枣仁20 g，远志15 g，木香9 g，黄芩12 g。14剂，水煎服，每日1剂。

11月9日二诊：病史同前，紧张减轻，痤疮减轻，现见咳嗽，无痰，纳眠可，二便调。舌尖红苔薄白，脉弦干。上方去木香、远志，加生地15 g，桑白皮20 g，枇杷叶12 g，玄参12 g。7剂，水煎服，每日1剂。

[分析] 患者为学生，身体瘦弱，元气本不足，且平素学习任务繁重，精神紧张，加重消耗，多重病因之下，最终导致精神萎靡状态。元气素亏，加之后天失养，气血不足，阴火内生，心神不安，神用烦乱，故见急躁易怒；阴火上扰，口唇干燥、口唇周围容易生痤疮。脉弦细动为过度思虑，气血亏虚不能充养脉体所致。治疗当大补气血，安养心神。然患者素体本亏，大补之品恐难运化，故先从健脾入手，方选归脾汤加减，加用黄芩清阴火，共奏健脾益气、养血安神之功。服药后诸症减轻，脉干之阴亏象明显，去木香、远志辛燥伤阴之品，加用生地、玄参补阴液，加桑白皮、枇杷叶降肺气止咳嗽，诸药合用，巩固后效。

**病案2** 王某，女，70岁。2010年11月9日初诊。

[主诉] 情绪激动、坐立不安一年，加重2个月。

[现病史] 患者今年春节开始烦躁，坐立不安，易激动，2010年6月

21日就诊于当地医院，诊为"多发性脑梗死"，伴有焦虑症，症状减轻后出院。现症见：情绪激动，坐立不安，烦躁，自觉肚脐左侧不断跳动，难以忍受。纳可，睡眠差。二便调。

［中医体征］舌淡红，苔薄。

［系统辨证脉象］短、枯、涩、疾，进多退少。

［既往史］高血压病史10年，糖尿病史4年。

［治法］补血养阴，安神定志。

［处方］生地黄30 g，白芍30 g，川芎15 g，当归15 g，酸枣仁30 g，远志12 g，郁金15 g，钩藤（后下）30 g，蔓荆子12 g，葛根30 g，甘草6 g，合欢皮20 g。7剂，水煎服，每日1剂。

2010年11月17日二诊：家人代述患者症状明显减轻，欲继服上方，至门诊询问。嘱其可继服上方，如有不适，及时门诊随诊。

［分析］详细询问患者家属，家属代述患者早年为童养媳，掌家中大小事务，虽已年老，仍为儿女操劳，管理家中事务。根据"脉枯涩"之征象，推测患者为长期操心劳神太过，加之年老患病，耗伤真阴，为精神萎靡状态中"神用烦乱"之证。治疗当大补真阴，方用四物汤大补阴血。加用远志、酸枣仁、郁金、合欢皮养心安神；真阴大亏，不能涵养肝气，用钩藤、蔓荆子平肝气，潜肝阳；葛根滋阴生津疏筋。诸药合用，共奏安定神志、大补阴血之功。

**病案3** 布某，男，26岁。2010年11月4日初诊。

［主诉］情绪不佳2个月余。

［现病史］患者2个月前因学习压力大出现情绪低落，注意力不集中，噪声下易烦躁激惹，反应减慢，7月份于某精神卫生中心诊为重度抑郁障碍，服用奥氮平、舒思、盐酸丁罗酮片效尚可。现症见：情绪低落，注意力不集中，伴见头晕昏沉感，反应变慢，食欲不振，眠可，二便调。

［中医体征］舌红，苔薄黄。

［系统辨证脉象］沉、弦、动。

［处方］牡丹皮20 g，栀子9 g，豆豉15 g，柴胡12 g，白芍30 g，防

风 15 g，荆芥 12 g，紫苏叶 12 g，厚朴 15 g，浙贝母 20 g，郁金 20 g，当归 15 g。7 剂，水煎服，每日 1 剂。

2010 年 11 月 11 日二诊：服药后情绪好转，现自觉心中似有物堵塞感，头昏沉缓解，压抑感，做事无兴趣，眠差时需服奥氮平。烦躁减轻，精力差，食欲差，二便调。舌红，苔薄黄，脉弦数干。上方加麦冬 30 g，沙参 20 g，玉竹 15 g，百合 15 g，川楝子 9 g，地骨皮 12 g。7 剂，水煎服，每日 1 剂。

［分析］患者为大学生，长期被学习的心理压力所束缚，无所解脱，导致出现精神萎靡状态中"志意减退"之证。治疗当选用柴胡疏肝散合用半夏厚朴汤加减，加用浙贝母、郁金，共奏疏肝解郁、辛散气机、清热化痰之功。二诊时，患者脉象出现"干"象，加用麦冬、沙参、玉竹、百合、川楝子、地骨皮养阴清热，以巩固疗效。然本病之根源在于过度关注学习之个性和学习的外部环境，服用药物的同时，需要配合心理疏导，方可事半功倍。

**病案 4** 董某，女，17 岁。2021 年 5 月 14 日初诊。

［主诉］焦虑，抑郁半年余。

［现病史］患者自述半年前眠差，入睡困难，情绪易激动、难过，于某医院就诊，诊为"重度焦虑，轻度抑郁"，口服氟伏沙明，效可，眠差改善，嗜睡，易焦虑、多思、多疑。现症见：情绪低落，与朋友交往意见不同则难过，不愿上学，多疑，怀疑他人讨厌自己。纳少，嗜睡，大便排便费力，有痔疮，小便调。

［中医体征］舌红，苔白厚。

［系统辨证脉象］短、深、动，右尺脉刚、直。

［治法］健脾养心，安神定志。

［处方］茯苓 12 g，木香 6 g，制远志 12 g，炒酸枣仁 30 g，炙甘草 6 g，麸炒白术 12 g，柴胡 12 g，党参 15 g，制巴戟天 9 g，炙黄芪 30 g，当归 12 g，升麻 6 g，龙眼肉 21 g。7 剂，水煎服，每日 1 剂。

2021 年 5 月 23 日二诊：服药后抑郁程度减轻，情绪易激动，偶心情低落，睡眠改善明显，易醒，半小时后即可入睡，一晚可睡 6~7 小时。现口服氟伏沙明，安脑丸。自述晚上口苦。纳一般，小便夜频 2~3 次，大便可，舌红苔边白厚，有芒刺，脉敛。上方去升麻，加首乌藤 30 g，郁金 12 g。7 剂，水煎服，每日 1 剂。

[分析] 患者为学生，学业压力大，性格敏感，思虑过度，加之人际关系处理不当，找不到疏解情绪的方法，终致焦虑抑郁、精神萎靡。《素问·举痛论》云："思则心有所存，神有所归，正气留而不行，故气结矣。"治疗时应健脾养心安神。方用自拟养心健脾振萎方加减，方中黄芪、白术、甘草甘温之品补脾益气以生血，使气旺而血生；当归、龙眼肉甘温补血养心；茯苓、酸枣仁、远志宁心安神；木香辛香而散，理气醒脾，与大量益气健脾药配伍，复中焦运化之功，又能防大量益气补血药滋腻碍胃，使补而不滞，滋而不腻；加柴胡疏肝健脾，升麻升举阳气；多寐多因肾阳虚，故加巴戟天温补肾阳；因患者脾胃虚弱，故将人参换为党参，和胃生津。二诊时虽抑郁程度减轻，睡眠改善，但仍情绪易激动，故加首乌藤、郁金养心安神、行气解郁，以巩固疗效。本病的治疗在服用药物的同时，应配合心理疏导，以期事半功倍。

**病案 5** 朱某，女，39 岁。2022 年 10 月 5 日初诊。

[主诉] 发作性妄闻、多疑 2 年余。

[现病史] 患者 2 年前无明显诱因出现精神异常，妄闻，敏感多疑，曾就诊于某精神卫生中心，诊为"急性短暂性精神障碍"，予帕利哌酮 3 mg 每日一次，艾司唑仑 1 mg 每晚一次治疗，服药效可。服药后精神不振，淡漠，后就诊于某医院予以枣仁安神胶囊、利培酮治疗，服药效可，未再出现妄想、表情淡漠，后停药。1 年前再次出现妄想症状，于当地医院诊为"妄想状态"，予曲唑酮、哌罗匹隆、西酞普兰、异丙嗪治疗。现症见：表情淡漠，精神不振，无思虑、妄想，做事兴趣低。纳差，眠一般，二便调。

[中医体征] 舌红，苔白。

[系统辨证脉象] 沉、迟，右脉起始段无力，来怠去怠。

[治法] 健脾养心，益气补血。

[处方] 龙眼肉 21 g，升麻 6 g，当归 12 g，炙黄芪 30 g，制巴戟天 9 g，人参片（另煎）10 g，柴胡 12 g，麸炒白术 12 g，炙甘草 6 g，炒酸枣仁 15 g，制远志 12 g，木香 6 g，茯苓 12 g。7 剂，水煎服，每日 1 剂。

[分析] 患者中年女性，为银行工作人员，工作较为繁忙，需经常与人交流，但患者生性内向，不愿过多与人交流，故心理压力大，晚上下班回家后靠吃东西排解压力，而夜晚进食易损伤脾胃，《素问·玉机真脏论》说：“五脏者，皆禀气于胃。胃者，五脏之本也。”《脾胃论》又说：“若胃气一虚，脾无所禀受，则四脏及经络皆病。”脾气虚弱，运化无力，气血生化不足，心神失养，久而久之出现精神异常，表情淡漠，精神不振，终致精神萎靡。治当健脾养心，益气补血。方选自拟养心健脾振萎方加减。方中黄芪、人参、白术补脾益气，龙眼肉补脾养心，当归补血养心，酸枣仁、茯苓、远志养心安神，柴胡疏肝解郁，木香理气健脾，巴戟天温补肾阳，升麻引药上行，炙甘草调和诸药。本病在服用药物的同时，需要配合心理疏导，方可事半功倍。

# 参考文献

[1] 黄帝内经素问 [M].北京：人民卫生出版社，2005.

[2] 灵枢经 [M].北京：人民卫生出版社，2005.

[3] 叶天士.临证指南医案 [M].北京：人民卫生出版社，2006.

[4] 林珮琴.类证治裁 [M].北京：人民卫生出版社，2005.

[5] 魏之琇.续名医类案 [M].北京：人民卫生出版社，2000.

[6] 王九峰.王九峰医案 [M].北京：中国中医药出版社，1994.

[7] 朱橚.普济方集要 [M].沈阳：辽宁科学技术出版社，2007.

[8] 吴澄.不居集 [M].北京：中国中医药出版社，2002.

[9] 张景岳.景岳全书 [M].太原：山西科学技术出版社，2006.

[10] 巢元方.诸病源候论 [M].北京：中国人民大学出版社，2010.

[11] 陈士铎.辨证录 [M].北京：中国中医药出版社，2007.

[12] 徐春甫.古今医统大全 [M].沈阳：辽宁科学技术出版社，2007.

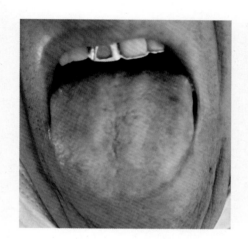
图7 舌干晦暗

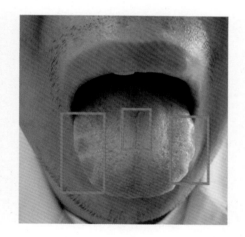
图8 舌中凹陷